GOUVERNEMENT GÉNÉRAL DE L'INDOCHINE

FONCTIONNEMENT DU SERVICE

DE

L'ASSISTANCE MÉDICALE

EN INDOCHINE

PARIS

ÉMILE LAROSE, LIBRAIRE-ÉDITEUR

11, Rue Victor Cousin, 11

1911

A LA MÊME LIBRAIRIE

Notre Œuvre coloniale, par Messimy, député de la Seine, accompagné de tableaux, graphiques, statistiques, etc., 1910, un fort vol. in-18 . . . . **5 fr.**

Au Cœur de l'Atlas. *Mission au Maroc 1904-1905*, par le Marquis de Segonzac, préfaces de MM. Etienne, vice-président de la Chambre et du général Lyautey, commandant la division d'Oran ; note géologique de Louis Gentil, maître de conférences à la Faculté des sciences de Paris. — 117 reprod. photogr., 16 cartes dans le texte et hors texte. — 1910. *Ouvrage couronné par l'Académie Française.* Un fort volume in-8° . . . . **20 fr.**

Les Confins Algéro-Marocains, par Augustin Bernard, professeur à l'Université d'Alger, chargé de cours à la Sorbonne : *ouvrage publié sous les auspices de M. C. Jonnart, gouverneur général de l'Algérie et du Comité du Maroc.* — 28 figures et cartes hors texte et dans le texte dont 5 en couleurs et 84 photogr. — 1911. Un vol. in-8° . . . . **12 fr.**

L'Ancien Royaume du Dahomey. Mœurs, Religion, Histoire, par A. Le Hérissé, administrateur des Colonies. — 1911. Un fort vol. in-8° avec figures et cartes. . . . . **12 fr.**

Les Origines de l'Afrique occidentale. **Histoire du Sénégal du XVe siècle à 1870**, par P. Cultru, maître de conférences à la Sorbonne. — 1910. 1 vol. in-8° . . . . **7 fr. 50**

A travers la Mauritanie Occidentale de St-Louis à Port-Etienne, par A. Gruvel, maître de conférences à la Faculté des Sciences de Bordeaux, et R. Chudeau, docteur ès sciences, chargé de missions en Afrique Occidentale. Volume premier, parties générale et économique, 82 reprod. photogr. et cartes. — 1909, un vol. in-8, **10 fr.**

Le Guide des Carrières coloniales, par G. François. Memento complet des carrières administratives coloniales (conditions d'admission, d'avancement, soldes, séjours, congés, passages, retraites, etc.). — 1908. In-18 . . . . **3 fr. 50**

Manuel de Législation Coloniale, par G. François et Rouget ; accompagné de 16 tableaux synoptiques résumés et de 14 cartes dressées par M. Meunier, cartographe au Ministère des Colonies. — 1909. Un vol. grand in-18 de 400 pages. . . . . **6 fr.**

L'Expansion Coloniale au Congo Français, par F. Rouget, sous-chef de bureau au Ministère des Colonies, avec une introduction par Emile Gentil, commissaire général du Gouvernement au Congo Français, et une lettre-préface de M. Albert Decrais, sous-directeur au Ministère des Colonies. 88 reprod. photogr., 12 cartes et croquis et une grande carte en coul. — 1906. in-8° de 942 p. **10 fr.**

Le Plateau Central Nigérien. *Une Mission archéologique et ethnographique au Soudan Français*, par le lieutenant L. DESPLAGNES ; accompagné d'une étude anthropologique de M. le Dr Hamy, membre de l'Institut, prof. au Museum, et d'une note minéralogique de M. A. Lacroix, membre de l'Institut, professeur au Museum, 236 reprod. phot., et une carte en couleurs. — 1907, in-8° de 504 p. **12 fr.**

Mission Arnaud-Cortier. Alger-Cotonou (15 fév.-24 juin 1907). Nos **Confins Sahariens.** Etude d'organisation militaire saharienne, par le capit. Arnaud et le capit. Cortier. — Ouvr. honoré de souscr. officielles, 95 repr. phot. et cartes. — 1908. Un vol. in-8°. **12 fr.**

Mission Arnaud-Cortier. **D'une rive à l'autre du Sahara**, par le capitaine M. Cortier : carnet de route de la mission, étude de l'Adrar et des Iforas, résultats astronomiques. 118 reprod. photogr. et cartes. — 1908. In-8° . . . . **12 fr.**

Mission scientifique au Dahomey, par Henry Hubert, docteur ès sciences, administr. adjoint des Colonies. Illustré de 49 reprod. phot. et accompagné d'une carte géologique. — 1908, in-8. **15 fr.**

Le pays Mossi. — Le pays et les peuples de la partie centrale de la boucle du Niger, par le lieutenant L. Marc, de l'Infanterie coloniale. 290 pages avec photogravures et cartes. — 1909. In-8° **6 fr.**

Annuaire du Gouvernement Général de l'Afrique occidentale française 1911. Notices géographiques, historiques, économiques sur chaque colonie, accompagnées de 10 grandes cartes en couleurs ; 10 plans, un fort volume in-8°. Prix net. . . . . **6 fr.**

Les Touareg du Sud-Est. — L'Aïr, leur rôle dans la politique saharienne, par le lieutenant Jean, de l'Infanterie coloniale. Ouvrage illustré de reprod. photogr. et de cartes. — 1908. Un vol. in-8. **12 fr.**

MAYENNE. IMPRIMERIE CHARLES COLIN

GOUVERNEMENT GÉNÉRAL DE L'INDOCHINE

FONCTIONNEMENT DU SERVICE

DE

L'ASSISTANCE MÉDICALE

EN INDOCHINE

PARIS

ÉMILE LAROSE, LIBRAIRE-ÉDITEUR

11, Rue Victor Cousin, 11

1911

L'ASSISTANCE MÉDICALE

EN INDOCHINE

INTRODUCTION [1]

I. — Objet de l'assistance.

L'assistance médicale aux colons et aux populations indigènes poursuit un double objet :

1° Le traitement des malades et des blessés par l'hospitalisation et la consultation tant à domicile que dans les établissements affectés à ces besoins ;

2° La protection de la population contre les maladies contagieuses et évitables.

Dans les pays neufs et particulièrement dans les pays tro-
picaux, où les populations sont décimées annuellement par des
endémo-épidémies graves, l'assistance par la prophylaxie des
maladies évitables est, après la pacification, l'œuvre la plus
importante et la plus productive à organiser et à généraliser
par la nation suzeraine.

C'est par milliers qu'on sauve les existences en mettant la
population à l'abri de la variole, en restreignant l'extension

---

1. Comme introduction à cet exposé du fonctionnement de l'assistance médicale en Indochine, nous avons cru devoir reproduire la note suivante empruntée
au rapport de M. Gervais à la Commission des finances au Sénat ; elle pose
nettement l'objet et les indications générales de cette œuvre si importante pour
le développement de nos colonies. Nous l'avons fait suivre des indications générales relatives au fonctionnement des services de prophylaxie en Indochine.

des maladies pestilentielles, en atténuant la gravité du paludisme et en limitant ses expansions. Cette prophylaxie est devenue réellement efficace grâce aux progrès récents de la science médicale ; les efforts financiers qu'elle entraîne sont beaucoup moins considérables que ceux que nécessite l'assistance par l'hospitalisation des malades et par la consultation.

Sous cette dernière forme, alors même qu'elle serait étendue à la totalité de la population, les bénéfices que peut en attendre la collectivité, au point de vue de la conservation de ses membres, sont beaucoup plus limités.

C'est elle cependant qui réunit toutes les prédilections, elle flatte notre sentimentalité et présente un avantage indéniable, celui d'être hautement appréciée de l'indigène et de nous valoir son attachement, mais ses bénéfices sont plus apparents que réels. . . . .

La prophylaxie des maladies évitables s'exerce à l'intérieur de la colonie et sur ses frontières.

La prophylaxie à la frontière est, peut-on dire, simplement défensive ; elle consiste uniquement à empêcher la pénétration des maladies transmissibles et particulièrement des maladies contagieuses. Elle fait l'objet de la police sanitaire : sa réglementation et ses moyens d'action ne sont pas différents de ceux prévus dans la métropole [1]. Mais la prophylaxie à l'intérieur qui constitue essentiellement la protection de la santé publique, doit être particulièrement agissante et offensive, les pays coloniaux ayant à se préserver contre des fléaux nombreux et destructeurs.

Les maladies les plus meurtrières sont pour les Européens, dans l'ensemble de nos possessions, le paludisme et les dysenteries ; pour les populations indigènes, les causes les plus néfastes de mortalité sont la variole et le paludisme ; il faut y joindre, pour l'Afrique Equatoriale et les régions limitrophes de l'Afrique Occidentale Française, la maladie du sommeil.

---

1. Loi du 3 mars 1822 sur la police sanitaire maritime. — Conférence sanitaire internationale de Paris promulguée dans les colonies. — Décret du 16 décembre 1909 sur la police sanitaire maritime aux colonies.

Les maladies pestilentielles, telles que le choléra, la peste et la fièvre jaune, ne sont que des fléaux passagers ; les ravages qu'elles exercent sont, au point de vue social, moins importants, mais au point de vue économique, elles ont une répercussion fâcheuse : en noircissant le tableau de l'insalubrité de nos colonies, elles en éloignent les colons et les capitaux. La fièvre jaune dont la mortalité peut atteindre des proportions énormes dans le groupe européen, est particulièrement redoutée dans nos colonies de l'Afrique Occidentale et aux Antilles.

Des épidémies de choléra et de peste s'observent depuis quelques années dans notre colonie d'Indochine ; celle de 1910 a été particulièrement meurtrière. Depuis 1905 la peste a constitué des foyers nombreux et extensifs dans nos diverses possessions à l'exception du Laos.

Récemment une épidémie assez grave a été observée à Tourane en Annam ; Pnom-Penh, la capitale du Cambodge, est éprouvée depuis plusieurs mois par la même maladie.

Les européens n'ont été que très exceptionnellement atteints tant par le choléra que par la peste.

PALUDISME

La prophylaxie doit s'envisager à un double point de vue :

1° La création de villes ou de localités de santé ;

2° La limitation du nombre et de la gravité des atteintes par la quinothérapie, non plus dans des points étroitement limités, mais dans toute l'étendue des régions malarigènes.

I. — *Villes et localités de santé.* — A une époque antérieure, on admettait qu'il n'était pas possible de réaliser la salubrité d'une localité malsaine, et on s'efforçait d'y remédier par l'habitation, à une période déterminée de l'année, ou même l'année entière, de régions naturellement salubres que l'on recherchait dans les altitudes élevées ou dans celles des parties de la zone maritime qui étaient battues par la brise de mer. On choisissait et on installait des *sanatoria* d'altitude ou du bord de mer, villégiatures temporaires occupées à la saison chaude et malsaine et auxquelles on demandait, selon les cas, soit le rétablissement des forces et de l'état général, soit la cure des maladies endémiques. Le sanatorium était considéré comme répondant à ce triple but : conserver la santé des valides, assurer le rétablissement des forces chez les convalescents et guérir certaines affections endémiques.

Il est incontestable que l'institution et l'organisation des sanatoria est un complément de l'installation des familles européennes sous les latitudes tropicales ; ce n'est que dans ces localités que l'on peut éviter l'action nocive des chaleurs extrêmes.

Mais la preuve est faite que sauf exceptions, heureusement très rares, les conditions d'habitabilité dans les agglomérations européennes aux colonies, quelle que soit leur situation géographique, peuvent être convenablement améliorées.

Il faut et il suffit d'obtenir l'assainissement du sol ainsi que sa protection et celle des eaux de boisson contre les souillures. Les moyens d'action se résument dans la lutte contre les moustiques, le comblement des mares, le drainage du sol, l'éloignement des villages indigènes, l'approvisionnement en eau saine ou épurée, l'évacuation ou la transformation des matières usées.

Il faut reconnaître toutefois que ces résultats ne peuvent être obtenus et maintenus qu'au prix d'une dépense élevée.

Les capacités financières de nos diverses possessions exigent que cet effort soit limité et restreint, car il faut tenir compte, non seulement des frais de première installation, mais de ceux que nécessite le bon entretien de tous ces rouages. Ce n'est en effet qu'à la condition qu'il ne se produira aucun relâchement dans l'œuvre entreprise que l'on peut compter sur un résultat favorable.

L'assainissement du sol, dans les conditions indiquées, la stérilisation des eaux de boisson, l'évacuation des nuisances ou leur épuration, sont des facteurs connexes qui constituent un moyen de protection contre les endémies et restreignent dans une proportion très heureuse la diffusion des maladies transmissibles.

Cette œuvre est partiellement réalisée ou plutôt en voie de réalisation dans les principaux centres de nos colonies, mais aucune de ces agglomérations n'a encore fait tout le nécessaire, et la plupart d'entre elles, même les plus riches, ne se décident que difficilement à entreprendre lentement et progressivement la réalisation de ce programme sanitaire.

Les villes qui sont pourvues d'une captation d'eau, n'en assurent pas la bonification ; celles encore trop rares qui ont un réseau d'égouts, ne s'inquiètent pas des effluents et plus nombreuses sont celles où tout est à faire à cet égard. En Indochine, seule la ville de Haïphong peut être considérée comme ayant réalisé dans sa plus grande partie ce programme d'assainissement.

Conakry et Dakar, en Afrique Occidentale, sont également bien partagées.

A Fort-de-France, les crédits nécessaires sont votés ; mais dans toutes les autres agglomérations de l'Indochine, de l'Afrique, de Madagascar, de la Réunion et des Antilles, l'assainissement n'est assuré que partiellement, et la réalisation de cette œuvre d'utilité publique en est encore à la période de tâtonnements.

En dehors de ces points limités, il ne pourra être fait appel pendant une très longue période pour l'assainissement du sol qu'à la culture étendue et intensive. Mais ce procédé ne peut être développé qu'en proportion de la main-d'œuvre dont disposent les populations : il y a donc un intérêt majeur à travailler sans relâche en vue d'abaisser la mortalité.

II. — *Quinothérapie*. — Dans toutes nos colonies tropicales, la Nouvelle-Calédonie exceptée, la maladie qui est de beaucoup la plus meurtrière est le paludisme ; nous disposons pour lutter contre elle et particulièrement pour triompher du paludisme de l'enfant, d'un moyen actif et d'une application relativement facile : c'est la quininisation préventive et curative.

Un décret du 16 mars 1909 a autorisé les Gouverneurs à prendre toutes mesures utiles pour rendre possibles la distribution gratuite et la vente à bas prix de la quinine. Des arrêtés locaux ont déterminé les conditions dans lesquelles ces opérations pouvaient se faire ; les dépenses occasionnées par le fonctionnement de ce service sont supportées en principe par les budgets locaux. Mais ces mesures ne sont entrées que très partiellement dans la pratique sauf à Madagascar où un réel effort a été réalisé.

Cette lutte antimalarique pour être efficace ne doit pas se borner aux centres urbains et à leurs environs immédiats ; c'est dans les moindres villages qu'il faut obtenir l'administration régulière de la quinine, elle doit être généralisée à toute l'étendue des zones malariques, s'opérer par les soins des moniteurs ou des praticiens indigènes auxquels il sera facile de donner des connaissances suffisantes sur le mode d'action du médicament, sur les formes et les formules à recommander. Pour cette prophylaxie comme pour celle de la variole, il est de première importance de bien se pénétrer de cette idée qu'il faut éviter les lacunes et les intermissions, et que, par suite, l'action du Chef de la colonie et de ses conseils doit se substituer à l'initiative souvent heureuse mais fréquemment hésitante et intermittente des chefs de province soumis à des mutations trop fréquentes pour que la continuité de l'œuvre n'ait pas à en souffrir.

Quant à l'application de la quinothérapie au point de vue purement technique, elle doit être déterminée et fixée par des instructions des directeurs du service de santé de chaque possession à qui il appartiendra d'indiquer la forme et les doses médicamenteuses à adopter et qui sont variables suivant les colonies et suivant les régions dans chaque colonie. Il reste à fixer, d'entente entre le service de santé et les autorités locales, quelles sont les conditions dans lesquelles peuvent être constitués des approvisionnements généraux de sels de quinine, des dépôts régionaux et quelle est la méthode adoptée pour la répartition par village.

L'organisation du service de vente et de distribution gratuite peut varier suivant les circonstances de lieu, mais en toutes localités, des dispositions seront prises pour que la vente et la distribution se fassent régulièrement.

Les Chefs des colonies veilleront avec soin à ce que la quinothérapie se généralise dans les milieux indigènes : les meilleurs agents de diffusion de cette méthode seront l'instituteur à l'école, le médecin dans ses tournées et les agents européens (douaniers, gardes de milices, etc.), dans les postes isolés.

La lutte contre le paludisme est certes une œuvre de longue haleine, mais la portée sociale en est si haute qu'elle s'impose dans la presque totalité de nos colonies où la malaria, véritable fléau intérieur, cause première de dépopulation et d'appauvrissement de la race, ne cesse, sur de vastes territoires, de compromettre avec la santé publique, la richesse du pays dont elle entrave l'essor.

Le succès ne s'obtiendra qu'à la condition de la continuité dans l'effort de la diffusion de la quinothérapie à toutes les zones malariques. Ce n'est pas par kilogrammes mais par tonnes qu'il faudra assurer la distribution du médicament. En Italie où le paludisme est moins grave et moins répandu, la consommation de quinine a monté de 2.242 kilogrammes en 1902 à 23.000 et 24.000 kilogrammes au cours de ces dernières années. La mortalité malarique est tombée parallèlement de 15.865 à 3.463 décès : elle avait été en 1887 de plus de 21.000 décès. La consommation moyenne de quinine par habitant et par année est évaluée à deux grammes en Sardaigne : ce chiffre est donné pour servir de base à la constitution des approvisionnements.

Variole

La prophylaxie de la variole ne peut être assurée que par le fonctionnement régulier et synergique des deux services distincts qu'elle comporte et qui ont pour objet :

1° L'un la *production du vaccin* ;

2° L'autre *son utilisation.*

I. — En Indochine, l'Institut Pasteur de Saïgon et l'Institut de Thaï-Ha-Ap à Hanoï fabriquent en abondance de la pulpe vaccinale.

A Madagascar, il n'existe qu'un seul centre vaccinogène qui est tout à fait insuffisant.

En Afrique Occidentale, les laboratoires vaccinogènes de Saint-Louis au Sénégal, de Bamako dans le Haut-Sénégal-Niger, de Kindia en Guinée fonctionnent normalement. En revanche, à la Côte d'Ivoire et au Dahomey, on en est encore à la période des essais.

Il en est de même en Afrique Équatoriale.

En outre des laboratoires principaux où se fabrique la pulpe vaccinale, il y aurait intérêt à installer dans chaque colonie des stations vaccinogènes secondaires, simples centres de régénération et de multiplication de la lymphe.

Les colonies des Antilles, de la Guyane et de la Réunion s'approvisionnent en France à l'Institut Pasteur de Lille.

II. — La vaccination a été rendue obligatoire aux colonies par les actes successifs (décrets et arrêtés) qui y ont promulgué la loi de 1902 sur la protection de la santé publique; les colonies insulaires se défendent contre la variole par des règlements quarantenaires; quant aux possessions continentales elles luttent avec succès par l'extension progressive des œuvres de vaccination.

La vaccination est un service d'intérêt général : il importe qu'il reste distinct et indépendant des services d'assistance hospitalière. Les médecins qui y sont affectés ne doivent pas être plus distraits de leur tâche que les médecins des Instituts vaccinogènes ne doivent l'être de leurs laboratoires. Trop souvent au cours de leurs tournées, faute de personnel ils ont été appelés à servir dans des postes privés momentanément de leurs titulaires. C'est là un errement contre lequel il convient de réagir.

L'expérience ayant démontré que les praticiens indigènes manquent d'autorité et de prestige et ne savent pas faire rendre à la vaccination tout ce qu'on est en droit d'attendre, ce service sera toujours confié à des docteurs en médecine choisis plus particulièrement parmi les médecins européens dont les aptitudes à cette tâche spéciale auront été reconnues.

Le rôle des infirmiers et des praticiens indigènes doit se borner à servir d'auxiliaires aux médecins vaccinateurs ; en dehors des tournées de vaccination, ils seront utilement employés comme moniteurs, pour enseigner des notions d'hygiène élémentaires aux notables et aux instituteurs indigènes.

Pour que l'effort prophylactique ait tout son effet utile et réponde aux sacrifices consentis par les budgets locaux, le service de la vaccine mobile doit être organisé dans des conditions telles que les médecins puissent aisément, et à des dates régulières, apporter à tous et sur toute l'étendue du territoire les bienfaits de l'inoculation jennérienne.

La campagne de vaccine préparée par le directeur de la Santé, d'entente avec les Résidents des provinces et avec le directeur de l'Institut appelé à fournir le vaccin, est arrêtée par le Chef de la colonie.

Dans chaque région, la vaccination sera faite sans hâte, méthodiquement, province par province, district par district, sur toute l'étendue du territoire : elle doit être totale pour donner des résultats complets et durables.

L'itinéraire du médecin vaccinateur est connu à l'avance, les étapes sont fixées, les jours de séance désignés, les autorités indigènes toujours prévenues ; enfin les centres d'opérations seront suffisamment rapprochés des villages pour que les habitants s'y rendent aisément et sans perte de temps.

Il importe également, dans l'organisation des tournées, de tenir compte des circonstances de temps et de lieu. Pendant la saison chaude, les tournées seront interrompues ; c'est l'époque où le vaccin perd une partie de sa virulence, c'est aussi celle où les travaux retiennent la population aux champs pour la surveillance des récoltes, et celle aussi où les déplacements sont les plus pénibles.

Chaque séance sera, si possible, précédée ou suivie d'une inspection sanitaire du village ou des écoles ; les règles élémentaires de la prophylaxie des maladies évitables seront résumées en des aphorismes clairs et concis, écrits dans la langue du pays et dont le texte sera distribué aux assistants.

Il appartient encore au médecin de la vaccine mobile, le plus écouté et le meilleur des agents de prophylaxie, de compléter son œuvre en insistant par la parole et par les exemples sur les méfaits des endémies : paludisme, lèpre, choléra, etc., et sur les moyens pratiques de les combattre.

Chaque médecin vaccinateur sera pourvu d'un stock de médicaments usuels et d'objets de pansements pour que, chemin faisant, il puisse donner utilement des consultations et en soulageant des misères, gagner à nos méthodes l'indigène hésitant.

Dans les villages éloignés des centres, dans les régions où la pénétration des milieux est lente, difficile, il n'est pas de meilleure préparation à la diffusion de la vaccine.

Dans la défense sanitaire intérieure, le rôle du médecin vaccinateur est de tout premier ordre. Aussi conviendra-t-il en raison de sa mobilité, de sa connaissance du pays, de son autorité vis-à-vis des indigènes, de lui confier en même temps la surveillance du fonctionnement du service de la quinine d'État dans les provinces, l'inspection des léproseries et du service des épidémies.

Les principes généraux qui précèdent trouveront leur application dans nos différentes colonies.

A Madagascar, où pourtant un arrêté en date du 7 janvier 1909 a rendu la vaccination obligatoire, les opérations de vaccine semblent avoir subi un léger fléchissement au cours de cette même année; il y a cependant le plus grand intérêt à maintenir et à développer cette institution. La majeure partie de la population des hauts plateaux ayant été vaccinée et revaccinée, il suffira de ne pas laisser péricliter ni diminuer l'œuvre si heureusement poursuivie.

C'est vers les régions côtières et les régions du sud de l'Ile, là où les indigènes sont plus réfractaires à l'œuvre d'assistance, que doit désormais porter l'effort principal des vaccinateurs.

Il n'y a pas dans la grande Ile de service de vaccine mobile. Les vaccinations sont pratiquées sous le contrôle des médecins de l'assistance, par les praticiens indigènes formés à l'École de Tananarive : il vaudrait mieux spécialiser ce service.

La campagne antivariolique entreprise ces dernières années en Afrique Équatoriale a, malgré l'étendue des vastes territoires qui la composent, donné des résultats fort encourageants. Au fur et à mesure de la pacification et de l'extension de l'assistance indigène, cette œuvre s'accroîtra parallèlement. Des crédits ont été prévus (Budget spécial annexe du fonds d'emprunt) pour la création d'Instituts vaccinogènes au Cap Lopez, à Brazzaville, à Carnot et à Banghi, en même temps qu'on procède à l'installation de parcs vaccinogènes dans les postes pourvus de médecins tels que Bangassou, Mobaye, Fort-Sibut, Fort-Crampel. Ces mesures qui permettront d'avoir sur place en permanence des réserves de vaccin frais n'auront toutefois d'effet que si, renforçant les effectifs du personnel médical, on organise un service de vaccine mobile sur des bases analogues à celles proposées pour l'Indochine.

En Afrique Occidentale, un effort considérable a été fait dans la lutte contre la variole et les résultats ont été fort encourageants : des régions entières autrefois ravagées par le fléau sont restées indemnes. Mais là non plus il n'existe pas encore de service spécialement organisé. Il en résulte une dispersion dans les efforts, sans aucune unité de direction, les résultats obtenus restant subordonnés à la plus ou moins grande activité et à l'initiative des médecins des postes. Afin d'éviter les lacunes qui, de ce fait, ne peuvent manquer de se produire dans un service aussi important, il y aurait intérêt à organiser un plan annuel de campagne antivariolique dans chacun des gouvernements de l'Afrique Occidentale, plan qui serait exécuté par des médecins mobiles constituant un service spécialisé.

En *Indo-Chine* : 897.339 vaccinations ont été pratiquées en 1906, 738.743 en 1907, 533.898 en 1908, 1.045.714 en 1909.

En *Afrique Occidentale Française* : 151.942 vaccinations en 1906, 227.417 en 1907, 271.590 en 1908, 558.960 en 1909.

En 1909 : 133.902 vaccinations ont été pratiquées à *Madagascar*, 20.000 en *Afrique Equatoriale Française*.

Maladie du sommeil *(Trypanosomiase humaine)*.

La maladie du sommeil règne à l'état endémique dans nos possessions africaines et tout particulièrement en Afrique Equatoriale. L'Européen qui paie malheureusement son large tribut à cette terrible affection demeure le principal agent de la propagation du fléau par les déplacements d'indigènes qu'il impose pour les expéditions de police, pour les explorations et pour les différentes œuvres de colonisation.

La création de postes d'observation pour l'examen des individus suspects, l'établissement de camp de ségrégation dans les régions indemnes de mouches tsé-tsé, l'isolement des malades, leur traitement, la séparation des villages noirs et des villes européennes, sont des mesures qui s'imposent.

Les soldats indigènes, les tirailleurs, les miliciens, les travailleurs ne devraient pouvoir passer d'une zone à l'autre que munis de certificats sanitaires.

L'administration du Congo insiste auprès des indigènes sur l'utilité du débroussaillement qui, exécuté et entretenu dans une étendue d'un kilomètre environ autour des agglomérations, est une opération des plus efficaces. La mouche adulte fuit les endroits dénudés où elle ne peut assurer sa reproduction.

Les individus atteints seront soumis dans la mesure du possible à un traitement approprié pour faire disparaître les trypanosomes de la grande circulation. Ils n'infecteront plus ainsi les glossines qui ne répandront plus le mal. Dans cet ordre d'idées (prophylaxie chimique et thérapeutique), des expériences se poursuivent qui consistent à distribuer aux indigènes, sous une forme maniable et dosée d'avance, un médicament arsenical tel que l'orpiment capable de pouvoir mettre, pendant un certain temps, les malades hors d'état de nuire.

Les européens et les indigènes doivent être instruits des principaux modes de contamination et des premiers symptômes de la maladie, car le traitement précoce aura d'autant plus de chances de réussir qu'il aura été institué le plus près possible du début de l'affection.

Ainsi, en luttant contre l'agent transmetteur du virus, contre le virus lui-même, et en isolant les porteurs de germes, il est permis d'espérer qu'on arrivera sinon à triompher de la maladie, du moins à en diminuer les ravages et à en restreindre le domaine.

En Afrique Équatoriale Française, un arrêté du 23 juin 1909 et des circulaires du Gouvernement général ont tracé les grandes lignes de la prophylaxie de la maladie du sommeil ; ces mesures ont donné les meilleurs résultats dans les centres...

II. — Indications générales relatives à l'organisation et au fonctionnement des services de prophylaxie en Indo-Chine.

VARIOLE ET VACCINATION.

La prophylaxie de cette fièvre éruptive, la plus meurtrière des maladies observées en Indochine puisqu'elle entraînait une mortalité infantile de 50 %, avait été complètement réalisée en Cochinchine de 1885 à 1905. Un résultat également favorable était atteint au Tonkin de 1895 à 1905, et les populations de l'Annam avaient été elles-mêmes presque totalement immunisées de 1900 à 1906.

Ces résultats avaient pu être obtenus par des médecins mobiles visitant soit chaque année, soit tous les deux ans, les Phu, Huyen et chefs-lieux de canton où se donnent rendez-vous les populations des villages voisins.

En Cochinchine et au Cambodge, depuis 1906, l'administration a cru devoir renoncer à ces errements consacrés par une expérience prolongée et couronnée de succès : le service a cessé de relever dans son organisation et son fonctionnement du chef de l'administration locale. Les administrateurs ont dû se borner à faire appel au médecin de l'arrondissement ou de la province ; or celui-ci n'est que temporairement disponible et il n'a plus été possible, par suite, d'assurer la régularité et la continuité des tournées de vaccination.

L'Administration supérieure s'est efforcée de suppléer aux lacunes de cette organisation par la création et l'utilisation de vaccinateurs indigènes ; la capacité professionnelle de ces auxiliaires n'est pas en cause, mais leur valeur morale et leur

autorité sont très discutées. Ils n'inspirent qu'une minime confiance aux populations indigènes; les chiffres qu'ils inscrivent
sont considérables, mais appellent un contrôle qui n'a pas été
exercé.

Les directeurs locaux comme les médecins provinciaux et les
administrateurs, considèrent que cette tentative a jeté le discré-
dit sur la vaccine ; d'autre part, les lacunes obligées qui en
résultent placent la colonie sous la menace de la réapparition
de foyers multiples et intensifs de variole.

Les mêmes lacunes se sont produites au Tonkin et en Annam en 1907, 1908 et 1909, bien que la vaccine mobile y ait
été maintenue, mais ce service a été considéré comme de seconde importance et les médecins qui en étaient chargés en ont
été distraits pour pourvoir au remplacement des médecins
provinciaux.

Il faut savoir reconnaître l'erreur commise et reconstituer
ce service si important sur les bases qui en avaient assuré le
succès.

La vaccination sera opérée, en dehors des centres et de leur
banlieue, par des médecins mobiles qui y seront spécialement
affectés et n'en seront pas distraits : les tournées de vaccine
seront organisées de telle sorte que chaque canton reçoive
annuellement la visite du médecin mobile ; les vaccinateurs
indigènes ne seront employés que comme aides sous la surveillance immédiate du médecin européen. La totalité de la population infantile devra être vaccinée annuellement ; les enfants
des écoles seront astreints à la revaccination au cours de leur
scolarité ; on s'efforcera d'obtenir que les adultes vers l'âge
de vingt ans se soumettent à une seconde revaccination. Cette
immunisation sera obligatoirement renouvelée au moment de la
conscription, à l'occasion de l'admission dans un emploi public,
de la délivrance de la carte d'immatriculation etc., etc...,

Pour assurer une virulence constante de la lymphe vaccinale et éviter aux populations des fatigues inutiles, la vaccination dans les villages indigènes sera interrompue pendant les
mois où la température est extrême et où les indigènes sont
retenus chez eux par les travaux de la moisson.

Ces règles recevront application dans tous les pays de l'Union.

La prophylaxie de la variole ne peut être assurée que par le fonctionnement synergique de deux services distincts : celui de la vaccine régulièrement organisée, et étendue à la totalité de la population ; celui de la préparation et de la conservation de souches vaccinales d'une virulence constante.

Les instituts vaccinogènes de Saïgon et de Thaï-Ha-Ap recevront une organisation complètement appropriée : le parc vaccinogène de Xien-Khouang au Laos sera maintenu. Un parc sera organisé soit dans le Binh-Dinh, soit dans le Khan-Hoa pour remédier aux difficultés des communications qui existent entre certaines provinces du Centre et du Sud-Annam et les instituts du Tonkin et de la Cochinchine.

La vaccination (service mobile, service des laboratoires) sera distincte et indépendante des services d'assistance hospitalière, elle doit relever du chef de l'administration locale.

Le nombre des médecins à y affecter dans chaque pays de l'Union sera déterminé, non seulement en tenant compte des besoins de la vaccine, mais aussi en vue de donner satisfaction aux autres intérêts sanitaires qu'il nous reste à passer en revue et dont la surveillance nous paraît devoir être exercée par le même personnel.

Des sanctions sévères seront prises pour rendre efficace et réelle l'interdiction de la variolisation.

PALUDISME. — QUINOTHÉRAPIE.

La maladie qui, après la variole, peut être considérée comme celle dont la prophylaxie est la plus importante, est sans contredit le paludisme. Cette lutte n'a pu être organisée scientifiquement que depuis ces dernières années.

Les moyens préconisés contre la maladie sont assez nombreux, mais dans les milieux indigènes, la seule pratique réalisable et réellement efficace est la prophylaxie par les sels de quinine.

Le décret du 16 mars 1909 et l'arrêté du 4 décembre 1909

en ont posé les bases essentielles en organisant dans ses grandes lignes le service dit de « Quinine d'Etat ».

Ces actes ont prévu la constitution d'un dépôt central et de dépôts régionaux par Possession ; ils prescrivent la distribution gratuite des sels de quinine à toute personne ayant droit à l'assistance médicale gratuite, et la délivrance à des prix de faveur à toute la population européenne, aux notables et au personnel indigène qu'emploient le commerce, l'industrie et la colonisation.

Mais il ne semble pas qu'on ait envisagé jusqu'ici les moyens de généraliser cette mesure si utile à toute l'étendue des zones où sévit la malaria, soit d'une façon endémique, soit occasionnellement. Le point important en cette matière n'est pas de mettre à la disposition des médecins de l'assistance et des populations agglomérées dans les centres les moyens d'action, mais d'en rendre l'application possible dans la totalité des villages. Il faut que ces mesures puissent s'organiser, en dehors de l'action de présence d'un médecin ou même d'un fonctionnaire, par l'initiative des autorités indigènes elles-mêmes.

Il importe donc que celles-ci soient pourvues des ressources indispensables : le sel de quinine en l'espèce, et qu'elles aient été instruites en vue d'en assurer et d'en surveiller l'usage.

Il est nécessaire que dans toutes les zones et les localités malarigènes (elles sont plus nombreuses et plus étendues qu'un examen superficiel porterait à le croire), il soit constitué des approvisionnements de quinine en quantité suffisante pour les besoins de la population et qu'ils se présentent sous une forme médicamenteuse qui en rende le dosage facile (comprimés-dragées).

Des instructions détaillées et suffisamment précises devront être distribuées pour que le praticien indigène, les notables, l'instituteur indigène et le malade lui-même soient amplement renseignés sur les doses et les formes médicamenteuses.

Pour éviter les abus, qui se traduiraient par une charge trop lourde, peut-être pourrait-on demander la participation financière de chaque commune, dans des proportions que l'autorité locale est seule apte à fixer.

Les délivrances du médicament ne doivent pas être limitées aux périodes et aux localités où le paludisme sévit sous forme d'épidémies sévères : tout indigène impaludé doit avoir à sa disposition le remède, non seulement en vue du traitement mais pour assurer la prévention de la maladie. Il importe que les distributions de quinine, particulièrement au début, soient faites très libéralement et que ce spécifique soit réellement à la portée facile de tous ceux qui peuvent en avoir besoin.

Le médecin mobile, à son passage dans la région, devra s'enquérir du fonctionnement du service et des résultats acquis. Il déterminera, par l'examen des enfants du second âge, l'index endémique ; il passera une inspection totale et approfondie des écoles.

Ces enquêtes poursuivies annuellement permettront de dresser le casier sanitaire des provinces.

Ce service, comme celui de la vaccination, comme celui de la prophylaxie des maladies pestilentielles, ne peut pas être un service régional ou provincial ; il doit fonctionner comme un service d'État, ainsi que l'indique au reste l'arrêté, sous réserve d'une participation à demander aux budgets provinciaux ou municipaux.

Cette prophylaxie du paludisme par la quinothérapie devra non seulement s'enseigner dans les divers services et dans les écoles françaises, mais également dans les écoles indigènes, où les instituteurs seront appelés à la pratiquer. Il serait également utile de faire appel au concours des praticiens annamites que le médecin français instruirait et conseillerait dans ses tournées périodiques et qui pourraient, sur leur demande, être autorisés à faire, dans un hôpital voisin, un stage suffisant pour se familiariser avec l'emploi de cette médication.

La quinine n'est pas le seul médicament à mettre à la disposition des indigènes dans les campagnes les plus reculées ; il serait très utile de répandre, sous une forme médicamenteuse toujours maniable, et sans accidents possibles, les éléments de la médication anthelminthique.

CHOLÉRA ET PESTE. ISOLEMENT DES CONTAGIEUX. MOBILISATION SANITAIRE.

Les règles d'une prophylaxie scientifique de ces maladies ont été tracées par le Comité supérieur d'hygiène publique, elles ont été portées à la connaissance des colonies par des instructions antérieures auxquelles on voudra bien se reporter.

Nous ne voulons envisager ici que les conditions d'application en Indochine de deux des moyens essentiels de cette prophylaxie : l'isolement des contagieux, l'organisation et le fonctionnement dans les campagnes du service des épidémies.

Dans les centres et les grandes agglomérations, le service médical est représenté par un docteur en médecine, et les moyens adoptés peuvent être ceux que prescrivent les règlements ; mais à grande distance de ces localités et dans les villages éloignés, il est nécessaire de prévoir d'autres mesures.

Il faut savoir limiter l'action prophylactique à des prescriptions facilement réalisables.

Nous considérons que la plus importante, celle qui doit s'imposer en attendant la venue du médecin européen, réside dans l'obligation étroite de l'isolement du cholérique et du pestiféré et de la ségrégation de l'entourage.

Les praticiens indigènes et les notables ne se méprennent pas, dès que leur attention est prévenue, sur la nature de la maladie. Il faut qu'ils sachent sans ambiguïté qu'ils ont à prescrire et à faire appliquer l'isolement du contagieux et qu'à l'avance on ait pourvu aux moyens de le réaliser.

Les traditions locales érigent en règle l'obligation pour les communes d'entretenir hors de l'enceinte du village et à sa proximité, des bâtiments destinés à servir d'abris de passage. Il conviendrait de donner à ces constructions le développement et le mobilier indispensable pour suffire aux besoins urgents et de réserver autour d'elles l'espace nécessaire pour pouvoir élever les bâtiments provisoires que la diffusion du mal peut exiger. Une partie des matériaux pourrait être réunie à l'avance à pied d'œuvre.

Ces prescriptions sont inscrites dans les réglementations en vigueur, mais en fait, les autorités ne se sont occupées jusqu'à la date actuelle que des centres où résident des administrateurs ou leurs délégués.

Les praticiens indigènes et leurs élèves assureraient le service de ces locaux d'isolement ; des instructions précises leur seraient données pour leur tracer les règles à suivre, jusqu'à l'arrivée du médecin européen et du délégué sanitaire.

Service des épidémies. — Dans tous les centres administratifs, il existe ou il existera bientôt un personnel médical permanent ; l'organisation du service des épidémies peut par suite s'y faire dans des conditions analogues à celles observées dans la métropole et les règlements promulgués y recevront application. Mais l'action de ce personnel ne peut s'étendre, sans perdre son efficacité, à grande distance du chef-lieu.

Dans les campagnes, l'organisation sanitaire doit se réaliser sur d'autres bases.

Les arrêtés pris en exécution de la loi sur la protection de la santé publique, ont prescrit que l'obligation de la déclaration des maladies pestilentielles s'étendait pour les indigènes et les asiatiques assimilés, aux chefs de quartiers et de villages. Ils sont tenus de transmettre ces renseignements à l'administrateur, mais ce fonctionnaire est souvent trop loin. En cette matière, il faut décentraliser le plus possible : chaque inspecteur de milice, chaque agent des services administratifs et financiers, le colon européen, là où il est isolé, devrait être considéré comme délégué sanitaire et correspondant d'une commission sanitaire locale.

Les notables désignés par les chefs de province lui seraient adjoints, et les praticiens indigènes pourraient en faire partie à titre consultatif.

Cet organisme devrait être le centre où aboutiraient toutes les déclarations visant l'état sanitaire du canton ou du huyen, il serait l'intermédiaire entre les autres échelons du service médical et la population rurale. C'est à lui qu'il appartiendrait de prendre les initiatives que prévoit, dans leur principe, le chapitre II de l'arrêté du 19 septembre 1905 réglementant en Indochine la protection de la santé publique et que doivent préciser, dans leurs détails, des instructions du directeur de la santé, prises sous le contrôle du médecin inspecteur et du chef de l'administration locale.

Le médecin mobile chargé du service de la vaccination et de la quinothérapie, appelé à parcourir les coins les plus reculés des provinces, semble indiqué pour centraliser et contrôler les renseignements émanant des commissions sanitaires.

Lèpre.

L'isolement des malades atteints de lèpre est prescrit par les arrêtés locaux : un arrêté ministériel à prendre sur l'avis du Conseil supérieur d'hygiène publique et de l'Académie de médecine, approuvera et sanctionnera prochainement les initiatives des administrations locales.

Mais cette prescription s'est heurtée à de grandes difficultés et on peut dire qu'elle ne reçoit qu'une application très partielle.

En Cochinchine, après une période réellement agissante, l'autorité supérieure a renoncé à faire progresser l'œuvre réalisée par M. Rodier.

On peut admettre qu'actuellement la création et le fonctionnement d'une léproserie unique et centrale par Possession se heurterait à des empêchements majeurs. Il importe cependant de préparer cette solution qui, seule, réaliserait une prophylaxie effective.

Une léproserie principale doit être aménagée dans chaque grande division territoriale pour recevoir tous les lépreux provenant des grandes agglomérations, tous ceux qui ont perdu droit de domicile dans le village dont ils sont originaires, et tous ceux qui seraient convaincus de vagabondage. Quant aux autres malades, pour une période que seule l'expérience peut déterminer, on peut accepter comme première étape les propositions qui ont été formulées par la Commission consultative réunie à Hanoï en 1909 et qui sont les suivantes : les notables sont obligés sous peine de punitions graves de déclarer tous les lépreux domiciliés sur le territoire de leurs villages ; toute personne atteinte de lèpre est tenue de vivre dans une case spéciale construite en dehors du village ; dans chaque circonscription, l'administration dés'gne un emplacement vaste et bien situé pour l'affecter aux lépreux qui y seront groupés et pourront s'y livrer à la culture des terres. Des subventions mensuelles fixées à un minimum de 5 piastres par mois et par lépreux seraient accordées à cet établissement ; la mendicité et le vagabondage seraient étroitement interdits aux malades sous peine d'être dirigés sur la léproserie principale.

Le mariage est interdit aux lépreux ; les léproseries pour hommes seront séparées des léproseries pour femmes.

Les enfants nés de parents lépreux seront séparés de la mère et confiés à des établissements spéciaux d'assistance.

Conclusions.

En résumé, les services de prophylaxie sanitaire doivent être distincts des services d'assistance hospitaliers.

Ces services ont pour objet d'assurer la prophylaxie des maladies évitables dans les campagnes ; dans les municipalités organisées, dans les centres administratifs et dans leurs banlieues, l'organisation actuelle ne sera pas modifiée. Les moyens financiers nécessaires à leur fonctionnement doivent être prévus aux budgets locaux, sauf participation des budgets provinciaux et communaux dans des proportions à fixer annuellement.

Le personnel spécial à leur affecter comporte :

1° Des médecins européens de la maturité voulue pour inspirer toute confiance : médecins d'assistance de première et de deuxième classe, médecins majors de première classe et éventuellement des médecins d'assistance de troisième classe ou des médecins majors de deuxième classe d'une assez grande ancienneté. Leur nombre doit être déterminé de telle façon que le service de vaccination mobile d'une part, et le contrôle des services de quinothérapie et de celui des épidémies dans les campagnes, soient effectivement assurés et s'étendent à toutes les localités. Les laboratoires sont les auxiliaires indispensables de ce service auquel ils coopèrent dans des conditions à déterminer par le Gouverneur Général sur la proposition du médecin inspecteur.

2° Des auxiliaires indigènes placés sous l'action immédiate et constante du médecin européen.

3° Des commissions locales, par groupes de villages, constituées sous la présidence d'un délégué de l'administrateur (inspecteur de milice, agent des forêts, agent des douanes, colon, etc...), par des notables délégués par les communes et par des praticiens indigènes appelés à en faire partie à titre consultatif.

Dans l'exécution de leur service spécial, les délégués sanitaires relèvent des médecins mobiles chargés du contrôle ; ceux-ci reçoivent leurs instructions des directeurs locaux ; ces instructions sont établies d'entente avec les chefs de l'administration locale, et soumises par le médecin inspecteur à l'approbation du Gouverneur Général.

Le médecin inspecteur exerce sur ces personnels et services, l'action directe qui est prévue et définie par l'article 2 du décret du 25 octobre 1909 portant réorganisation du service de l'assistance médicale en Indochine.

4° Les mesures élémentaires de prophylaxie des maladies évitables devront faire l'objet d'un enseignement régulier et réglementé dans toutes les écoles françaises et indigènes ; les praticiens annamites recevront pendant les tournées d'inspection du médecin mobile, et au cours du stage qu'ils sont autorisés à faire dans les hôpitaux voisins de leur résidence, toutes les indications indispensables pour pratiquer la quinothérapie préventive et les premiers soins à donner aux contagieux.

COCHINCHINE [1]

ASSISTANCE AUX MALADES

I. — Organisation générale du service.

Le service de l'assistance médicale comporte une direction locale, des postes de l'assistance établis au chef lieu de chaque province, des services extérieurs réservés au traitement des fonctionnaires de la ville de Saïgon et des établissements hospitaliers dépendant des municipalités de Saïgon et de Cholon.

a) Direction locale de l'assistance. — Le sous-directeur du service de santé de Cochinchine est chargé de la direction technique de l'assistance dans la colonie. D'accord avec le Lieutenant-Gouverneur, il répartit les médecins de l'assistance et les médecins militaires hors cadres dans les divers postes après approbation du directeur général de la santé à Hanoï. Le directeur local doit être tenu au courant de tous les cas épidémiques qui se produisent et indique les mesures spéciales qu'il croit nécessaires. Il exerce une surveillance technique sur le fonctionnement des postes de l'assistance et des diverses formations sanitaires.

b) Les postes de l'assistance situés au chef-lieu de chaque province sont desservis par les médecins civils de l'assistance ou par des médecins militaires hors cadres. Tous les postes de l'assistance n'ont pas la même importance ; celle-ci dépend

1. Rapport du médecin principal de 1re classe des troupes coloniales, directeur local de la santé.

beaucoup de la richesse de la province et des dons plus ou moins importants faits par les indigènes. Les différents centres de l'assistance en Cochinchine sont :

<table>
<tr><td>

Cantho ;
Gocong ;
Travinh ;
Sadec ;
Vinhlong ;
Hatien :
Bentré ;
Baclieu ;
Bienhoa ;
Poulo-Condore ;
Choquan ;
Longxuyen ;

</td><td>

Postes desservis par des médecins qui y sont spécialement attachés.

</td></tr>
</table>

Mytho, desservi par le médecin chef de l'ambulance ;
Chaudoc, desservi par le médecin détaché aux troupes ;
Thayninh, desservi par le médecin détaché aux troupes ;
Rachgia, desservi par un médecin civil libre ;
Giadinh, desservi par des médecins civils libres ;
Cholon (province), desservie par un médecin spécial.
Thudaumot, desservi par un médecin du service général de Saïgon ;
Baria, desservi par un médecin des troupes du Cap-Saint-Jacques.

A Saïgon existent en outre des postes *des services extérieurs* destinés à assurer les soins aux fonctionnaires du service local. Les services extérieurs comprennent trois groupes organisés ainsi :

Premier groupe, desservi par un médecin civil ;

Deuxième groupe, desservi par des médecins militaires du service général ;

Troisième groupe, desservi par des médecins militaires du service général.

En dehors des postes énumérés ci-dessus et qui dépendent

du Gouvernement local, il faut mentionner les services d'assistance placés sous l'action des municipalités de Saïgon et de Cholon et entretenus par le budget de ces localités.

Saïgon, au 31 décembre 1909, possédait deux médecins chargés du service de l'assistance : l'un est médecin libre, l'autre est un médecin de l'assistance. Ils assurent les services du dispensaire municipal, de l'hygiène et de l'état civil.

A Cholon, les établissements d'assistance dépendant de la municipalité sont : l'hôpital municipal indigène, l'association maternelle de Cholon, l'asile des enfants à l'hôpital municipal, l'asile des vieillards et des infirmes, la société d'éducation des sourds-muets, la société de la protection de l'enfance.

En outre existent des œuvres privées : hôpital Drouhet réservé aux européens, construit et alimenté par des dons et par une subvention de la colonie ; l'hôpital chinois de la Congrégation de Canton ; l'hôpital chinois de la Congrégation de Phuoc-Kien. Ces deux hôpitaux sont entretenus par les fonds des congrégations chinoises.

Tous les établissements de Cholon, à l'exception de l'hôpital Drouhet (l'hôpital municipal seul a une moyenne journalière de malades qui dépasse 400), étaient desservis jusqu'à la fin de l'année par un seul médecin habitant Saïgon ; ce médecin est chargé également des cours aux infirmières de Cholon. Depuis deux ou trois mois, un second poste de médecin a été créé à Cholon mais le titulaire habite également Saïgon où il est chargé d'un service municipal.

L'hôpital municipal de Cholon à lui seul devrait avoir au moins trois médecins dont un résident. Cet établissement de traitement a, en 1909, hospitalisé 2.603 malades ayant donné 108.904 journées, soit, par comparaison avec 1908, une diminution de 144 malades et une augmentation de 8.595 journées.

Les journées d'hospitalisation se répartissent ainsi :

Européens	2.708
Asiatiques.	106.196
Total	108.904

Une clinique gratuite, annexe de l'hôpital, a reçu 2.058 malades ayant fourni 32.567 consultations.

En 1908, il y avait eu respectivement 2.067 malades et 25.450 consultations.

Les dépenses totales ont été, pour 1909, de 42.779 piastres. Le prix de revient de la journée d'un malade, sans distinction de régime européen ou asiatique, a été de 42.779.19 : 108.904 = 0 § 39.

La mortalité a été 332 décès, soit 15,75 °/.. Elle avait atteint en 1908 le taux de 15,27 °/..

La peste a produit 25 décès sur 45 malades hospitalisés.

Une école pratique d'infirmières européennes fonctionne à l'hôpital municipal et compte sept élèves.

La maternité de Cholon est toujours en faveur. En 1909, il a été hospitalisé 1.536 femmes, qui ont fourni 15.998 journées de traitement contre 1.411 femmes et 14.094 journées en 1908. La durée moyenne du séjour a été de dix jours.

En 1909, il y a eu 1.459 accouchements. 143 accidents ou mort-nés (9,50 °/.), 21 décès de femmes dont un occasionné par la peste et deux décès par variole (1,04 °/.).

Sur 1 329 enfants nés viables, il s'est produit 14 décès (1,05 °/.).

En 1909, la mortalité infantile dans la ville a été de 18.50 °/..

La proportion des décès par suite de tétanos a été de 8 °/..

L'asile municipal des enfants forme une annexe de l'hôpital municipal dont il est question plus haut.

Sur 129 enfants hospitalisés en 1909, 41 sont morts, soit 31,78 °/..

La Crèche de la Sainte-Enfance a reçu en 1909, 1.024 enfants, dont 927 sont décédés, soit 90,52 °/.. La proportion en 1908 avait été de 89,74 °/..

II. — Fonctionnement du Service.

Le *personnel européen* de l'assistance est composé de médecins, de sages-femmes, d'infirmières, d'infirmiers et de religieuses.

Les médecins qui assurent le service de l'assistance sont :

1. Les médecins civils de l'assistance au nombre de neuf; 2° des médecins militaires hors cadre au nombre de six; 3° des médecins civils libres (cinq).

Une sage-femme dirige la Maternité de Cholon.

Des infirmières et infirmiers complètent le personnel des hôpitaux de Choquan et Cholon. Deux infirmières sont affectées au service des Dames de l'Hôpital militaire.

On a créé récemment à Cholon une école d'infirmières laïques (arrêté du 12 mai 1909) pour laquelle un crédit de 6.600 piastres est prévu au budget local.

Le *personnel indigène* de l'assistance comprend des médecins indigènes provenant de l'École de Médecine de Hanoï, des infirmiers-vaccinateurs provenant de l'École de Choquan, enfin des sages-femmes ayant fait un stage à la Maternité de Cholon.

Médecins indigènes de l'école de Hanoï. — Quatre médecins ont été envoyés l'an dernier et ont rendu de bons services sous les ordres directs d'un médecin européen ; quatre autres sont arrivés il y a quelques mois, mais on ne peut encore donner un avis sur leur manière de servir.

Infirmiers-vaccinateurs. — Ces infirmiers qui proviennent de l'hôpital de Choquan sont d'utiles collaborateurs sous la réserve d'être maintenus sous la surveillance immédiate d'un médecin européen. Il est à remarquer toutefois que l'instruction qui lui est donnée est beaucoup trop théorique.

Il faut également considérer que ce personnel (et cette remarque s'applique en général à tout le personnel indigène) abandonne difficilement la mentalité de sa race ; aussi il est nécessaire d'exercer sur lui une surveillance étroite en dehors de laquelle il se laisse aller à ses penchants naturels. Beaucoup de ces auxiliaires diplômés en arrivent même à laisser de côté les enseignements qu'ils ont reçus et reviennent aux pratiques de la médecine indigène.

Sages-femmes indigènes ou Bà-Mu. — Les Bà-Mu, de l'avis général, rendent des services appréciables en appliquant aux accouchements des préceptes d'hygiène et de propreté inconnus chez les Annamites. Il est incontestable que les cas de mort pour tétanos ombilical, autrefois très fréquents, ont diminué dans de grandes proportions.

Infirmiers et infirmières d'exploitation. — Ce personnel est généralement très bon ; son recrutement se fait sur place dans les différents postes. En outre, beaucoup de ces serviteurs sont d'anciens infirmiers qui ont passé plusieurs années à l'hôpital militaire et qui soit après leur retraite, soit pour des raisons personnelles, vont servir dans les différents hôpitaux de l'assistance.

Enfin il faut noter les coolies qui sont employés dans tous les hôpitaux pour des travaux de propreté.

III. — Locaux.

En dehors de l'hôpital de Saïgon et des ambulances de Mytho et du Cap-Saint-Jacques entretenus sur les fonds du budget colonial, le service d'assistance aux indigènes compte dix-neuf hôpitaux indigènes (dont treize provinciaux), cinq postes médicaux, deux cliniques, un orphelinat, une crèche, un asile d'incurables et une léproserie.

Les dépenses occasionnées pour l'entretien de ce service (personnel et matériel) se sont élevées, en 1909, à 340.922 piastres

Les établissements de l'assistance ont hospitalisé 14.822 malades auxquels s'ajoutent 6.174 malades admis à l'hôpital de Saïgon ainsi que dans les ambulances de Mytho et du Cap-Saint-Jacques.

Baclieu. — Dans le courant de l'année, il a été construit un hôpital en remplacement des deux salles dépendant de la prison qui, jusqu'alors, avaient servi d'infirmerie.

Le nouvel hôpital comprend :

Un pavillon central : salle d'opération ; pharmacie ; cabinet du médecin ; lingerie ; logement des sœurs.

Deux pavillons annexes : hommes et femmes.

Un pavillon pour les infirmiers indigènes.

Une cuisine.

Une buanderie.

Les pavillons sont spacieux avec vérandah circulaire persiennée ; chacun d'eux peut recevoir 16 malades.

Bienhoa. — Un des pavillons qui servait à l'hospitalisation des prisonniers a été transformé et comprend actuellement :

1° Une salle d'opération ;

2° Une salle de consultation ;

3° Une pièce pour les opérés.

Un four pour brûler les objets de pansements souillés et deux cases d'isolement complètent les bâtiments de l'hôpital.

Bentré. — Dans le courant de l'année aucune modification n'a été apportée aux locaux.

Cantho. — Une maternité a été commencée mais n'a pu encore être achevée ; le premier étage doit comprendre douze chambres pour malades payantes ; le rez-de-chaussée se composera d'une salle commune de 24 lits et de deux chambres d'isolement. Aux deux extrémités seront la salle de travail et le logement des Bà-Mu.

Chaudoc. — L'hôpital ainsi que la maternité, n'ont subi aucune modification.

Choquan. — Aucune modification.

Giadinh. — Une salle de visite existe seulement à Giadinh en raison de la proximité de Saïgon.

Il faut signaler dans cette province l'hôpital de *Phu-My* qui est la propriété des sœurs de Saint-Paul de Chartres et qui reçoit surtout beaucoup de miséreux. Deux grands pavillons servent pour les malades hommes et femmes, un pavillon plus petit recueille les enfants abandonnés. Enfin un pavillon reçoit quelques malades payants, européens ou indigènes.

Gocong. — Depuis 1908 où fut inauguré le dernier pavillon comprenant la salle d'opération, aucun changement n'a été apporté dans les locaux.

Hatien. — Il n'existe pour ainsi dire pas d'hôpital ; les locaux se composent en effet d'une salle de 10 lits et d'une salle de pansements. Dans le courant de 1909 aucune amélioration n'a été apportée.

Longxuyen. — La construction d'un logement pour le médecin permet d'utiliser la totalité du pavillon de consultation.

La construction de quatre pavillons est prévue pour 1910.

Mytho. — L'hôpital indigène qui est la propriété des sœurs de Saint-Paul de Chartres n'a subi aucune modification.

Rachgia. — On a construit dans le courant de l'année un logement pour le médecin.

Sadec. — L'hôpital se compose de :

1° Un pavillon comprenant : salle de consultation, pharmacie, salle d'opération, salle de pansements et salle d'attente ;

2° Une maternité ;

3° Un pavillon pour les hommes ;

4° Un pavillon pour les malades payants ;

5° Une paillote pour les femmes.

59 malades peuvent être hospitalisés.

Aucun agrandissement n'a été effectué dans le courant de 1909.

Tayninh. — Aucune modification n'a été signalée pour 1909.

Thudaumot. — L'hôpital qui se compose de trois bâtiments et d'une maternité, n'a subi aucun agrandissement en 1909. Il est prévu pour 1910 un bâtiment pour malades payants et une nouvelle maternité.

Travinh. — Quelques modifications de détail ont seules été apportées dans les locaux pendant l'année 1909.

Vinhlong. — L'hôpital installé depuis déjà quelques années n'a subi aucune modification.

Dans tous les centres de Cochinchine, on tend actuellement à faire bénéficier la population d'une façon efficace des bienfaits de l'hygiène.

Cependant, jusqu'à présent, les mesures prises ont été insuffisantes en raison des crédits trop minimes consacrés à cette œuvre. Beaucoup de questions primordiales mises à l'étude depuis plusieurs années n'ont pas encore été résolues et leur solution ne paraît pas devoir se produire dans un avenir très prochain.

En général, le logement des Européens est assuré dans des conditions favorables ; toutefois, à Saïgon, la spéculation a amené les propriétaires à édifier des constructions dites à compartiments qui sont insuffisamment aérés et éclairés. La cherté de la vie et la modicité de certaines soldes obligent les Européens à se loger ainsi dans des conditions défectueuses au grand détriment de leur santé.

Il faudrait également que les pouvoirs publics prennent des mesures efficaces contre l'envahissement de certains compartiments occupés par des Chinois et qui peuvent être pour la ville des foyers d'épidémies. Certaines de ces constructions, en effet, louées à un Chinois, donnent asile à une masse de compatriotes qui vivent là entassés jusque dans les plus petits coins. Ce fait signalé à la séance du Comité d'hygiène du 27 juillet 1909, a fait l'objet d'un vœu tendant à assimiler les logements sous-loués à des garnis en vue d'en faciliter la surveillance et d'éviter les agglomérations.

Il serait à désirer qu'on puisse empêcher les groupements de Chinois, d'Annamites et d'Indiens dans l'intérieur de la ville car c'est toujours dans ces milieux que l'on constate les cas de choléra et de peste.

La propreté des rues laisse souvent à désirer à Saïgon. Beaucoup de voies n'ont pas de trottoirs et les bas-côtés servent ainsi de dépotoirs.

Les égouts n'existent que dans la partie basse de la ville où ils sont d'ailleurs défectueux et leur fonctionnement laisse trop à désirer. Dans la partie construite, les eaux stagnantes sont une cause de contamination pour la nappe souterraine et une circonstance favorable à l'éclosion des moustiques.

On constate également trop souvent, sur les voies situées au centre de la ville, la présence d'immondices qui attirent des essaims de mouches et peuvent avoir ainsi des conséquences funestes sur la santé publique. Ces insectes sont, en effet, les agents propagateurs les plus actifs des maladies épidémiques en particulier du choléra et de la dysenterie. Or dans un pays où ces deux affections règnent continuellement, il serait sage d'éviter leur propagation par tous les moyens. Le premier à appliquer, et le moins onéreux, consisterait à entretenir la ville dans un état de propreté parfaite.

La question des immondices est étroitement liée à l'évacuation des matières fécales. A Saïgon, ce service est effectué d'une façon très primitive par le moyen de tinettes transportées dans des voitures plus ou moins étanches et manipulées avec plus ou moins de précaution. Il existe en ville quelques fosses septiques mais qui n'ont pas toujours donné les résultats que l'on en attendait. La plupart d'ailleurs ne sont pas étanches et contaminent la nappe souterraine.

A ce sujet, le déplacement du dépotoir de Saïgon devrait être résolu au plus tôt dans l'intérêt général des populations européennes et indigènes. Cette question qui est en suspens depuis l'année 1904 a été traitée dans de nombreuses séances du comité d'hygiène mais sans que jamais aucune suite ait été donnée aux vœux émis. En présence de l'occupation très prochaine des nouvelles casernes situées à proximité du dépotoir,

des démarches actives ont été faites l'an dernier pour essayer
d'arriver à solutionner le problème. Le comité d'hygiène s'est
réuni plusieurs fois à ce sujet ; mais aucune solution n'est encore intervenue.

Les marchés situés au centre de la ville entretiennent des
animaux et des insectes propagateurs d'épidémies, tels que les
rats et les mouches ; il faudrait donc éviter autant que possible que des habitations soient construites dans leur voisinage
immédiat, et obliger les marchands à préserver leurs denrées
de la souillure de ces insectes. Le déplacement du marché de
Saïgon situé au centre de la ville est actuellement décidé et
paraît devoir être mis prochainement à exécution.

La question de l'eau potable n'a pas encore obtenu de solution pour beaucoup de postes de Cochinchine. A Saïgon et à
Cholon, des travaux importants ont été exécutés pour augmenter l'approvisionnement de ces centres. L'eau de Saïgon est en
général mauvaise ; elle contient en tout temps une assez grande
quantité de *coli* et à certaines époques de l'année des amibes,
surtout au début de la saison des pluies. C'est du reste à cette
époque que la dysenterie fait son apparition. L'eau est distribuée sans avoir subi aucune opération de filtration.

La pollution de la nappe d'eau de Saïgon est certaine et
nous pouvons en attribuer les causes : 1° à la présence de nombreuses fosses permanentes (280 dans le 3° arrondissement) ;
2° au dépotoir ; 3° aux dépôts d'immondices et à la stagnation
des eaux de surface contaminées par les souillures de la voirie.

Comme conclusion nous émettons l'avis que les eaux de boisson devraient être traitées avant d'être livrées à la consommation ; cette question de l'épuration obligatoire de l'eau est
primordiale dans un pays où les affections intestinales constituent la principale cause de morbidité et de mortalité.

En effet, des 156 décès constatés parmi les européens en
1909, 75 sont dus aux affections intestinales ou à leurs complications, 22 sont imputables à la dysenterie, 25 à l'hépatite suppurée, 9 à la diarrhée chronique et 5 aux entérites diverses.

Il serait urgent dans l'intérêt des populations de prendre à
cet égard des mesures énergiques. L'épuration de l'eau à domi-

cile est devenue actuellement une habitude, mais à quoi bon se préserver chez soi pour s'infecter ailleurs. Le climat ne nous oblige-t-il pas, en effet, à user de la glace ? Or on rafraîchit son eau stérilisée avec de la glace faite avec de l'eau impure. De plus, les divers cafés et débits fournissent de l'eau qui le plus souvent n'est pas même filtrée ; cette circonstance a surtout une grande importance pour la population militaire. Les soldats, en effet, vont consommer chez les Chinois qui leur donnent une eau souillée de toutes façons ; aussi la dysenterie fait chez eux beaucoup plus de victimes que dans la population civile. Sur 156 décès, 65 se sont produits chez des militaires ; 33 sont dus à la dysenterie ou à l'hépatite suppurée.

Tout propriétaire de débit ou de café devrait être tenu de ne livrer à la consommation que de l'eau stérilisée ou au moins bouillie dans des conditions convenables et cette obligation devrait être imposée également aux fabricants de glace. Il y aurait lieu d'exercer un contrôle sévère à cet égard.

D'une manière générale, les observations que nous avons faites pour Saïgon peuvent être appliquées à la plupart des postes de Cochinchine. Il faut remarquer cependant que partout on tend actuellement à prendre des mesures d'hygiène qui avaient été négligées jusqu'à présent. On s'occupe surtout de travaux de terrassement destinés à combler les mares et canaux qui sont des foyers à moustiques. Les travaux de voirie sont partout poursuivis avec méthode et la qualité de l'eau préoccupe actuellement dans quelques centres les représentants de l'administration. Cette dernière question est en bonne voie dans certaines provinces.

Mesures prises pour combattre les maladies épidémiques ; mesures générales de défense sanitaire.

D'une manière générale, les mesures prescrites pour combattre les maladies épidémiques en Cochinchine ne sont pas toujours strictement appliquées ni avec assez de sévérité.

La prophylaxie extérieure est assurée par les arraisonnements. Ce service fonctionne régulièrement et n'a jamais donné lieu à aucune observation.

Sur les frontières terrestres, la Cochinchine est naturellement protégée par de vastes marécages incultes et par d'immenses forêts inextricables. Une voie pourrait maintenant permettre l'invasion par terre, c'est le chemin de fer de Phantiet. Un poste d'observation sanitaire placé sous l'autorité du délégué de l'administrateur a été installé à Giaray.

Dans l'intérieur de la colonie, les chefs-lieux ont organisé un service de surveillance qui comporte, en temps ordinaire, la visite des passagers des jonques par la police. Les agents européens sont plus particulièrement chargés de ce service.

Tous les hôpitaux des provinces possèdent un pavillon où sont traitées les maladies contagieuses. Les lazarets dans lesquels sont isolés les malades n'existent que dans les centres ; il serait inutile d'en installer dans les endroits où il n'existe pas de médecin.

Tous les postes sont approvisionnés en désinfectants chimiques et quelques-uns sont munis de pulvérisateurs pour les désinfections. Enfin Mytho possède, en outre, un appareil Clayton qui peut être utilisé sur eau et sur terre.

Pour préserver les récoltes, dans certaines provinces de l'ouest, la destruction des rats est poursuivie d'une façon continue. Dans la seule province de Chaudoc, en 1908, on a ainsi détruit 5.585.000 rats et payé 16.755 piastres de primes. Du même coup on fait la prophylaxie de la peste. Malheureusement cette destruction ne se poursuit activement que dans la campagne et semble un peu trop délaissée à Saïgon et à Cholon où la peste est installée en quelque sorte à l'état endémique.

Dans chaque poste, une commission sanitaire se réunit en général tous les mois afin d'examiner les questions se rapportant à l'hygiène et à la santé publique. Dans les provinces, le service des épidémies est assuré par les médecins des postes qui se transportent dans les villages lorsque des cas de maladies épidémiques y sont signalés.

A Saïgon et Cholon, le service des épidémies est assuré par des médecins de la municipalité secondés par des agents sanitaires. Les malades européens sont isolés en général à l'hôpital militaire : les indigènes sont envoyés à l'hôpital de Choquan, à l'hôpital municipal de Cholon et à l'hôpital chinois.

Enfin, pour faciliter la propagation des bienfaits de l'hygiène, des conférences sont faites aux élèves des écoles ; ces causeries seront généralisées autant que possible. En outre, les médecins, dans les tournées, s'efforcent de propager les notions utiles à la santé des habitants.

Dans le courant de l'année 1909, le Comité d'Hygiène s'est réuni à diverses reprises :

1° Le 12 juillet, pour décider des mesures à prendre pour le déplacement du dépotoir de la ville de Saïgon : une commission a été nommée pour rechercher un emplacement favorable.

2° Le 27 juillet, à l'effet de rechercher les mesures utiles à prendre pour limiter l'extension de la peste ; le comité a émis les vœux suivants :

a) qu'il convenait de prendre des mesures rigoureuses pour détruire les foyers qui existent actuellement à Saïgon et Cholon et qui semblent être le point de départ des divers cas qui se produisent tous les ans ;

b) qu'il était nécessaire d'attribuer des pouvoirs spéciaux au maire lui permettant d'exercer une surveillance active et rigoureuse sur les logements insalubres ;

c) qu'il était indispensable d'établir un service de la peste comprenant un personnel spécial, la création d'un laboratoire et d'un lazaret terrestre, l'organisation d'équipes pour recher-

cher les rats morts et le payement de primes pour la destruction des rats dans les villes ;

d) qu'il y avait lieu d'exiger que les compartiments soient
construits d'une façon rationnelle et hygiénique et d'assimiler
les logements sous-loués à des garnis afin d'en faciliter la surveillance et d'éviter les agglomérations.

Le **24** septembre, le Comité d'hygiène est de nouveau réuni
à l'effet d'émettre son avis sur une demande faite par les Hin-
dous pour être autorisés à incinérer leurs morts.

Le Comité émet à l'unanimité un avis favorable en faisant la
réserve que le terrain choisi pour l'incinération soit éloigné de
toute habitation, entouré d'un mur assez élevé et situé sur un
cours d'eau en aval de la ville de Saïgon.

Ce cimetière devra également être compris parmi les établissements prévus par la 1ʳˢ classe de l'arrêté du **25** octobre 1908.

Dans les provinces. — A Baclieu, la Commission d'hygiène a
élaboré le projet d'une fosse septique commune.

Bentré. — Néant.

Bien-Hoa. — La Commission a fait des visites dans les maisons et dépendances en indiquant des mesures de propreté.

Cantho. — On a décidé la démolition d'immeubles insalubres et des créations de caniveaux.

Gocong. — Démolitions des logements insalubres.

Hatien. — Hygiène de l'habitation et eau potable.

Longxuyen. — Rétablissement des canaux du poste à leur ancienne profondeur.

Sadec. — Visite des compartiments du quartier indigène et
projet d'établissement d'un service de vidanges.

Vᴀᴄᴄɪɴᴇ. — La vaccine est surtout faite en Cochinchine,
depuis quelques années, par les infirmiers-vaccinateurs opérant
seuls généralement et quelquefois sous la surveillance du médecin. L'attention a été attirée sur les inconvénients résultant de
la suppression des médecins vaccinateurs mobiles remplacés
par les infirmiers-vaccinateurs.

Le vaccin employé est fourni par l'Institut Pasteur de
Saïgon.

Au cours des quatre dernières années, le chiffre des inoculations vaccinales pratiquées dans les différentes provinces a été de :

1906.	78.227	vaccinations.
1907.	91.181	—
1908.	206.175	—
1909.	296.523	—

NATALITÉ ET MORTALITÉ DU PERSONNEL EUROPÉEN ET DES NATURALISÉS.

Naissances. — 182 naissances ont été inscrites à l'état civil en 1909. Il y a eu 100 garçons et 82 filles ; 22 enfants sont nés à Cholon de mères domiciliées à Saïgon, ce qui porte le nombre total des naissances à 204.

Décès. — Du 1ᵉʳ janvier au 31 décembre 1909, 156 décès ont été déclarés à l'état civil européen se décomposant ainsi :

Militaires et marins.	65
Fonctionnaires et colons domiciliés à Saïgon.	61
Fonctionnaires ou colons venant de l'intérieur (Tonkin ou province).	6
Asiatiques étrangers.	4
Indiens renonçants	20

Il convient d'ajouter à ce nombre 25 décès survenus à l'hôpital de Cholon chez des européens originaires de Saïgon, ce qui donne un total de 181 décès.

La population européenne de Saïgon étant de 7.132 euroropéens, le nombre des décès serait donc de 2,5 °/₀.

Les affections intestinales sont, avec le paludisme, les maladies qui causent le plus grand nombre de décès.

En 1909, 17 décès sont imputables au paludisme.

22.	à la dysenterie ;
25.	à l'hépatite suppurée ;

En 1909, 9 décès sont imputables à la diarrhée chronique ;
          15. . . . . aux entérites diverses ;
          4. . . . . aux maladies suivantes :
                               péritonite, appen-
                               dicite et autres
                               affections intesti-
                               nales.

Il en résulte que 75 décès sur 156, soit près de la moitié,
sont dus aux affections intestinales ou à leurs complications.

Dans le courant de l'année 1909, ce n'est qu'au mois de décembre que l'on a à signaler une épidémie de choléra ayant éclaté à Poulo-Condore. Dans toutes les provinces, comme à Saïgon et à Cholon, des cas plus ou moins nombreux d'affections épidémiques, en particulier de choléra et de peste, ont été signalés.

ENDÉMO-ÉPIDÉMIES

VARIOLE. — D'après l'impression qui ressort de tous les rapports des médecins, la variole est en croissance en Cochinchine. Cette affection, qui avait pour ainsi dire complètement disparu de la colonie lorsque la vaccine était pratiquée d'une façon continue par deux médecins vaccinateurs, reparaît aujourd'hui avec une intensité croissante et si des mesures énergiques ne sont pas prises, nous reverrons peut-être les épidémies meurtrières qui décimaient autrefois la colonie.

Le fait a été signalé déjà les années précédentes et, dans cette recrudescence de la variole, il nous faut incriminer la paresse et l'insouciance des populations qui trouvent inutile de se déplacer pour aller au-devant des vaccinateurs, surtout depuis que ce dernier est un indigène sans autorité et sans prestige.

La suppression de la vaccine mobile a été une faute. Les indigènes, lorsqu'ils vont vacciner seuls, éprouvent beaucoup plus de difficulté que les médecins européens. La mentalité de l'Annamite est telle que pendant longtemps encore il n'accordera que difficilement sa confiance aux inoculations pratiquées par ses congénères. Il considère que la vaccine qu'on leur offre ainsi est de peu de valeur et en quelque sorte une marchandise au rabais. Le rétablissement des deux médecins vaccinateurs s'impose de toute nécessité.

A Saïgon, seize cas de variole ont été observés dans l'année. En tenant compte des cas qui ont été dissimulés, on peut facilement estimer au triple le nombre des cas réels. Dans les provinces, on arrive à un chiffre relativement considérable.

CHOLÉRA. — Comme tous les ans, des cas de choléra ont été signalés dans toutes les provinces. C'étaient pour la plupart des cas sporadiques isolés.

Il convient de retenir cependant une petite épidémie qui a éclaté dans la province de Baclieu où, pendant le mois d'août, vingt cas ont été relevés.

Dans la province de Soctrang également, un commencement d'épidémie s'est manifesté dans le courant du mois de décembre.

PESTE. — Comme le choléra, la peste est actuellement installée en Cochinchine à l'état endémique et il est indéniable qu'il existe des foyers qui sont tous les ans le point de départ de cas nouveaux. Certains quartiers de Saïgon devraient être plus particulièrement surveillés à ce point de vue. Mais c'est surtout à Cholon, dans cette agglomération d'individus vivant sans hygiène dans des maisons transformées en véritables dédales, qu'une surveillance très active devrait s'exercer et qu'une lutte constante devrait être entreprise.

ROUGEOLE. — Quelques cas de rougeole ont été signalés dans la population indigène, aucun n'a été constaté chez des enfants européens.

DIPHTÉRIE. — Deux cas ont été signalés chez des enfants indigènes, et six cas ont été constatés chez des européens dont trois ont été suivis de mort. Un cas a été signalé à Mytho et un à Bentré suivi de guérison.

Toutefois, malgré ces petits foyers épidémiques, on peut dire que la diphtérie est rare en Cochinchine.

BÉRIBÉRI. — Le béribéri a été signalé dans toute la colonie mais sans prendre l'allure épidémique si ce n'est à Mytho où une épidémie de très peu d'importance a éclaté à la prison.

FIÈVRE TYPHOÏDE. — Quelques cas de fièvre typhoïde ont été constatés chez des militaires arrivant de France.

FIÈVRE RÉCURRENTE. — Aucun cas de fièvre récurrente n'a été signalé en Cochinchine.

COQUELUCHE. — La coqueluche est très répandue, en particulier à Saïgon où elle a régné sur les enfants pendant plusieurs mois.

OREILLONS. — Une épidémie a éclaté à Mytho au mois de décembre, et au mois d'août un certain nombre d'élèves du collège Chasseloup-Laubat ont été en traitement à l'hôpital militaire de Saïgon.

MALADIES ENDÉMIQUES

PALUDISME. — Le paludisme est très fréquent dans toute la colonie et c'est cette affection qui, après la dysenterie et ses complications, est la plus répandue.

Les provinces de l'Est sont plus particulièrement affectées. Dans ces régions qui sont couvertes de forêts très étendues, le paludisme affecte même des formes très graves. Il sévit pendant toute l'année dans la colonie avec une recrudescence pendant les mois d'octobre, novembre, décembre, janvier, février et mars.

L'endémie paludéenne devrait être énergiquement combattue. Un grand pas vient d'être fait par l'institution de la quinine d'État, mais malheureusement, il sera bien difficile d'empêcher les indigènes de conserver partout des mares à proximité des habitations. De plus, dans toutes les maisons européennes on trouve des jarres d'eau, presque jamais vidées, ou des bassins, sans la moindre protection contre les moustiques qui viennent envahir les appartements. Enfin combien de mares n'existe-t-il pas encore dans tous les centres de la colonie, même dans les villes !

La forme la plus commune du paludisme est la forme larvée souvent difficile à déceler. La maladie évoluant sans éclat, beaucoup de malades, et surtout les indigènes, négligent les soins nécessaires et arrivent ainsi rapidement à la cachexie.

LÉPRE. — On évalue à 4.000 environ le nombre des lépreux en Cochinchine. Un seul établissement existe pour eux à Culao-Rang où étaient internés au 31 décembre 233 malades.

Cette léproserie est complètement insuffisante ; l'espace y est restreint. La Commission chargée de la surveillance de l'établissement, réunie à Saïgon le 15 septembre 1909, a émis le vœu que tout en conservant Culao-Rang comme lieu de passage pour les lépreux, on mît à l'étude l'installation d'une léproserie dans l'une des îles du golfe de Siam. Une Commission nommée par le Lieutenant-Gouverneur a été chargée de se rendre à l'île de Poulo-Pajang dans le golfe de Siam afin d'examiner si cette île pouvait convenir ; la question est encore à l'étude.

Enfin, sur la proposition du médecin-inspecteur Primet, par arrêté en date du 4 décembre 1909, le Gouverneur général a réglementé le traitement à appliquer aux lépreux.

PARASITISME INTESTINAL. — Le tœnia et les lombrics sont observés fréquemment ; l'ascaride sévit surtout chez les indigènes et assez souvent chez les enfants européens.

Il faut noter encore la présence fréquente et quelquefois en grande quantité chez le même individu, de la douve du foie.

FILARIOSE. — La filaire de Médine et la filaire du sang existent en Cochinchine mais les cas en sont assez rares.

MESURES PROPHYLACTIQUES PARTICULIÈRES PRISES POUR CHAQUE ÉPIDÉMIE.

Lors de l'épidémie de choléra du mois d'août à Baclieu, la prison fut évacuée et les prisonniers isolés, la nourriture et l'eau de boisson furent l'objet d'une surveillance particulière.

L'épidémie d'oreillons de Mytho a entraîné le licenciement du collège et la désinfection de l'établissement.

Mouvement des malades pendant l'année 1909

1° HOSPITALISATIONS.

A. — Européens.

Hommes.	594	Journées de traitement.	7.785
Femmes.	55	—	1.956
Enfants	17	—	539
Total	666	—	10.280

B. — Indigènes.

Hommes.	6.596	—	88.709
Femmes.	4.507	—	80.105
Enfants	2.423	—	64.698
Total	13.526	—	233.512

2° CONSULTATIONS.

A. — Européens.

Hommes. . . .	1.047 consultants.	5.201 consultations.
Femmes. . . .	123 —	613 —
Enfants	59 —	287 —
Total . . .	1.229 —	6.101 —

B. — Indigènes.

Hommes. . . .	17.184 consultants.	42.637 consultations.
Femmes	13.130 —	31.312 —
Enfants	5.576 —	21.803 —
Total . . .	35.890 —	95.752 —

POLICE SANITAIRE MARITIME

*Considérations générales sur le fonctionnement
de la Police sanitaire maritime.*

Le service sanitaire de la Cochinchine est surtout condensé
dans le port de Saïgon, les autres ports de la colonie, de très

minime importance, ne recevant que quelques jonques qui font le service de la côte.

Le port de Saïgon par contre est très fréquenté ; 882 navires dont 13 ont motivé des mesures spéciales, ont fréquenté le port en 1908, et en 1909, nous relevons 576 navires dont un seul a été soumis à des mesures de désinfection.

Le service de la police sanitaire a fonctionné normalement en 1909 ; il comprend :

Le directeur local de la Santé ;

Deux médecins arraisonneurs ;

Un gardien de lazaret ;

Quatre gardes sanitaires appartenant à la police, réquisionnés pour les besoins du service.

L'installation du lazaret n'a pas varié cette année, le programme qui avait été fixé pour l'année 1909 n'ayant pu être exécuté.

Les bâtiments sont au nombre de six. On peut y loger 15 européens et environ 400 indigènes.

Les travaux accomplis ont consisté dans le comblement des terrains en contre-bas, mesure qui avait été réclamée pour l'assainissement du lazaret. On a prévu pour 1910, et les plans sont approuvés, la construction d'une maison pour le gardien du lazaret et quelques constructions de moindre importance. La maison du médecin qui ne semble pas être d'un besoin urgent, a été renvoyée à plus tard. On a complété le matériel de couchage, la vaisselle et le matériel de cuisine.

Le matériel de désinfection comprend deux étuves installées dans une paillote d'une façon rudimentaire et nullement en conformité des mesures prescrites par l'hygiène.

L'appareil Clayton utilisé pour la désinfection des navires est à la charge de la marine qui le conserve à l'arsenal et l'envoie au lazaret lorsque son utilisation est nécessaire. Dans le courant de l'année, 173 Chinois ont été isolés et leurs effets désinfectés. En dehors de Saïgon, la surveillance sanitaire s'exerce dans tous les petits ports du littoral vis-à-vis des jonques qui font le trafic de la côte.

En outre, dans tous les centres de Cochinchine, les jonques et

sampans qui parcourent les canaux et les rivières sont soumis
à une surveillance, plus particulièrement en temps d'épidémie.
La surveillance ordinaire est exercée par les agents de police
et le médecin du poste est appelé lorsqu'un cas suspect est
signalé.

Les crédits affectés aux services sanitaires pour 1909 se répartissent ainsi :

Personnel des services sanitaires. . . . . 5.000 piastres
Frais accessoires . . . . 1.000   —
Indemnité à deux médecins arraisonneurs. . 2.000   —
Achat et entretien du matériel. . . . . . 3.984   —
Achat de médicaments et désinfectants. . . 1.500   —
Nourriture des quarantenaires indigents . . 2.000   —
Matériel et entretien de la chaloupe du service
    des arraisonnements . . . . 5.500   —

TONKIN [1]

ASSISTANCE AUX MALADES

I. — Organisation générale du service

L'organisation du service de l'assistance médicale et de la santé publique, au cours de l'année 1909, a été la même qu'en 1908. Ce service comprend :

1° La direction locale de la santé et de l'assistance de la colonie ;

2° Les postes médicaux proprement dits de l'assistance ;

3° Les postes des services médicaux extérieurs.

I. — *Direction locale de l'Assistance et de la Santé*. — La direction a été exercée conformément aux règlements par un médecin principal de première classe des troupes coloniales.

II. — *Postes médicaux proprement dits de l'Assistance*. — Ces postes, au nombre de 11, sont les suivants :

1° *Le poste de Haï-Duong ;*
2° *Le poste de Nam-Dinh ;*
3° *Le poste de Ninh-Binh ;*
4° *Le poste de Thaï-Binh ;*
5° *Le poste de Vinh-Yen ;*
6° *Le poste de Son-La ;*
7° *Le poste de Haïphong ;*
8° *Le poste de Hung-Yen ;*

1. Rapport du médecin principal de 1re classe des troupes coloniales, directeur local de la Santé.

9° *Le poste de Lao-Kay ;*
10° *Le poste de Bac-Kan ;*
11° *Le poste de Thaï-Nguyen.*

Aucun nouveau poste n'a été créé en 1909.

Le service médical a été assuré dans ces postes conformément aux prescriptions de la circulaire du Gouverneur général du **22** septembre 1906, concernant les attributions des médecins de l'Assistance.

III. — *Les services médicaux extérieurs.* — Ils ont été au nombre de **21**, au cours de l'année 1909 :

Hanoï, 1er et **2°** services, assurés par deux médecins-majors des troupes coloniales de la place ;

Haïphong, service assuré par un médecin-major, médecin traitant à l'hôpital ;

Bac-Giang, service assuré par le médecin chef de l'infirmerie de garnison de Phu-Lang-Thuong ;

Bac-Ninh, service assuré par le médecin-major du 3° Tonkinois ;

Cao-Bang, service assuré par le médecin chef de l'ambulance ;

Hadong, service assuré par un médecin-major, médecin traitant à l'hôpital de Lanessan et par le médecin-directeur de l'Institut vaccinogène de Thaï-Hà-Ap ;

Hagiang, service assuré par le médecin chef de l'ambulance ;

Hoà-Binh, service assuré par un médecin aide-major des troupes de Tong ;

Hongay, service assuré par le médecin de la compagnie des charbonnages de Hongay ;

Kien-An, service assuré par le médecin aide-major de la garnison ;

Lang-Son, service assuré par le médecin-chef de l'ambulance ;

Moncay, service assuré par le médecin chargé de l'infirmerie de garnison ;

Phu-Tho, service assuré par le médecin-chef de l'infirmerie de garnison de Viétri ;

Phuc-Yen, service assuré par le médecin de l'assistance de Vinh-Yen, province voisine ;

Quang-Yen, service assuré par le médecin-chef de l'hôpital;

Sontay, service assuré par le médecin-chef de l'ambulance ;

That-Khé, service assuré par le médecin des troupes ;

Tuyen-Quang, service assuré par le médecin-chef de l'ambulance ;

Yen-Bay, service assuré par le médecin-chef de l'ambulance.

II. — Fonctionnement du service

Personnel du service de l'Assistance.

Personnel médical. — Il comprend :

1° *Le personnel de la direction.* — Un médecin principal de première classe et un médecin-major de deuxième classe, un sergent européen secrétaire, un interprète indigène.

2° *Le personnel de l'Institut antirabique et bactériologique.* — Un médecin-major de deuxième classe, directeur, et un médecin aide-major, adjoint.

3° *Le personnel de l'Institut vaccinogène et de la vaccine mobile.* — Un médecin-major de deuxième classe, directeur de l'Institut, deux médecins, major de deuxième classe et aide-major, vaccinateurs.

4° *Les médecins de l'Assistance proprement dits au nombre de neuf.* — Provisoirement, en raison de la pénurie du personnel, un officier de santé a été affecté au poste de Bac-Kan, au titre « Médecin vaccinateur ». A Thaï-Nguyen, on a également maintenu à titre temporaire et par suite de nécessités d'ordre politique exigeant la présence d'effectifs militaires importants dans la province, un médecin des troupes qui assure en même temps les services extérieurs. Mais ce poste est, en principe, réservé à un médecin de l'assistance.

5° *Les médecins militaires chargés des services extérieurs provinciaux.* — Ils sont au nombre de **22**, soit un excédent de une unité sur l'année précédente, et fournissent un puissant appoint à l'œuvre d'assistance, en permettant de l'étendre jusqu'aux confins du territoire tonkinois, sans imposer au budget local de trop lourdes charges. Assurément, du fait de leurs obligations militaires, ils ne peuvent « s'extérioriser » aussi librement que les médecins de l'assistance, d'autant que ceux de ces derniers qui dirigent un hôpital important sont doublés d'un médecin indigène, capable au besoin de les suppléer momentanément ; mais, précisément, en tant que militaires, appartenant au même corps que leur chef, ils constituent un organisme plus souple, plus maniable et ceci était encore plus vrai quand le directeur local (fonction civile) était en même temps sous-directeur du service de santé de l'Annam-Tonkin (fonction militaire), ce qui a cessé d'exister depuis le 1ᵉʳ janvier 1910, la sous-direction ayant été supprimée à cette date.

6° *Les médecins indigènes.* — Ils sont au nombre de deux, affectés aux hôpitaux de Ha-Dong et de Nam-Dinh. En outre un élève de quatrième année sert en sous-ordre à l'hôpital de Haï-Duong, un autre dirige celui de Phu-Ly.

Ces auxiliaires sont susceptibles de rendre d'excellents services, mais à la condition de ne pas être livrés à leur propre initiative et d'exercer leur art sous le contrôle d'un médecin européen. Cette subordination paraît indispensable, non seulement en vue d'éviter les inconvénients résultant d'une éducation scientifique trop superficielle et trop hâtive, où le rôle prépondérant de la mémoire inhibe en quelque sorte les facultés de raisonnement, mais encore afin de perfectionner les connaissances acquises à l'école et de leur donner une application concrète et pratique, par une direction bien entendue et par l'association continuelle de l'élève et du maître, seules capables d'assurer à ces jeunes intelligences une orientation convenable, également éloignée d'une excessive timidité et d'une audace dangereuse. Ainsi limitée à son but, cette institution constitue, pour l'assistance, un rouage des plus utiles ; le médecin indigène, tout en collaborant activement au service hospitalier, sera un agent précieux de diffusion de nos méthodes thérapeutiques et surtout prophylactiques, un éclaireur avancé que le médecin provincial utilisera avec grand profit, surtout en temps d'épidémie, pour semer la bonne parole et renseigner les populations, par des causeries indi-

viduelles ou des conférences collectives, sur les dangers
qu'elles courent par suite de leur déplorable indifférence en
matière d hygiène.

On ne pourra évidemment apprécier qu'à l'usage les qualités
réelles de ce personnel, mais les résultats encourageants constatés dès la période d'essai permettent de bien augurer de
l'avenir.

Pour le moment, les médecins indigènes ont des affectations
fixes. Plus tard, quand leur nombre augmentera, il conviendra,
dra, dans l'intérêt même de leur instruction professionnelle,
d'établir un roulement entre les différents postes.

7° Les sages-femmes indigènes. — Elles sont au nombre de
deux, pour les hôpitaux de Nam-Dinh et de Phu-Ly. Cette année,
les hôpitaux de Ninh-Binh et de Thaï-Binh doivent également
en être pourvus. La sage-femme de Haïphong, qui avait été
déplacée, n'a pas encore été remplacée.

L'œuvre des maternités rend de grands services ; il serait
seulement désirable que son action s'étendît davantage hors de
l'hôpital et que les familles indigènes contractent l'habitude
de faire appel aux sages-femmes au lieu de solliciter le concours des matrones.

8° Les infirmiers indigènes. — 33 infirmiers et 4 infirmières
ont concouru l'an dernier au service de l'assistance.

Le corps des infirmiers indigènes du Tonkin a été créé par
arrêté local du 27 avril 1907, mais le cadre n'en est pas encore
fixé non plus que la répartition du personnel selon l'importance
des hôpitaux et postes médicaux. C'est une question que la direction locale va mettre à l'étude.

III. — LOCAUX.

A. — Postes de l'Assistance.

Haïphong. — Une maternité et une salle de consultations ont
été annexées à l'hôpital en 1909.

Cette création nouvelle a amené un afflux beaucoup plus
considérable des indigènes, également attirés par les avis affichés sur les marchés et à la porte des pagodes, que la consul-

tation était gratuitement ouverte à tous, sans aucune formalité.

Haï-Duong. — Les locaux administratifs se composent de 4 pavillons en briques et tuiles, d'un pavillon provisoire en torchis et de dépendances. Un des principaux pavillons a été construit à l'aide d'une somme provenant de dons volontaires offerts par les indigènes.

L'hôpital de Haï-Duong forme un tout complet et homogène. Chaque service ou dépendance y a sa place. Un château d'eau permet de distribuer, dans les diverses parties de l'établissement, après dégrossissage au travers d'un récipient *ad-hoc*, l'eau amenée d'un arroyo qui longe l'hôpital. Ainsi sont approvisionnées la cuisine, la buanderie, la salle d'opération, la salle de bains. Cette dernière est même munie d'un chauffe-bain branché sur la canalisation d'eau. Un stérilisateur Lepage est installé dans un local attenant à la salle d'opérations et fonctionne d'une manière très satisfaisante. Une chambre pour fumigations par les vapeurs sulfureuses a été également aménagée dans une des dépendances : on y fait passer les vêtements de tous les entrants.

Nam-Dinh. — L'hôpital de Nam-Dinh, qui est un des mieux compris de l'assistance, est situé au sud-ouest de la ville, en arrière et à droite des jardins de la résidence, son emplacement mesure une superficie d'un hectare environ compris entre la route de Phu-Ly, le chemin de la prison, le logement du Quan-An et la Garde indigène ; il a la forme d'un quadrilatère irrégulier.

Cet hôpital comprend neuf bâtiments ; les différentes catégories de malades y sont complètement isolées. On y trouve une salle d'opérations avec une installation complète pour la stérilisation des instruments et des objets de pansement, un laboratoire de bactériologie, une pharmacie et un matériel de désinfection pour les vêtements et le linge usagé.

L'hôpital peut recevoir 100 malades en temps ordinaire, mais cet effectif est assez souvent dépassé. Il importerait d'y créer une maternité d'une vingtaine de lits, car actuellement il n'y a pas de local spécial pour les femmes en couches, qui risquent de s'infecter au voisinage des autres malades.

Un autre desideratum doit être comblé cette année : c'est la construction d'un hôpital payant, depuis longtemps réclamé par la population et qui s'élèvera en face de l'hôpital actuel, sur un terrain vague appartenant à l'administration.

Un crédit de 3.000 $ a été prévu pour réparations diverses, car malgré leur belle apparence, les immeubles exigent d'importants travaux d'entretien, les toitures ayant eu surtout à souffrir des perturbations atmosphériques de l'an dernier.

Enfin il est question de combler prochainement une mare attenante à l'hôpital et qui constitue, de ce fait, un danger permanent, en entretenant des gîtes à larves, là même où les culicides sont le plus susceptibles de s'infecter.

Ninh-Binh. — L'hôpital se compose d'un bâtiment en briques, comprenant à peu près tous les services et de deux pavillons en paillotes pour les isolés et les vénériens. Ces derniers ont subi le sort habituel de ces constructions hâtives et provisoires : les typhons les ont presque totalement renversés, leur réfection s'impose.

Thaï-Binh. — Les locaux sont parfaitement appropriés à leur destination ; il manque surtout à cet hôpital une maternité (une sage-femme est prévue pour cette année) et une installation d'eau, réclamée par la Commission d'hygiène.

Vinh-Yen. — C'est une infirmerie des plus rudimentaires et qui ne mérite pas d'être conservée à titre définitif. Son emplacement laisse, en effet, fort à désirer : bâtie au pied de la colline qu'occupe Vinh-Yen, entourée de taillis qui entravent l'accès de l'air, elle est en outre à proximité d'un chapelet de mares qui rendent les locaux d'un habitat fort pénible en saison chaude.

Cet hôpital embryonnaire ne possède, en outre, ni local à désinfection, ni appareil à stérilisation de l'eau... et ne peut contenir que douze malades, deux chambres à cinq et une à deux lits, cette dernière pour femmes et enfants...

Son-La. — Les locaux hospitaliers ne comportent qu'une case indigène qui sert de logement au médecin ; la population de cette région, encore très méfiante, fait rarement appel à ses soins. Cependant en raison de l'insalubrité de ce poste, il conviendrait d'y développer les œuvres d'assistance qui sont appelées à rendre les plus grands services aux indigènes.

Hung-Yen. — Les bâtiments de l'hôpital faits en torchis ne sont que provisoires et ne répondent qu'imparfaitement à leur destination ; dès que les ressources de la province le permettront, il conviendra d'entreprendre la construction d'un établissement définitif adapté aux besoins de la population qui est très dense dans cette région.

Lao-Kay. — L'hôpital, pouvant admettre une cinquantaine de malades, est composé de trois pavillons en briques, bâtis sur la rive droite du Fleuve Rouge, à Coc-Léou. L'habitation du médecin, où se fait la consultation, se trouve sur la rive gauche, à Lao-Kay même. On conçoit tous les inconvénients de cette situation : grande perte de temps pour le médecin, obligé de traverser le fleuve en bac, pour se rendre à l'hôpital ; nécessité d'entretenir à Lao-Kay et à Coc-Léou deux groupes de personnel et de matériel hospitalier ; fatigue ou danger pour les malades ou blessés graves, qui doivent passer sur l'autre rive pour recevoir les soins du médecin. Donc une mesure s'impose : la construction d'un nouvel hôpital sur la rive gauche, à Lao-Kay, dans les parages de Pho-Moi. On pourrait édifier sur la même zone un lazaret et un poste d'observation, de manière à grouper en un seul point le service médical de la province. Les crédits affectés à l'hôpital, trop restreints dans les conditions présentes, pourraient dès lors suffire, en permettant de réduire dans une notable mesure le matériel pharmaceutique du poste actuellement dédoublé.

Bac-Kan. — On a utilisé, pour l'aménagement de l'hôpital indigène, les anciens locaux de l'infirmerie militaire. Situé sur un plateau de quarante mètres dominant le Song-Cau, ce petit hôpital, composé de quatre pavillons, suffit à sa destination, étant donné le mouvement peu important des malades.

B. — Postes des services extérieurs.

Ha-Dong. — En 1909, l'assistance a fonctionné à l'état embryonnaire jusqu'au mois de décembre, époque à laquelle a été ouvert le premier pavillon de l'hôpital indigène, actuellement en construction, et qui, quand il sera terminé, constituera une formation sanitaire des mieux comprises, édifiée sur un terrain vaste et largement aéré, d'un aspect fort coquet, à en juger par les plans de l'établissement, et dont la direction sera confiée à un médecin indigène, sous le contrôle du médecin des services extérieurs de la province.

Phu-Ly. — Situé à l'extrémité sud de la ville, environné de rizières, et, pour ainsi dire en pleine campagne, l'hôpital offre toutes les garanties de salubrité. La proximité d'une vaste mare, assez profonde, rend de grands services pour tous les besoins hospitaliers.

L'établissement, de construction toute récente, a fort bon aspect. Les huit pavillons qui le composent sont en briques et parfaitement aménagés : il manque cependant un local spécial pour opérations ; l'emplacement en est tout indiqué entre les deux pavillons de malades.

L'hôpital possède une maternité, avec sage-femme indigène ; il est dirigé par un médecin indigène, sous la surveillance technique d'un médecin européen (adjoint au directeur général de la Santé).

Bac-Ninh. — L'hôpital indigène, construit sur le versant de la colline de Thi-Cau, est bien situé et d'aspect très plaisant. Balayés par la brise, ses pavillons sont à l'abri de l'humidité, grâce à l'inclinaison et à la perméabilité du sol (grès friable).

Tout près de l'hôpital est construit, à flanc de coteau, un lazaret en briques, suffisant pour une petite épidémie, mais qu'il faudrait compléter par des paillotes en cas d'épidémie plus étendue.

L'hôpital possède une étuve Vaillard et Besson et un pulvérisateur sur chariot, entreposés dans les ateliers de la voirie.

Bac-Giang. — Les locaux de l'hôpital indigène sont très suffisants. Ils peuvent admettre plus de cinquante malades. L'an dernier, on y a construit un pavillon pour les isolés et une salle d'opération : il ne reste qu'à pourvoir celle-ci d'un mobilier complet avec accessoires.

Lang-Son. — Deux pavillons principaux en maçonnerie à

rez-de-chaussée surélevé existent déjà ; un pavillon sera construit cette année. Il resterait à prévoir, pour compléter cette organisation, une salle d'opération distincte et une installation d'eau, en utilisant la canalisation de la ville distante de 80 mètres seulement de l'hôpital.

Le lazaret en paillotes ayant été détruit, on a judicieusement transformé, à cette fin, une ancienne jumenterie composée de deux bâtiments en briques et tuiles.

That-Khé. — Construits sur un repli de terrain qui domine le village et la rivière, les trois bâtiments qui composent l'hôpital, à rez-de-chaussée surélevé, sont convenablement orientés et bien aérés. Un jardin potager agrémente l'établissement qui est enclos par un mur d'enceinte.

Cao-Bang. — Rien à signaler.

Ha-Giang. — Un projet est à l'étude pour la construction d'un dispensaire en dehors de la ville.

Thaï-Nguyen. — Ce poste médical ne comporte qu'une simple salle de visite, située dans les locaux de la Garde indigène. Il est, depuis longtemps, question d'édifier une infirmerie, et un projet a été préparé ; le budget provincial n'a pas pu disposer jusqu'ici des ressources indispensables pour subvenir aux frais de la construction.

Tuyen-Quang. — La création d'un hôpital serait bien accueillie par la population, car l'assistance y est actuellement à peu près nulle, un simple local étant mis à la disposition du médecin pour la consultation.

Sontay. — L'administration utilise, pour le traitement des indigènes, deux bâtiments de l'hôpital catholique. L'installation en est très défectueuse, les malades de toutes catégories sont confondus dans les mêmes salles.

Viétri. — L'assistance indigène n'y dispose pas d'un hôpital ; deux pièces contiguës, situées à l'extrémité d'un pavillon isolé de l'infirmerie militaire, servent de salle de visite et de pansement.

Il existait, il y a deux ans, un lazaret en paillotes, qui a été détruit par l'inondation : en cas d'épidémie, il serait facile d'en réédifier un d'urgence sur le même emplacement.

Yen-Bay. — L'hôpital indigène appartient à la Mission. L'emplacement en est très défectueux : c'est une sorte de cuvette où s'accumulent les eaux sales, alors que les mamelons ne manquent pas aux alentours, où l'on pourrait construire un petit hôpital répondant aux sollicitations d'une clientèle qui comprend chaque jour une quarantaine de malades, mais qui serait beaucoup plus nombreuse si l'on disposait d'une installation plus confortable et d'un meilleur outillage.

Kien-An. — Ce n'est que depuis novembre 1909 qu'un local spécial a été attribué au médecin pour la consultation indigène : deux chambres, à sol cimenté, l'une pour la visite des miliciens, linh-co et prisonniers, l'autre pour la consultation indigène proprement dite.

Un pavillon en torchis et paillotes, avec armature en fer, tient lieu de lazaret.

Hongay. — Le service d'assistance s'exécute dans les locaux de la Société minière.

L'infirmerie comprend deux salles de malades et deux cabinets avec annexes : salle d'opérations, très suffisamment montée, cabinet de consultation, salle d'isolement, salle de visite pour les filles publiques.

La Société des charbonnages met gracieusement à la disposition du protectorat, pour le traitement des indigènes, son personnel, son matériel, ses médicaments, ses locaux.

Quang-Yen. — On a utilisé l'ancienne maison du Quan-An, qui se compose de cinq pièces et peut recevoir trente-deux malades. Les locaux sont suffisants.

Moncay. — L'infirmerie est mal située ; le bâtiment unique qui la constitue a été construit au nord du camp militaire, sur un emplacement étroit, pris en angle entre la route et un ancien cimetière. Il comprend six pièces, dont trois occupées par les malades, une par un appareil Clayton ; le mobilier en est sommaire et les lits, notamment, sont formés de claies recouvertes de nattes et supportées par des tréteaux.

Territoire de Quang-Tchéou-Wan. — A Fort-Bayard, le médecin de l'ambulance donne ses consultations dans son bureau même. L'infirmerie de l'assistance est à douze kilomètres de là. C'est une maison à la française, composée d'un rez-de-chaussée divisé en trois pièces ; on n'y hospitalise que les malades qui peuvent pourvoir à leur subsistance, ce qui réduit considérablement le rôle du médecin. Ce dernier ne fait, d'ailleurs, qu'une visite hebdomadaire à ce dispensaire, un infirmier y est détaché d'une façon permanente pour la distribution des médicaments usuels et l'application des pansements courants.

IV. — Crédits.

Il serait à désirer que toutes les ressources consacrées à l'assistance médicale indigène fassent l'objet d'un budget spécial ou d'un chapitre spécial du budget local ; cette mesure permettrait une meilleure répartition des crédits et une utilisation plus rationnelle de l'effort consenti par les différentes provinces.

Les crédits inscrits aux budgets provinciaux et locaux pour l'année 1909 ont été les suivants. (Personnel, constructions, médicaments et matériel, nourriture des malades.)

Haï-Duong	. 19.031	piastres
Nam-Dinh . .	16.530	—
Ninh-Binh . .	4.510	—
Thaï-Binh . .	9.544	—
Vinh-Yen. . .	1.150	—
Haïphong. . .	6.250	—
Hung-Yen . .	1.000	—
Laokay . . .	4.034	—
Hanoï	2.500	—
Bac-Giang . .	5.052	—
Bac-Ninh. . .	5.298	—
Cao-Bang. . .	2.662	—
Ha-Dong. . .	5.112	—
Hagiang . . .	835	—
A reporter.	83.508	piastres

Report . .	83.508	piastres
Hanam. . . .	4.286	—
Hongay . . .	480	—
Kien-An . . .	1.890	—
Lang-Son. . .	3.930	—
Moncay . . .	1.454	—
Phu-Tho . . .	2.219	—
Quang-Yen . .	906	—
Sontay. . . .	7.750	—
That-Khé. . .	1.626	—
Thaï-Nguyen. .	1.133	—
Tuyen-Quang .	750	—
Yen-Bay . . .	5.480	—
Fort-Bayard. .	2 467	—
Total. . .	117.879	piastres

Le montant des dépenses dans les différents services d'assistance (provinciaux et municipaux) a suivi la progression suivante de 1900 à 1909 :

Année 1900	9.906	piastres
— 1901	32 383	—
— 1902	19.479	—
— 1903	24.387	—
— 1904	33.154	—
— 1905	35 455	—
— 1906	54 602	—
— 1907	83.102	—
— 1908	106.228	—
— 1909	107.765	—

V. — Mouvement des malades dans les hôpitaux de l'assistance

Le nombre des malades hospitalisés s'est élevé à 10.630; il n'a pas sensiblement varié d'une année à l'autre et se trouve même en décroissance de 311 unités pour 1909. Il est vrai que, l'année précédente, il y avait une augmentation telle du chiffre des hospitalisations — plus de 2.000 — qu'on pouvait prévoir qu'un afflux aussi considérable de malades ne se maintiendrait pas, d'autant que les locaux, comme les crédits, sont limités et que certaines formations sanitaires ne peuvent admettre, faute d'espace ou d'argent, que des malades sélectionnés parmi les hospitalisables.

Quant au nombre des journées de traitement, il est descendu, dans la même proportion, de 208,723 à 194.966. On remarquera le chiffre élevé (19) de la moyenne des journées d'hôpital : c'est la conséquence du nombre encore trop élevé des cas chroniques ou incurables traités dans ces établissements et qui encombrent les salles. Il serait à désirer qu'il se fondât en plus grand nombre des œuvres privées d'assistance, permettant de faire une place plus grande dans les hôpitaux aux affections aiguës et de limiter les chances d'infection résultant de ce tassement de déchets humains, souvent recueillis sur la voie

publique ou à la porte même de l'hôpital, et qu'il y aurait
avantage à soigner dans des asiles spéciaux, pourvus d'un personnel approprié et restant sous le contrôle technique du médecin provincial.

Par contre, il y aurait intérêt à attirer dans les hôpitaux de
l'assistance toute une catégorie d'indigènes qui, sous réserve
d'être traités à part, soit dans des salles, soit dans des pavillons particuliers, seraient tout disposés à recourir à nos soins :
cette clientèle bourgeoise, mandarine même, nous est acquise,
à condition de trouver dans nos établissements le confort et les
égards qui correspondent à la situation sociale des intéressés.
Des essais très encourageants ont déjà été réalisés à ce point de
vue dans certaines provinces, et l'exemple mérite d'être suivi.

En ce qui concerne la consultation indigène, elle a obtenu
un si vif succès que le chiffre des consultations des deux années précédentes a été plus que doublé : 230.904 consultations
pour 1909.

Les hôpitaux qui accusent l'augmentation la plus sensible
du nombre des consultations sont ceux de Haï-Duong (9.000 en
plus), de Nam-Dinh (5.000 en plus), de Ninh-Binh (6.000), de
Thaï-Binh (5.000), de Haïphong (13.000 grâce à la création
nouvelle d'une salle spéciale de consultation), etc... Ces chiffres,
qui expriment plus exactement que le nombre d'hospitalisations, le mouvement réel de la clientèle indigène, disent élo-
quemment la faveur croissante avec laquelle notre thérapeutique est accueillie. Ils détruisent aussi l'opinion de ceux
qui, trouvant la formule commode, se complaisent à répéter
que rien n'a été fait pour l'assistance au Tonkin, voulant dire
sans doute — à moins de nier l'évidence — qu'il reste encore
beaucoup à faire. En présence des résultats acquis, il serait
plus équitable de rendre hommage aux qualités techniques et
au dévouement d'un personnel qui sait s'attirer la confiance
des populations et s'efforce de réaliser chaque jour, par une
propagande active et désintéressée, le but de notre mission,
qui peut se définir ainsi : « Faire aimer la France en nous,
afin de la faire aimer pour elle-même. »

Mais il est certain qu'en dépit des efforts des administrateurs et des médecins, longtemps encore certaines populations resteront sourdes à nos appels, réfractaires à nos soins, surtout celles des régions montagneuses, dont les mœurs, les idiomes diffèrent si profondément de ceux des Annamites du delta. A l'égard de ces peuplades, à demi sauvages, il faudra varier les moyens « d'apprivoisement », s'acheminer graduellement vers leurs huttes et leurs nids d'aigles, pour amorcer à petits coups la voie d'accès vers nos formations sanitaires.

C'est surtout dans ces contrées, à peine entrebâillées à la civilisation, qu'il conviendra d'exclure des œuvres d'assistance, au moins à l'origine, toute formalité administrative. Du reste, l'institution est de date trop récente au Tonkin pour qu'on n'évite soigneusement toute mesure susceptible d'éveiller la méfiance des indigènes. La formule de début doit être : l'assistance gratuite à tous, sans distinction. Ce n'est qu'au second stade de l'organisation de l'œuvre que l'on pourra exiger, sauf exceptions pour lesquelles on se montrera très large, la production d'une pièce d'identité, autant pour prévenir les abus, dans les centres importants, que pour permettre d'obtenir, le cas échéant, le remboursement des frais de traitement par les provinces intéressées. Enfin la troisième étape marquera un progrès encore plus net et, du reste, déjà réalisé dans certains hôpitaux du delta : l'admission des particuliers à titre onéreux. Nombre d'indigènes de la classe aisée et cultivée sont, d'ailleurs, les premiers à réclamer l'hospitalisation payante, à la condition de trouver dans nos établissements des installations qui satisfassent leurs goûts et leur amour-propre. On peut donc espérer voir un jour, grâce au salutaire exemple donné par l'élément dirigeant, l'indigène se détourner peu à peu du médecin empirique pour venir à nous, et l'on ne signalera plus de ces pratiques barbares que la police avertie n'arrive pas toujours à découvrir, tel le cas, cité par un médecin de l'assistance, de cette malheureuse femme d'un faubourg de Haïphong, qui, atteinte d'ascite, fut, trois jours durant, rouée de coups par des médecins annamites, et succomba à ce traitement brutal, dont le but était de chasser les « ma-quis », hôtes supposés de leur infortunée cliente.

Mouvement des malades indigènes hospitalisés de 1906 à 1909 dans les formations hospitalières de l'assistance.

1906	Hospitalisés.	9.411
	Journées de traitement	82.755
1907	Hospitalisés.	8.848
	Journées de traitement. . . .	171.857
1908	Hospitalisés.	10.911
	Journées de traitement	208.723
1909	Hospitalisés.	10 630
	Journées de traitement	194.966

Pendant l'année 1909, le chiffre des consultations données dans les différents postes de l'assistance s'est élevé à **245.129**, se répartissant ainsi par circonscriptions administratives :

Haï-Duong. .	31.712 consult.	Report. . .	173.001 consult.
Nam-Dinh. .	43.006 —	Hagiang . . .	7.220 —
Ninh-Binh. .	14.225 —	Hongay . . .	33.320 —
Thaï-Binh. .	11.061 —	Kien-An . . .	1.190 —
Vinh-Yen . .	3.125 —	Lang-Son. . .	5.043 —
Haïphong . .	17 332 —	Moncay . . .	2.962 —
Hung-Yen. .	22.415 —	Quang-Yen . .	815 —
Lao-Kay . .	4.731 —	Sontay. . . .	1.046 —
Bac-Giang . .	6.482 —	That-Khé. . .	5.252 —
Bac-Ninh . .	1.873 —	Thaï-Nguyen .	7.710 —
Cao-Bang . .	663 —	Tuyen-Quang. .	2.500 —
Ha-Dong . .	809 —	Yen-Bay . . .	3.956 —
Hanam. . .	15.550 —	Fort-Bayard. .	2.111 —
A reporter.	173.001 consult.	Total. . .	245.129 consult.

Les *hôpitaux indigènes* sont au nombre de **24** ; ils se répartissent comme suit par province :

Haï-Duong.
Nam-Dinh.
Ninh-Binh.
Thaï-Binh.
Vinh-Yen.
Haïphong.
Hung-Yen.
Lao-Kay.
Bac-Kan.
Bac-Giang.
Fort Bayard.
Phu-Tho.

Bac-Ninh.
Cao-Bang.
Hadong.
Hagiang.
Hanam.
Lang Son.
Quang-Yen.
That-Khé.
Thaï-Nguyen.
Yen-Bay.
Sontay.
Tuyen-Quang.

HYGIÈNE

Chaque province, au prorata de ses ressources, s'est appliquée à poursuivre, au cours de l'année 1909, le programme d'hygiène pratique contenu dans les instructions du Gouverneur général du 31 janvier 1907.

Malheureusement, il est un certain nombre de mesures dont l'exécution est assez difficile, soit qu'elles heurtent les préjugés ou les habitudes de la population, soit qu'elles imposent de trop lourds sacrifices au budget provincial. Ici encore, comme pour l'assistance, il faudrait que le Protectorat vînt en aide aux provinces les moins favorisées. Il ne semble pas qu'il soit nécessaire de créer, comme nous le demandons pour l'assistance, un budget autonome de l'hygiène et de l'assainissement, ou d'en faire un service général ainsi que le vœu en a été formulé, car cette centralisation à outrance affaiblirait l'initiative et l'autorité des chefs de province, dont beaucoup apportent à ces questions de salubrité publique un examen des plus attentifs et qui bien souvent aboutit à des solutions d'une haute utilité pratique.

C'est ainsi qu'à Nam-Dinh, Hai-Duong, Phu-Ly, Bac-Ninh, Ha-Dong, on a pu réaliser, sous le rapport de l'hygiène, des améliorations très notables. Par contre, dans d'autres provinces, les Commissions sanitaires se bornent à formuler des vœux qu'elles savent, d'avance, frappés de stérilité, faute de moyens pour les faire aboutir. C'est à elles qu'iraient les subsides prévus, à cet effet, à l'un des chapitres du budget local, et alors on pourrait espérer voir s'étendre et se généraliser peu à peu ces mesures de prophylaxie sociale préconisées en haut lieu et dont chacun comprend l'importance capitale dans un pays où tant d'affections seraient évitables par une hygiène bien entendue.

Or, comme le dit fort judicieusement le Dʳ Paucot, « diminuer la morbidité et la mortalité, c'est créer de la richesse », et les sacrifices consentis par l'administration pour améliorer l'hygiène du pays seraient hautement compensés par une plus-value croissante de la santé publique, ayant pour corollaire un relèvement physique et moral de la race. Il n'est pas improbable, en effet, que, convaincu par l'expérience des faits, plus particulièrement par la diminution progressive des affections auxquelles il payait le plus lourd tribut, de l'efficacité de notre propagande, affranchi surtout de l'influence abêtissante de ses sorciers, le peuple annamite, guidé par la classe instruite et lettrée qui, déjà, est partiellement gagnée à notre cause, cessant de considérer comme de pure vexation l'effort actif qu'on lui demande dans son intérêt même, ne sorte à la longue de sa malpropreté et de sa routine ataviques, pour se hausser à des pratiques plus saines, à des conceptions plus larges et d'une portée plus lointaine, au lieu de se confiner dans cette existence terre à terre et sans horizon créée par l'incertitude du lendemain.

L'eau potable. — L'hygiène préventive au Tonkin est pour ainsi dire toute contenue dans la question de l'eau potable, car ce sont les affections d'origine hydrique qui, de beaucoup, dominent la pathologie locale tout particulièrement dans le delta. Sans doute le paludisme fait d'assez sérieux ravages dans la haute région, mais son intensité reste bien en deçà de celle qu'il atteint dans l'Afrique tropicale ; la variole elle aussi se manifeste de temps à autre sur quelque point du territoire, mais les foyers sont rares et vite éteints, grâce à l'extension donnée au service de la vaccine ; la peste ne fait relativement que peu de victimes dans la colonie et visite presque exclusivement les localités frontières, la fièvre récurrente elle-même, malgré ses recrudescences périodiques et meurtrières, ne fournit pas, à beaucoup près, un appoint à la morbidité et à la mortalité comparable à celui des affections qui reconnaissent, à l'origine, la mauvaise qualité de l'eau de consommation : parasitisme intestinal et hépatique, diarrhée et dysenterie, fièvre typhoïde, choléra... A lui seul le choléra devrait suffire à déterminer les pouvoirs publics à s'atteler résolument à la solution pratique et prompte du problème de l'eau, car cette endémie, la plus redoutable de toutes celles qui existent dans le delta tonkinois, sème chaque année la terreur et la ruine dans la colonie, atteignant parfois, comme nous venons d'en avoir l'exemple, les proportions d'un véritable désastre.

La question de l'eau prime donc toutes les autres dans l'ordre des obligations qui incombent à la nation protectrice, et s'il est un moyen de la résoudre, tous les efforts doivent tendre à le mettre en œuvre en vue d'une réalisation prochaine.

Or qu'existe-t-il actuellement ? Il y a quelques postes de la région montagneuse, qui, grâce aux conditions favorables du terrain et à l'heureuse initiative de l'administration locale, sont pourvus d'une excellente eau de source, captée avec soin, emmagasinée dans des réservoirs et distribuée par un réseau de canalisation à toute la population européenne et indigène. Tel est le cas à Lang-Son, à Hagiang, où l'eau de source, captée à un kilomètre du poste, est amenée en plein cœur de la ville indigène, tandis que naguère encore on s'approvisionnait à la Rivière Claire.

Mais ces faits exceptionnels ne servent qu'à faire ressortir davantage l'inexistence ou le défaut d'organisation de l'approvisionnement en eau potable dans la plupart des centres administratifs et surtout dans les agglomérations extra-urbaines, dans les villages de la brousse, où si peu de chose a été fait jusqu'à présent pour soustraire l'habitant à l'action nocive de l'eau qu'il consomme.

Certaines localités, comme Tuyen-Quang, Sontay, Hadong possèdent des *citernes* qui alimentent tout ou partie de la population. Mais ce système laisse fort à désirer ; outre que les citernes sont trop souvent mal entretenues, surtout si elles ne sont pas hermétiquement closes, et deviennent fréquemment des gîtes à larves, leurs parois se fissurent presque toujours à la longue et perdent leur étanchéité : ces réservoirs deviennent dès lors, par les infiltrations qui se produisent, des foyers d'infection où les microbes pullulent en vase clos et c'est ce que l'on vient de constater à Ha-Dong même, foyer à peine éteint de choléra.

Les *puits*, tels qu'on les creuse habituellement, à cinq, six mètres seulement de profondeur, en s'arrêtant à la première nappe d'eau, sont pour la plupart contaminés. A une aussi faible profondeur, la filtration du sol est insuffisante pour débarrasser l'eau des impuretés dont elle s'est chargée au contact des premières couches du sol. En outre, les mares infectes du voisinage, jamais assez éloignées des puits pour en éviter la souillure, polluent la nappe d'eau souterraine qui, dans certains cas, peut devenir un milieu intense de culture microbienne. Aussi les commissions d'hygiène se sont-elles vues maintes fois dans l'obligation de faire boucher ou combler ces puits qui exhalaient une odeur nauséabonde, et comme, le plus souvent, rien ne les a remplacés, l'indigène est revenu à ses mares.

Cependant l'eau de puits est peut-être, en dehors de l'eau de source, la meilleure que l'on puisse consommer au Tonkin, mais à la condition qu'on aille la chercher à une bien plus grande profondeur, quarante à cinquante mètres au moins, qu'on ménage autour de chaque puits une aire de protection suffisante et que l'eau en soit extraite à l'aide de pompes.

Le forage de ces puits permettra, dans certains cas, comme à Hanoï (puits de la gare et de l'artillerie), comme à Thanh-Hoa en Annam, d'obtenir, sans atteindre de très grandes profondeurs, une eau qui, sans avoir la force suffisante pour jaillir, remonte cependant assez haut dans les tuyaux pour être amenée facilement au dehors.

L'avantage des puits profonds est de fournir une eau consommable après dégrossissage, tandis que l'eau puisée au fleuve, fût-ce en amont de la ville et en plein courant, est toujours souillée et réclame l'ébullition. Du reste, l'eau n'est que rarement puisée avec le minimum de garanties réglementaires et les prisonniers chargés de cette corvée dans les postes s'arrêtent souvent à l'endroit du fleuve le plus proche, sans souci des déjections que les riverains accumulent sur la berge voisine : à Hung-Yen, c'est dans un bras mort du Fleuve Rouge que l'on va chercher l'eau en saison sèche, parfois même dans les mares où se déversent les vidanges !

Nam-Dinh est en puissance d'un projet d'installation d'eau potable, dont le devis estimatif est de 750.000 francs. Naturellement l'importance de la somme recule l'exécution du projet à une époque indéterminée; on pourrait faire l'essai, dans cette ville, du forage de puits profonds.

Plusieurs postes (Haï-Duong, Nam-Dinh, Ninh-Binh, Moncay, Lao-Kay, Fort-Bayard) se sont déjà pourvus de stérilisateurs système Lepage ou Vaillard-Desmaroux, et s'en trouvent fort bien. Du fait de l'adoption de ce procédé et de la distribution de cette eau stérilisée, on a pu observer dans certaines de ces localités (Haï-Duong, Ninh-Binh...) la disparition de la dysenterie et celle, presque complète, de la diarrhée chez les européens qui en font usage. Assurément rien ne vaut cette pratique aux colonies, mais elle n'est pas généralisable, et, d'autre part, l'on n'empêchera jamais l'indigène, consommateur de thé, d'additionner celui-ci, selon ses besoins, d'eau non bouillie ; il faut donc que cette dernière soit pure.

En résumé, dans la région montagneuse, chaque fois que faire se peut, utiliser l'eau de source et la canaliser, comme l'ont fait avec succès plusieurs postes ; dans la région moyenne et dans le delta, avoir recours aux puits à grande profondeur, dont le creusement permettra d'obtenir, si les circonstances géologiques le permettent, des puits artésiens jaillissant ou non.

Les mares. — À côté de la question de l'eau potable se pose celle des *mares*. Ici il faut se garder d'un absolutisme exagéré. Certaines mares sont défendables, utiles même. Il ne viendra à l'idée de personne de demander le comblement de celles qui servent en quelque sorte de réservoirs pour l'alimentation des rivières. Mais dans les villes mêmes qui ne disposent pas d'un réseau d'égouts et sont en contre-bas du fleuve, les mares exercent le rôle de bassins régulateurs où vient se collecter la majeure partie de l'eau pluviale qui, sans leur présence, stagnerait sur place et transformerait la ville en marais.

Naturellement, il importe de distinguer et d'exclure de cette catégorie les petites dépressions de terrain ou les trous infects creusés auprès des caï-nhas annamites, et qui recèlent dans leurs eaux bourbeuses tous les échantillons de la flore microbienne. Il s'agit de conserver uniquement ces mares spacieuses et profondes dont la présence, même en plein centre urbain, ne saurait être un danger, à la condition qu'on en avive et qu'on en entretienne les bords et qu'on les protège contre toute souillure. Les moustiques sont d'ordinaire peu abondants au voisinage de ces réservoirs naturels, convenablement appropriés.

La ville de Demerari, en Guyane anglaise, a très heureusement pallié les inconvénients de ces mares intérieures, en les transformant en un système de canalisation large et à ciel ouvert, où les mares sont remplacées par des caniveaux profonds en bordure des trottoirs, entretenus dans un état de parfaite propreté, et qui déversent leur eau dans le fleuve à marée basse.

La ville de Ninh-Binh possède de nombreuses mares, mais la plupart sont canalisées et les canaux curés régulièrement. Ne pourrait-il pas en être de même à Hanoï, où il existe encore en pleine ville de vastes étendues d'eau stagnante, sans profondeur, en outre de ces trous bourbeux, qui sont légion et qui déshonorent sans excuse certains quartiers de la ville, en particulier les abords de l'hôpital et de la ligne du chemin de fer? Hung-Yen proteste aussi contre ces dépotoirs intra-urbains, qui avoisinent aussi bien les habitations européennes que les cases indigènes, et Haï-Duong propose, pour balayer régulièrement les anciens fossés de la citadelle, qui sont recouverts de végétation et dont l'eau stagnante contient des matières organiques en abondance, d'utiliser les mouvements de va-et-vient de la marée et d'effectuer les coupures nécessaires pour assurer la communication entre les fossés et le fleuve.

Hors des villes, toutes les mares inutiles devraient être, dans la mesure du possible, comblées, drainées ou transformées en rizières. C'est ce qui a été fait dans la province de Bac-Ninh, où des zones incultes ont été débroussaillées, des marécages comblés, les eaux stagnantes épuisées, de grandes étendues de terrain rendues à des cultures assainissantes. On pourrait opérer de même dans des centres comme Yen-Bay, où les mares entourent la ville, qui perdrait certainement sa réputation d'insalubrité et de foyer d'activité palustre si l'on supprimait la source connue de cette infection.

Les égouts. — De ce côté, presque rien n'a été fait et la difficulté résulte surtout de l'insuffisance ou du défaut de pente; dans la région deltaïque, en effet, plusieurs villes se trouvent en contre-bas du fleuve. A Phu-Lang-Thuong, l'égout collecteur contribue plutôt à l'insalubrité de la ville, de même qu'à Hung-Yen les caniveaux ouverts, qui charrient les matières usées et les déversent dans les mares. A Nam-Dinh, on a établi un projet d'égout dont le devis s'élève à 150.000 fr. mais l'argent manque pour l'exécuter. A Tuyen-Quang où les conditions de terrain se prêtent mieux à une installation de ce genre, le réseau est commencé et ne tardera pas à être achevé.

La rue et l'habitation. — A cet égard, un certain progrès a été réalisé et beaucoup de villes sont proprement tenues, grâce à l'application qui est faite des règlements sanitaires, notamment en ce qui concerne l'entretien des trottoirs et des caniveaux, leur désinfection quotidienne à la chaux vive, l'exécution régulière du service des bouages et vidanges. Certaines villes, comme Ha-Dong, Nam-Dinh, Thaï-Binh, ainsi que Ma Tché et Fort-Bayard sur le territoire de Quang-Tchéou-Wan, donnent une impression de confort et de salubrité qui témoigne d'un effort très méritoire.

On ne peut aussi que se réjouir de voir nombre de notables rompre avec la tradition locale et se faire construire des maisons à l'européenne, en même temps que l'usage de la moustiquaire se répand de plus en plus et que se perfectionne, par l'adjonction de mets européens à la nourriture indigène, le régime alimentaire de la classe cultivée. C'est là une tendance qu'il convient d'encourager, non seulement au point de vue économique, mais aussi parce que cette transformation du régime peut contribuer à améliorer progressivement la race elle-même, en introduisant dans son alimentation certains éléments — l'azote en particulier — qui sont en déficit, tandis que d'autres y figurent en excès, tels les sels de calcium, contenus dans le riz, aliment peu nutritif et consommé en quantité exagérée.

Mais, pour peu que l'on s'éloigne des centres habités par les européens, la malpropreté et l'indifférence totale en matière d'hygiène paraissent inchangées, et il semble bien que nos exhortations et nos conseils n'ont guère dépassé les limites de notre action directe. L'ordure est à nos portes, quand elle n'est pas chez nous et certaines peuplades de la frontière sont, à cet égard, exemptes de toute pudeur.

Voici la description que donne le Dr Salenson de la situation au village de That-Khé : Les cases des Annamites sont construites sur pilotis ; sous la claire-voie qui sert de plancher à l'habitation on trouve les étables : porcs et buffles y grouillent et piétinent le sol marécageux où croupissent et fermentent les eaux ménagères, les ordures et les déjections des occupants. Quant aux Chinois, leurs cases sont toutes en longueur, la pièce principale donnant seule sur la rue toujours étroite et transformée en cloaque à la saison des pluies ; le reste du logis se compose d'une série de compartiments à cloisons ne recevant ni air, ni lumière. Il est d'ailleurs partout de constatation courante que si le village annamite ne brille pas par la propreté, il laisse encore loin derrière lui l'agglomération chinoise.

Hygiène des prisons. — Des progrès sérieux y ont été réalisés, sous le rapport de l'hygiène. Les bâtiments, à peu près tous construits sur le même plan, sont convenablement ventilés, proprement tenus, régulièrement désinfectés, notamment les water-closets, à l'entretien desquels on apporte le plus grand soin. On veille spécialement à la propreté corporelle des détenus et leur alimentation est suffisante. Aussi les maladies épidémiques sévissent-elles moins cruellement qu'autrefois dans les prisons et sont-elles plus facilement réprimées. C'est ainsi que, pendant l'épidémie de choléra de Hanoï, en 1910, trois cas seulement se sont produits à la prison, et à intervalles assez espacés. Au même moment et dans le même établissement, le béribéri faisait de nombreuses victimes, mais il a suffi de mettre tous les prisonniers au régime du riz grossièrement décortiqué pour enrayer la marche du fléau : dès lors, aucun cas nouveau ne se produisit dans l'établissement et les malades guérirent sauf quelques-uns dont les lésions étaient trop avancées.

Voilà donc deux affections contre lesquelles il est assez facile de lutter dans le milieu pénitentiaire ; on pourrait prévenir, presque à coup sûr, l'éclosion du choléra dans ce groupe, grâce à la surveillance étroite dont il est l'objet si l'on fournissait aux prisonniers de l'eau potable de bonne qualité. De ce fait, le nombre des indisponibilités pour affections intestinales et vermineuses diminuerait aussi très sensiblement.

Ce qu'il conviendrait par-dessus tout de faire disparaître, c'est l'encombrement, et si les prisons deviennent le plus souvent des foyers de fièvre récurrente à extension rapide, c'est que le tassement des détenus favorise au plus haut point la dissémination du germe spécifique par les ectoparasites, intermédiaires probables de la maladie. Lors de la récente épidémie de Nam-Dinh, la prison regorgeait de détenus et le mal fit de nombreuses victimes.

Partout, on signale l'insuffisance des locaux : c'est ainsi qu'à Phu-Lang-Thuong, plus de 200 prisonniers sont parfois entassés là où l'on n'en devrait admettre que 50 à 60.

On a proposé, pour éviter l'accolement des détenus sur le lit de camp commun, de supprimer une planche sur trois et de rendre les autres mobiles, ce qui faciliterait en même temps la désinfection et la chasse à la vermine.

Il serait également désirable que chaque établissement fût pourvu d'une salle de visite, ou mieux d'une infirmerie destinée à traiter sur place les affections légères et surtout à isoler immédiatement les cas suspects. Les évasions seraient ainsi moins fréquentes, car elles sont favorisées par le va-et-vient des détenus entre la prison et l'hôpital, et les malades, mieux soignés, guériraient plus vite, d'où économie pour le budget provincial. Une infirmerie va être construite cette année à la prison de Nam-Dinh : la mesure mériterait d'être généralisée.

On a mentionné plus haut les heureux résultats obtenus par l'emploi du riz fraîchement et grossièrement décortiqué pour la guérison et la prévention du béribéri à la prison de Hanoï. Le fait n'est pas nouveau, mais il apporte un appui assez éclatant aux nombreuses expériences auxquelles a donné lieu la substitution au riz blanc d'usine, surtout quand il est altéré par un trop long séjour en magasin, du riz rouge, c'est-à-dire revêtu de sa pellicule de son ; l'usage de ce dernier s'impose désormais dans le régime pénitentiaire.

MESURES PRISES POUR COMBATTRE LES MALADIES ÉPIDÉMIQUES. MESURES GÉNÉRALES DE DÉFENSE SANITAIRE.

Lazarets terrestres. — Ils comprennent les lazarets intérieurs et les lazaret-frontières.

1° *Lazarets intérieurs.* — La dénomination de lazaret est impropre pour les établissements de cette espèce, puisqu'en réalité on n'y admet que des malades ou tout au moins des personnes suspectes d'affections contagieuses et le plus souvent pestilentielles ; en somme, ce sont des hôpitaux ou pavillons de contagieux.

En temps ordinaire, ces établissements n'existent, pour la plupart, que sur le papier, c'est-à-dire que les emplacements seuls sont déterminés sur lesquels, le cas échéant, on dresse des paillotes destinées à soigner les malades en temps d'épidémie et que l'on brûle ensuite. Parfois, il existe une ossature en fer permanente sur laquelle on fixe, au moment du besoin, des caï-phên et des paillotes. Enfin, mais seulement à Hanoï (Bac-Mai), à Haïphong (Lach-Tray), à Nam-Dinh, à Bac-Ninh, à Quang-Yen, à Lang-Son, à Phu-Lang-Thuong, il existe des bâtiments permanents en briques, où il est possible de traiter les malades, quand ils ne sont pas trop nombreux, dans des conditions moins défavorables.

Mais il faut bien se convaincre que, d'une manière générale, cette organisation est bien précaire. Il ne paraît pas surtout que l'on ait suffisamment envisagé, dans cette conception des lazarets provisoires, l'intérêt des malades. Sans doute, on ne peut songer à construire, auprès de chaque agglomération, des pavillons fixes et relativement confortables, où les infortunés, atteints d'affections pestilentielles nécessitant l'isolement, trouveraient des soins réellement appropriés à leur état ; du moins devrait-on prévoir des constructions de ce genre à proximité de tous les centres importants, où existe un service médical organisé ; l'indigène perdrait ainsi la terreur du lazaret, lorsqu'il aurait l'assurance d'y être aussi bien traité que dans un hôpital ordinaire.

Il est impossible, en effet, dans une affection comme le choléra, qui exige des soins intensifs et continus, de faire une besogne utile dans des cases en paillotes exposées à toutes les intempéries, privées de tout confort, où les malades graves ne peuvent qu' « achever de mourir ». Cette manière de faire ressemble trop à la part du feu, et il est de règle trop générale aux colonies, aussi bien pour les européens que pour les indigènes, que le sentiment de défense sanitaire, en présence du fléau commun, l'emporte trop sur celui, plus humanitaire et qui n'exclut pas l'autre, de l'assistance due aux malades eux-mêmes. La prophylaxie hâtive et persévérante doit faire l'objet de nos plus vives préoccupations, mais nous sommes tenus concurremment d'étendre les bienfaits de notre thérapeutique et de témoigner une sollicitude active à ceux que nous arrachons de force à leur foyer, par mesure de salubrité publique.

Il conviendrait donc de multiplier les lazarets permanents, en fer et en briques. D'ailleurs, au point de vue économique, étant donné que le lazaret en paillotes doit être en principe brûlé après chaque épidémie et que, du reste, à défaut de feu, les typhons ou les inondations se chargent de cette destruction (le fait s'est souvent produit), mieux vaut avoir recours d'emblée au lazaret fixe, qui est d'une désinfection facile et présente, en outre, le grand avantage en cas d'éclosion épidémique, de couper court à toute tergiversation et à tout retard dans l'application des mesures d'isolement.

2° *Lazarets-frontières.* — Aucune amélioration sensible n'a été réalisée en ce qui concerne l'installation des lazarets-frontières de Moncay, Lang-Son, Hagiang et Lao-Kay.

A Moncay, l'autorité militaire a, depuis longtemps, cédé à l'administration, pour l'édification d'un lazaret, le « camp des disciplinaires », situé sur la rive droite du Song-Kha-Long-Ko. Mais aucun travail n'a encore été entrepris à cet égard et l'on en serait réduit, en cas d'épidémie, aux constructions provisoires en paillotes et torchis. Moncay possède un appareil Clayton du type M.

A Lang-Son, on a transformé en lazaret l'ancienne jumenterie ; les locaux sont suffisants ; en outre, le poste est pourvu également d'un Clayton type M. Pendant l'épidémie de peste qui a sévi l'an dernier dans la région, Lang-Son s'est bien défendu, grâce aux excellentes mesures prises dès l'apparition des premiers cas.

Hagiang vient de recevoir, comme les deux postes précédents, son Clayton type M. Il est difficile, dans cette contrée montagneuse, où les villages sont éparpillés, de faire de la prophylaxie régionale contre les maladies épidémiques ; mais la population est suffisamment groupée au chef-lieu pour qu'on puisse y centraliser la défense. En temps d'épidémie, à défaut de lazaret fixe, on improviserait des pavillons d'isolement sur la rive gauche de la Rivière Claire.

Lao-Kay est le poste frontière le plus menacé actuellement grâce à ses communications qui deviennent de plus en plus actives, depuis l'établissement du chemin de fer, avec le Yunnan, foyer épidémique de peste. Là devrait donc se concentrer un sérieux effort. En 1907, l'autorité militaire a mis à la disposition de la Compagnie du Yunnan l'ancien camp des tirailleurs de Pho-Moi ; mais les constructions auraient besoin d'être transformées pour constituer un lazaret permanent convenablement aménagé. Il y aurait lieu, en outre, de prévoir un poste d'observation avancé pour la visite des voyageurs et des marchandises provenant de Chine.

Défense fluviale. — En dehors de la défense maritime et terrestre, il importerait d'édicter des règlements sanitaires pour la protection, en temps d'épidémie, des villes riveraines des fleuves. Pendant le choléra de 1910, Hung Yen s'est plaint de l'importation de plusieurs malades provenant de Hanoï ou de Nam-Dinh. Cette dernière ville a également accusé la capitale de lui avoir passé quelques cas au début de l'épidémie, alors que cette localité était à peu près indemne du fléau. Nam-Dinh est même tenu de surveiller la voie maritime, étant donné l'importance des mouvements du port et le va-et-vient continuel des chaloupes, jonques et sampans provenant de la côte d'Annam-Tonkin. C'est ainsi qu'en 1909, les entrées se chiffraient par 2.927 chaloupes, avec 184.016 passagers, 4.541 jonques et sampans ; les sorties par 2.900 chaloupes, avec 187.485 passagers, 3.232 jonques et sampans. Les chaloupes étant pontées, la sulfuration en serait possible.

Appareils à désinfection. — Outre les étuves de types divers existant dans les hôpitaux coloniaux et indigènes de Hanoï et de Haïphong, les villes de Nam-Dinh et Bac-Ninh possèdent également chacune une étuve Vaillard et Besson fonctionnant parfaitement.

Quant aux appareils Clayton, ils sont au nombre de 5 : à Hanoï, deux appareils du type H., entreposés l'un à l'hôpital, l'autre dans un bâtiment du Génie (on a prévu un hangar dans l'enceinte de l'hôpital pour recevoir ces deux appareils et assurer leur bon entretien) : ils sont destinés, en principe, au service mobile de la voie fluviale et de la voie ferrée, mais trouvent de temps à autre leur utilisation, à l'hôpital, pour la désinfection des salles, ou en ville, quand les circonstances l'exigent.

Les trois autres appareils, du type M., sont affectés aux postes frontières de Moncay, Lang-Son et Hagiang.

Déclaration obligatoire des décès. — A ce point de vue, il n'y a pas eu progrès sensible. Cette mesure, comme l'isolement et la désinfection, est encore mal comprise des indigènes et considérée comme vexatoire. Il faut savoir attendre, car tout est patience et doigté dans ce pays à civilisation si distincte de la nôtre, et il faut avant tout s'efforcer de ne pas heurter de front des traditions millénaires, surtout quand elles touchent au milieu familial et au culte des morts.

C'est encore par l'intermédiaire des mandarins et des gens de la classe aisée, dont la mentalité commence à moins s'émouvoir de nos procédés, si elle n'y est pas encore conquise, que nous arriverons peu à peu à faire accepter ce qu'on n'a pas eu moins de peine à obtenir de peuples plus avancés dans l'évolution sociale.

Vulgarisation des notions d'hygiène : Conférences d'hygiène et tournées médicales.

L'utilité de ces tournées et conférences est fort discutée par la plupart des médecins de l'assistance.

Les *conférences* ne peuvent assurément s'adresser qu'à la classe éclairée. Quel profit peut-on escompter de ces palabres faits dans la brousse, avec un auditoire illettré et nullement préparé à recevoir la bonne parole, avec des interprètes qui traduisent comme ils peuvent et le plus souvent à côté, tout contrôle étant d'ailleurs impossible, puisque le médecin est habituellement ignorant de la langue ?

Dans certaines régions, il faudrait même plusieurs interprètes pour arriver à se faire comprendre, tant les idiomes sont variés. Ces braves gens, souvent recrutés d'office, écoutent bouche bée, étonnés, des choses dont la portée leur échappe, et, la conférence terminée, ils retournent à l'eau croupie de leurs mares. La face est sauvée, mais le résultat pratique est nul. Les conférences ne peuvent avoir d'utilité réelle, qu'à la condition d'être faites en milieu cultivé, ou tout au moins dégrossi ; ajoutons que le mot « conférence » paraît bien pompeux pour exprimer un mode d'enseignement aussi primitif : le terme « causeries » ou « conseils aux indigènes » conviendrait mieux à l'espèce.

Quant au lieu où ces conseils ont le plus de chances d'être écoutés et retenus, c'est à la consultation même ou au cours de la visite hospitalière. C'est là que se fait, sous forme de leçon de choses, l'éducation hygiénique de l'indigène, car là notre action est continue et non accidentelle comme dans les tournées médicales ou vaccinales. Une femme qui aura accouché à l'hôpital et qui aura assisté aux soins journaliers donnés à elle et à son enfant, à laquelle on aura expliqué le motif de toutes ces précautions, deviendra une propagandiste plus active et plus convaincue de notre méthode, que la plupart de ceux qui auront assisté aux conférences, les yeux ouverts sur un cerveau fermé.

Il importe cependant de faire une exception en faveur des écoles, qui pourraient devenir d'excellents milieux de culture pour les idées dont nous poursuivons la diffusion si l'instituteur était suffisamment initié à cette branche, trop souvent négligée, de son enseignement. Les progrès de l'assistance et de l'hygiène sont conditionnés par ceux de l'enseignement et du développement scolaire ; c'est l'instituteur qui prépare le rôle du médecin. Du jour où l'âme de ce peuple nous sera moins fermée, le médecin mieux compris pourra jouer son vrai rôle et donner de bons avis plus encore que de bons remèdes.

Mais pour que cette propagande porte ses fruits et que l'indigène mette en pratique nos conseils, il faut pouvoir les appuyer de réalisations tangibles ; donnez-lui de l'eau propre et saine, rien ne lui fera mieux comprendre notre mission bienfaisante, rien ne dissipera plus sûrement ses préventions et ses méfiances [1].

Les tournées médicales sont peu profitables: le médecin ne peut guère faire de bien en des haltes si brèves, et tandis qu'il court la campagne, l'hôpital est négligé, les consultations fléchissent, la population européenne est privée de soins médicaux. Du reste, les consultants viennent souvent de fort loin, sans qu'il soit besoin d'aller les quérir. Les frais employés à ces tournées seraient mieux utilisés à l'amélioration de l'hôpital, au lieu d'être gaspillés dans des consultations ambulantes, sans profit réel.

Cependant ces tournées pourraient rendre certains services, sans présenter les inconvénients signalés, à condition d'être faites par des médecins indigènes qui, tout en répandant autour d'eux des notions d'hygiène, se renseigneraient utilement,

1. Les Annamites désignent par le même terme « nuoc » le pays qu'ils habitent et l'eau qui en est, en quelque sorte, le coefficient de salubrité, montrant par là l'importance vitale qu'ils attribuent à cette dernière.

grâce à leur contact intime avec la population, sur l'état sanitaire des régions traversées. C'est en parcourant les villages en tournée médicale que l'on a pu, l'an dernier, déceler un foyer de variole, et l'éteindre sur-le-champ en vaccinant toute la région. Un autre avantage de ces tournées est de faire du recrutement pour l'hôpital, et, pour citer un exemple courant, nombre de conjonctivites granuleuses ont pu être ainsi décelées et traitées efficacement qui, abandonnées à elles mêmes, eussent entraîné la cécité ou tout au moins de graves complications oculaires.

Il convient donc de ne pas être trop pessimiste en ce qui concerne la possibilité d'inculquer au peuple tonkinois quelques notions élémentaires d'hygiène. L'essentiel est de ne pas trop se hâter et de ne pas offrir à l'indigène en une fois plus qu'il n'en peut assimiler. Tout le bagage d'hygiène qu'il est actuellement en mesure de comprendre et d'utiliser tiendrait en quatre ou cinq pages, ou mieux en une seule affiche, qu'on placerait bien en évidence aux endroits les plus fréquentés, sous la garde des autorités indigènes, qui en commenteraient le texte à l'occasion de certaines réunions populaires, rituelles ou autres.

L'indigène aime l'affiche, il lirait la nôtre avec surprise d'abord, puis avec intérêt, et peu à peu se graveraient dans son esprit ces notions générales d'une application facile et dont les résultats rapidement acquis augmenteraient sa confiance en nos méthodes.

Le bilan épidémiologique porte sur les affections ordinaires qui reparaissent tous les ans avec une intensité variable ; en 1909, c'est surtout la peste et la fièvre récurrente qui ont occasionné le plus grand nombre de cas et de décès.

Variole. — Un petit foyer, vite éteint, s'est manifesté en décembre dans le chau de Van-Bau (Yen-Bay). Dans la province de Haï-Duong, deux autres foyers ont été signalés mais grâce aux vaccinations immédiatement mises en œuvre, ils ont été rapidement éteints.

Choléra. — Sept cas seulement ont été signalés avec six décès, répartis entre Thaï-Binh, Nam-Dinh et Sontay. En outre, une petite épidémie de diarrhée cholériforme a été observée dans la prison de Hung-Yen.

Peste. — La peste a constitué deux foyers importants : l'un dans la province de Lang-Son, l'autre sur le territoire de Quang-Tchéou-Wan. En outre, quelques cas ont été signalés à Haï-Duong et à That-Khé.

.·.

L'épidémie a débuté au village de Ky-Lua, siège d'un important marché, situé à 1.500 mètres de Lang-Son, de l'autre côté du Song-Ky-Kong, sans qu'il ait été possible de retrouver les traces d'une importation étrangère ; on a été conduit à conclure à une reviviscence sur place de germes provenant d'épidémies antérieures. L'entrée en scène du fléau a été précédée d'une mortalité anormale chez les rats, de même qu'à Lang Son, où l'affection s'est assez rapidement propagée. Les premiers cas de peste ont été constatés à Ky-Lua le 29 mars, à Lang-Son le 12 avril.

De là le fléau a rayonné aux alentours, atteignant successivement les villages de la banlieue de Lang-Son, puis Dong-Dang et Loc-Binh.

Le bilan de cette épidémie est résumé ainsi :

Nombre des cas connus 202
   — des décès en ville 109
   — des malades entrés au lazaret . . 93
   — des décès au lazaret 46

On voit que la mortalité, pour les cas soignés au lazaret, a été de 49,4 °/₀. Ce coefficient élevé s'explique par ce fait que, sur les 93 malades ainsi isolés, 10 sont arrivés dans un état voisin de la mort. Si l'on fait abstraction de ces 10 cas terminés par décès moins de six heures après leur entrée, et qui n'ont pu, par conséquent, recevoir les soins nécessaires en temps voulu, la proportion des décès n'est plus que de 43,5 °/₀.

Au point de vue clinique, on a constaté l'absence, dans la plupart des cas foudroyants, de bubons et de taches suspectes. Or, comme ces cas ont dominé au début de l'épidémie, on conçoit la difficulté d'un diagnostic précoce. Les malades, ainsi terrassés, n'avaient prés.nté que de l'hyperthermie, du délire, et une faiblesse extrême.

La forme bubonique axillaire a paru la plus grave ; venaient ensuite, par ordre décroissant, les formes cervicale, inguinale, crurale.

Chez les enfants et les vieillards, la plupart des cas ont été à terminaison rapide.

Le sérum de Yersin a fait la base du traitement. La quantité de ce produit nécessaire pour obtenir la guérison a beaucoup varié. Le plus souvent on a eu recours à l'injection intra-veineuse. Dans 5 cas, on a fait usage de l'atoxyl. Voici le bilan des cas traités au lazaret :

Entrés . . . . . . 93 (dont 10 arrivés à toute extrémité).

Traités par le sérum, 84 { Guérisons 40
Décès 44

Traités par l'atoxyl. 5 { Guérisons 3
Décès 2

La proportion des guérisons par le sérum de Yersin peut être évaluée à 54 %.

La lymphe de Haffkine a également été employée à titre préventif et a paru donner les meilleurs résultats, puisqu'aucune des personnes vaccinées n'a succombé ou présenté d'accident grave pouvant être attribué aux inoculations.

Le médecin du poste formule les conclusions suivantes : « De l'ensemble de ces faits, il paraît résulter qu'il y aurait avantage à employer le vaccin d'Haffkine sur une plus vaste échelle. L'innocuité de la méthode, sa rapidité d'exécution, son prix de revient moindre, la facilité de se procurer de grandes quantités de vaccin, la longue durée de l'immunité en font le procédé de choix sous le rapport préventif. Au cours d'une épidémie, le sérum de Yersin ne saurait servir à immuniser qu'un nombre restreint de personnes. Pratiquement, il sera le plus souvent impossible d'obtenir que des indigènes ou même des européens viennent se faire réinoculer tous les dix jours. D'autre part, en répétant les inoculations de sérum, on s'expose, au bout de peu de temps, à provoquer des accidents anaphylactiques. Enfin, pour peu que les cas de peste se multiplient, on aura déjà beaucoup de difficulté à se procurer la quantité de sérum antipesteux nécessaire au traitement des malades, sa production étant limitée. »

En ce qui concerne les mesures prophylactiques spéciales prises à l'occasion de cette épidémie, ce sont celles qui ont été prescrites dans les instructions communiquées, sur cet objet, aux médecins des postes, notamment : affichage des recommandations aux indigènes, ordre aux chefs de quartier de signaler à la police tout cas ou décès suspect, désinfection du sol des maisons et des véhicules avec des antiseptiques bouillants, des murs avec du lait de chaux, incinération des hardes, chiffons, nattes, chalits contaminés, exposition au soleil du contenu des maisons et surtout des provisions de paddy, choix d'un emplacement pour l'inhumation des pestiférés, interdiction des exhumations, surveillance de la gare, allocation d'une prime de 4 cents pour chaque rat apporté, etc...

L'appareil Clayton, type M., dont dispose l'ambulance, a pu rendre d'utiles services en la circonstance.

Sur le territoire de Quang-Tchéou-Wan, de juin 1908 à juillet 1909, il s'est produit 493 cas de peste, dont 429 suivis de décès. Il y a eu au même moment (juillet 1909) une épidémie de peste bovine chez les bœufs et les buffles dans la circonscription de Potéou. Il n'y a rien de surprenant que la peste forme un foyer permanent dans ces villes chinoises, où les habitants vivent entassés dans des taudis malpropres et privés d'air. Le médecin de ce poste dépeint la ville chinoise de Tchó-Kam comme sordide, avec ses ruelles étroites, ses maisons comme agglutinées à la façon des alvéoles d'une ruche. Et encore, ajoute-t-il, la ville est moins sale et aussi moins éprouvée que Pac-Khoï, Potéou, Potsi... Les Chinois connaissent fort bien la peste et les prodromes de l'épidémie : dès qu'il se produit chez les rats une mortalité insolite, ils vont camper en rase campagne, dans des abris provisoires.

Rougeole. — Il ne s'est produit que quatre cas en 1909.

Scarlatine. — Néant.

Diphtérie. — Un cas suivi de guérison chez un Européen de Hanam.

Béribéri. — Un début d'épidémie s'est produit à la prison et à l'école de Nam-Dinh. A Phu-Lang-Thuong, on a observé quelques cas à l'hôpital, mais l'affection est inconnue à la prison provinciale, pourtant fort encombrée. Lao-Kay a fourni également un certain nombre de cas traités par le procédé de Bréaudat (son de riz, 60 gr. par jour). A Phu-Ly, il s'est présenté à la consultation soixante-six malades de cette catégorie.

A Quang-Tchéou-Wan, le béribéri est très rare et quatre cas seulement ont été observés dans l'année ; le Dr Mathis croit devoir attribuer ce fait à ce que la population, très pauvre, ne mange pas de riz et consomme surtout la patate du pays.

Fièvre typhoïde. — Trois cas chez les européens, dont deux décès ; six chez les indigènes, dont deux décès.

Fièvre récurrente. — Elle a donné 321 cas, avec 130 décès. De petites épidémies ont eu lieu dans les provinces de Nam-Dinh, de Phu-Ly, de Hung-Yen, de Phu-Lang-Thuong. Quelques cas épars ont été observés à Haï-Duong, à Vinh-Yen, à Thaï-Binh. Mais les provinces les plus éprouvées ont été celles de Hanam (52 cas et 21 décès), de Kien-An (100 cas et 39 décès). Dans la province de Ha-Dong (125 cas et 36 décès), l'épidémie a débuté au moment de l'apparition des premières chaleurs. Les villages contaminés étaient tous constitués par des groupements serrés de vieilles cases en paillotes, mal tenues, dans l'intervalle desquelles gisaient souvent des immondices. On comprend que les ectoparasites, vecteurs supposés de l'infection, aient la partie belle dans de telles conditions.

Paludisme. — Le paludisme continue à sévir d'une façon très intense dans la haute région ; il est cependant bien loin de présenter la fréquence qu'il possède sur la côte occidentale d'Afrique. Tandis que l'index endémique atteint, au Sénégal, le taux de 60 %. en Guinée de 65 %, au Soudan de 95 %, les contrées les plus infectées du Tonkin ne donnent que des pourcentages beaucoup moins élevés : provinces de Tuyen-Quang (21,87 %), de Lao-Kay (16,26 %), de Son-La (42 %), Hagiang (32 %). Dans la province de Bac-Giang, la malaria sévit aussi avec intensité, surtout dans la région montagneuse et boisée du Yen-Thé ; pourtant les accès pernicieux y sont rares.

Il en est de même à Quang-Tchéou-Wan, où le paludisme,

quoique très répandu, est en général bénin et se présente sous les formes tierce, hebdomadaire, mensuelle. L'accès ne dure en général que quelques heures, et les Chinois ne semblent guère y prêter grande attention ; ils connaissent, d'ailleurs, fort bien l'efficacité de la quinine.

Une relève de 43 militaires européens, arrivée à Fort-Bayard le 18 octobre 1909, fut très éprouvée : l'accès de première invasion éclatait habituellement du vingtième au vingt-quatrième jour de l'arrivée, parfois un peu plus tard. Un militaire est, depuis la date de son premier accès, régulièrement atteint d'un accès typique tous les trois septénaires.

Au Tonkin, les militaires sont soumis, à des époques déterminées, à l'usage de la quinine prophylactique, mais il ne paraît pas que l'ingestion du médicament se fasse d'une façon régulière. Il faudrait que chaque homme prît la quinine en présence d'un gradé. Cette pratique n'est pas toujours réguliè·rement suivie. Dernièrement, à l'hôpital de Lanessan, on trouvait dans le sac d'un militaire décédé toute une provision de paquets de quinine, sans doute délivrée à titre préventif et qui n'avait pas été absorbée.

Quant à l'institution récente de la quinine d'État, créée par arrêté du 4 décembre 1909, elle est en voie d'organisation, et, pour cette première année d'expérience, on ne pourra agir que sur une échelle fort restreinte, étant donné l'exiguïté des crédits. Il est, du reste, à peu près certain que les indigènes n'achèteront presque jamais la quinine d'Etat à titre préventif, car ces idées de prophylaxie ne pénétreront qu'à la longue dans leur esprit, et, en ce qui concerne la vente aux particuliers, on ne peut tabler que sur la classe aisée de la population, le reste indigents ou employés des administrations publiques et des entreprises privées, devant, suivant les dispositions de l'arrêté précité, bénéficier de la gratuité du médicament, à titre préventif ou curatif.

Lèpre. — Un arrêté, portant également la date du 4 décembre 1909, règle, en principe, la conduite à tenir à l'égard des lépreux et les conditions d'isolement des malades. Malgré les difficultés que rencontreront dans l'application les prescriptions contenues dans cet arrêté, on peut toujours espérer, comme pour la question de l'eau potable, arriver tout au moins à améliorer la situation actuelle, qui est déplorable.

Il est facile de se rendre compte, en visitant plusieurs villages de lépreux, de l'abandon où on les laisse et de l'obligation où on les met, dans l'impossibilité où ils se trouvent de vivre sur les quelques cents qui leur sont alloués par jour, de mendier leur subsistance à travers les villages, ou de prêter leurs bras débiles pour un maigre salaire, aux travaux des champs. Sauf à la léproserie de Té-Truong et dans quelques léproseries dirigées par les missionnaires, les malades manquent totalement de soins et le plus souvent leurs plaies restent à découvert. Aucune surveillance n'est d'ailleurs exercée sur les lépreux, aucun enclos ne les isole, rien ne les empêche d'errer selon leur gré, surtout s'ils ont affaire à un chef complaisant. C'est ainsi que, lors d'une visite à la léproserie de Hung-Yen, sur 135 malades, il n'en restait plus que 46, les autres ayant obtenu du chef l'autorisation d'aller dans leurs villages à l'occasion des fêtes du Têt.

Bien plus, les villages de lépreux servent parfois de repaire aux malandrins, aux gens sans aveu, aux joueurs impénitents, qui se sentent là à l'abri des regards de la police.

Voici quelques détails sur les principales léproseries :

A Hung-Yen, il existe en moyenne 125 lépreux : ils touchent chacun 42 cents par mois pour leur nourriture, soit moins de 1 cent 1/2 par jour.

A Nam-Dinh, la léproserie est sur la rive gauche du fleuve. Ce sont des paillotes en ruine, surveillées, en principe, par le commissaire de police ; les lépreux touchent de la province, pour leur nourriture, une subvention annuelle de 3.000 piastres ; on leur abandonne, en outre, la culture de quelques rizières. Aucuns soins ne sont donnés aux malades, dont beaucoup sont atteints de lèpre ouverte.

Dans la province de Bac-Ninh, à un kilomètre du chef-lieu, se trouve le village de lépreux de Dueng-Té, rendez-vous de toutes les misères. L'administration ne prévoit que 400 piastres de secours aux lépreux, chiffre notoirement insuffisant ; aussi les voit-on mendier sur les marchés.

Dans la province de Bac-Giang, il y a une léproserie et 106 lépreux. A Haiduong, la léproserie est au voisinage du chef-lieu. Elle est entretenue par une subvention de 480 piastres, allouée à la mission catholique.

A Thaï-Binh, les lépreux sont relégués dans un petit îlot malsain ; l'établissement est tenu par la mission espagnole, subventionnée par la province.

A Sontay, le village de Vong, tenu également par des missionnaires, a eu 19 décès en 1909.

Dans la province de Viétri, il existe deux léproseries, à Hung-Hoa et à Cam-Khé : ce sont de simples refuges où les malades trouvent, à défaut de soins, un gîte que ne leur disputent pas leurs voisins.

Lang-Son signale 28 cas dans la province. Il n'y a pas de léproserie ; les habitants se chargent eux-mêmes d'isoler leurs lépreux sur des collines éloignées des villages.

Dans la province d'Hagiang, la lèpre est peu répandue. Les lépreux sont mal accueillis dans les villages. Ils vivent sur une flottille de petits sampans amarrés à la rive gauche de la Rivière Claire, à trois kilomètres en aval d'Hagiang. Les habitants des villages assurent leur alimentation, à condition qu'ils ne quittent pas leur retraite. Il y aurait beaucoup de lépreux du côté de Vinh-Thuy.

Ha-Dong paie 1.000 francs à la léproserie de Té-Truong, pour l'entretien de ses lépreux.

D'autres provinces comme celles de Phu-Ly, de Vinh-Yen (114 malades), de Cao-Bang (20 malades), de Quang-Tchéou-Wan (8 malades), sont aussi pourvues de léproseries, mais aucune surveillance n'y est organisée.

Tout est donc à faire, au point de vue de l'assistance aux lépreux, et c'est là une des questions dignes, au premier degré, d'intéresser les pouvoirs publics.

Parasitisme intestinal. — Les trichocéphales paraissent les plus nombreux, puis viennent, en ordre décroissant, les ascaris, les ankylostomes et les douves. Ces dernières sont plus fréquemment observées dans le delta que dans la haute et la moyenne région : à Ha-Dong, on a trouvé la douve chinoise chez plus de 50 °/₀ des adultes. Quant au tænia, il est aussi fort répandu sur le territoire tonkinois.

On peut dire que les trois quarts des habitants du delta sont porteurs de parasites intestinaux ; parfois même on en rencontre plusieurs espèces chez le même sujet. Nombre de troubles gastro-intestinaux sont dus à leur présence et l'on fait souvent disparaître ces accidents en administrant au hasard un vermifuge.

A Haï-Duong, le médecin donne systématiquement de la santonine aux entrants de son hôpital. Il lui est arrivé de constater 200 ascarides chez le même individu ; un autre malade, cachectique et fébricitant, en expulse 500 en deux jours, et sa santé se rétablit.

A Bac-Ninh, un enfant de deux ans et demi a évacué un plein récipient de lombrics : on en compta 218.

Filariose. — Les recherches de MM. Matuis et Leger ont permis de constater qu'il existe des foyers importants de filariose dans le delta tonkinois, tandis que la haute région en paraît indemne. C'est l'inverse pour le paludisme, et pourtant l'une et l'autre affections sont transmises par les culicides.

A Haï-Duong, 8,45 °/₀ des prisonniers ont été trouvés atteints de filariose, et on a constaté de nombreux cas d'éléphantiasis des jambes. Le microfilaire a été rencontré chez 9 °/₀ des détenus à Hanoï. Même proportion à la prison de Quang-Tchéou-Wan.

A Ha-Dong, sur 112 prisonniers, la filaire de Bancroft a été trouvée cinq fois. Le D' M. Leger écrit à ce sujet: « Les troubles ou les lésions provoqués par la filaire ne sont pas encore communément observés, peut-être parce que légers, ils passent inaperçus. Mais la filariose demeure un danger éventuel sérieux, les agents de propagation, les culex, étant innombrables dans le delta et les indigènes prenant très peu de précautions pour se protéger de leurs piqûres et aucune pour les détruire à l'état larvaire. »

VACCINE

Le service de la vaccine mobile a fonctionné régulièrement en 1909 ; il a été pratiqué, au Tonkin, 70 504 inoculations.

En outre, les médecins des différents postes ont apporté leur collaboration à la diffusion de la vaccination ; ils ont pratiqué, dans le courant de l'année, 335.656 inoculations.

Mouvement des malades pendant l'année 1909.

Au cours des quatre dernières années, les chiffres des indigènes hospitalisés dans les établissements de l'assistance sont les suivants :

1906.   9.444 malades ayant donné 82.755 journées de traitement.
1907.   8.848   —   —   171.857   —
1908. 10.944   —   —   208.723   —

En 1909, le mouvement des malades dans les hôpitaux a été le suivant :

A. — *Européens.*

Hommes. . . 38	Journées de traitement.	415
Femmes. . . 11	—	47
Total. . . 49		462

B. — *Indigènes.*

Hommes. . . 6.792	Journées de traitement.	136.417
Femmes. . . 2.838	—	41.825
Enfants . . . 1.000	—	16.724
Total . . 10.630		194.966

CONSULTATIONS.

A. — *Européens.*

Hommes	1.085
Femmes	359
Enfants	261
Total	1.705

B. — *Indigènes.*

Hommes	170.910
Femmes	29.145
Enfants	30.849
Total	230.904

SERVICE SANITAIRE MARITIME

La barrière sanitaire maritime du Tonkin comprend les trois circonscriptions de :

Haïphong, où réside un agent principal de la santé,

Hongay, où le médecin des charbonnages est agent ordinaire de la santé.

Moncay, où les fonctions d'agent ordinaire sont remplies par le médecin-chef de l'infirmerie de garnison.

Il faut y joindre le poste d'agent ordinaire de la santé du territoire de Quang-Tchéou-Wan, dont le titulaire est le médecin chef de l'ambulance.

Placés sous l'autorité immédiate du directeur local de la santé, les agents sanitaires ont sous leurs ordres un personnel secondaire comprenant des sous-agents, des gardes sanitaires, un gardien de lazaret (Haïphong), un mécanicien pour le fonctionnement des appareils à désinfection et un personnel indigène (gardiens, coolies et rameurs).

Les sous-agents et les gardes sanitaires sont choisis parmi les fonctionnaires européens des douanes ; à Haïphong, les

officiers du port et les pilotes sont, en outre, d'office sous-
agents de la santé.

*
* *

Comme en 1908, le service sanitaire maritime a fonctionné
normalement.

Les modifications apportées au cours de 1909 sont, avec l'augmentation du matériel de désinfection (achat d'un Clayton type
M. pour Quang-Tchéou-Wan), la mise à exécution de l'arrêté
du Gouverneur général en date du 3 décembre 1908, fixant les
droits sanitaires à percevoir au Tonkin. Cette dernière mesure
n'a pas été sans provoquer de vives critiques de la part de la
chambre de commerce de Haïphong.

Exécution du service : 1° Mesures sanitaires au départ.

Si l'on excepte Quang-Tchéou-Wan, où, par suite de l'existence de la peste à l'état endémique, l'agent sanitaire a dû,
pendant près de sept mois, délivrer des patentes brutes, l'absence de toute maladie contagieuse dans les autres circonscriptions, et notamment à Haïphong, a permis la délivrance de
patentes nettes, et il n'y a pas eu lieu de soumettre à la visite
médicale préalable les navires en opération de chargement.
Seuls, les affrétés sur lesquels fonctionne un service médical
régulièrement organisé sont, avant l'embarquement des malades à rapatrier, soumis à la visite d'une commission spéciale,
réunie sur l'ordre du commandant d'armes de Haïphong et
dont le médecin convoyeur fait partie.

2° *Mesures sanitaires à l'arrivée.* — A) Les mesures concernant
les passagers, en cas de patente brute ou d'absence de patente
et qui comprennent la visite à l'arrivée, la délivrance de passeports sanitaires aux européens, ainsi qu'aux indigènes ayant
des répondants, la mise en observation au larazet maritime des
indigènes indigents ou n'ayant pas de références, ont été appliquées régulièrement.

La délivrance des passeports sanitaires, mesure bien anodine
au regard de l'internement de sept à treize jours dans un lazaret, est cependant, de la part des passagers, l'objet de récrimi-

nations. On doit aussi signaler le peu d'empressement que mettent les personnes admises à ce régime « de faveur » à se présenter à la visite réglementaire du médecin, dans les cinq jours qui suivent l'arrivée.

B) Mesures concernant les objets inanimés : marchandises, vêtements, literie, locaux, etc...

Ces objets sont soumis à la désinfection, soit par le passage à l'étuve, soit par le claytonnage (ce dernier procédé n'a pas reçu d'application durant l'année).

**

Le port de Haïphong, véritable port d'entrée de la colonie, et dont l'importance est de ce fait capitale au point de vue de la défense sanitaire, dispose, pour les quarantaines, du lazaret maritime du Cua-Cam (Binh-Dong). Cet établissement est insuffisant et en mauvais état, tant par sa vétusté que par les délabrements causés par le typhon de juillet 1909. Il importe avant tout de le doter d'un débarcadère, de réfectionner le pavillon destiné aux européens et qui est inutilisable en l'état actuel, de l'entourer d'un mur d'enceinte rendant l'isolement effectif et de construire un nouveau pavillon à deux quarantaines pour asiatiques, ainsi qu'une salle d'autopsie.

Ces deux derniers desiderata ont d'ailleurs fait l'objet d'une étude et de plans spéciaux, et le service des travaux publics se propose d'y donner satisfaction dans le cours de l'année 1910.

En ce qui concerne les marchandises, Haïphong dispose :

1° D'un appareil Clayton maritime, type B, appartenant au protectorat, mais sans chaland. Les chalands nécessaires aux essais effectués le 9 mars et le 10 avril 1909 ont été prêtés par l'entrepreneur de transports de l'intendance. Ces essais ont montré le bon fonctionnement de l'appareil, mais ont permis de constater aussi que les tissus et marchandises subissaient des détériorations au contact de l'acide sulfureux.

2° Des locaux de désinfection situés au lazaret du Cua-Cam et qui comprennent :

a) Un bâtiment à trois compartiments destiné à la sulfuration directe ;

b) Un bâtiment affecté à la désinfection par la vapeur, contenant une étuve Leblanc et une étuve Vaillard-Besson.

La première a ses deux orifices situés dans deux compartiments distincts, séparés par une cloison. Mais la deuxième, placée dans un de ces compartiments, ne possède qu'un seul orifice.

3° Dix appareils Lingner (dont deux sont actuellement prêtés à l'hôpital de Quang-Yen) pour la désinfection au formol. Leur emploi est fort coûteux, par suite de la quantité d'alcool qu'ils consomment.

4° Une baleinière à cinq rameurs destinée aux arraisonnements.

5° Enfin, l'hôpital militaire de Haïphong possède un appareil Clayton petit modèle, appartenant au service de santé, dont le fonctionnement est très régulier, et dont l'action, en cas de besoin, pourrait s'adjoindre à celle des divers appareils du service sanitaire.

La désinfection par tous les moyens ci-dessus énumérés permet, en outre, la destruction parallèle des insectes et animaux dangereux par le rôle que leurs parasites ou eux-mêmes jouent dans la transmission des maladies contagieuses (rats, souris, puces, mouches, moustiques, cancrelats, etc...)

**

Après Haïphong, le port le plus important, au point de vue de la défense sanitaire, est Moncay qui, avec ses deux ports avancés, Port-Wallut et Mui-Ngoc, ferme l'embouchure du Song-Kha-Long-Ko, dont le cours forme en grande partie la frontière sino-tonkinoise. Tout près de Moncay se trouve en outre la ville chinoise de Tong-Hin, véritable repaire de vagabonds chinois, et danger permanent au point de vue sanitaire.

Moncay dispose, pour la désinfection, d'un appareil Clayton, modèle transportable.

**

Hongay ne reçoit guère, outre les chaloupes et les jonques faisant le service côtier, que des vapeurs sur lest venant charger du charbon. Ces navires ont en général touché Haïphong et ont déjà accompli les formalités sanitaires. Il est cependant nécessaire d'exercer une surveillance très active vis à-vis des jonques et sampans qui, venant de Chine ou de Haïnam pour pêcher à la Cac-Ba, aborderaient à Hongay.

Hongay ne possède aucun local ou appareil de désinfection, à l'exception d'un appareil pulvérisateur Lingner, à aldéhyde formique.

En revanche, il existe un lazaret constitué par deux petits bâtiments en briques, couverts en chaume, situés au milieu des broussailles, à l'extrémité d'une presqu'île formant l'un des côtés du goulet d'entrée de la rade de Port Courbet.

ANNAM [1]

ASSISTANCE AUX MALADES

I. — ORGANISATION GÉNÉRALE DU SERVICE

Le service de l'assistance médicale aux européens et indigènes s'exerce sous le contrôle technique d'un médecin principal de deuxième classe des troupes coloniales hors cadres, directeur local de la santé en même temps que médecin-chef de l'hôpital mixte de Hué et médecin de la légation.

Il est assuré :

1° A Hué, en sus du directeur local, par deux médecins militaires hors cadres, médecins-traitants à l'hôpital mixte (budget local) et remplissant en outre dans la ville et dans s banlieue les mêmes fonctions que dans les divers postes d'assistance.

2° A Tourane, par deux médecins (au compte du budget municipal).

3° Dans les provinces, à l'exception du Darlac et de la province de Thua-Thien (cette dernière bénéficie de la présence des médecins de l'hôpital de Hué), par des médecins de l'assistance ou par des médecins militaires hors cadres (budget local et budgets provinciaux).

4° Sur les chantiers de la voie ferrée du Sud-Annam, par des médecins militaires hors cadres au compte des budgets spéciaux d'emprunts.

1. Rapport du médecin principal de 2ᵉ classe, directeur local de la Santé.

5° Par des médecins-vaccinateurs dont le nombre est fixé à deux pour l'Annam.

Assurer les soins médicaux aux européens et indigènes sous forme de consultations, visites à domicile ou de traitement dans les diverses formations sanitaires, veiller à l'application des règles générales et particulières d'hygiène, organiser la prophylaxie des maladies évitables et la lutte contre les maladies épidémiques et endémiques, assurer plus spécialement dans la zone littorale qui s'étend en Annam sur une étendue de plus de 12.000 kilomètres, avec le concours d'agents spéciaux, la police sanitaire maritime, tel est dans ses grandes lignes le rôle dévolu au personnel médical d'assistance.

II. — Fonctionnement du service.

Personnel européen.

Médecins. — Le service des différents postes a été assuré dans toutes les provinces par des médecins à l'exception de la province Moï du Darlac qui n'en a pas encore été pourvue.

Ces provinces sont celles de :

Than-Hoa.	Faifoo.
Vinh.	Quang-Ngaï.
Hatinh.	Quinhone.
Donghoï.	Song-Cau.
Quang-Tri.	Nha-Trang.
Thua-Thien.	Phanrang.
Tourane.	Phanh-Tiet.

A Hué, le service médical de la ville fonctionne dans de très bonnes conditions ; il reste à organiser celui de la province de Thua-Thien. Une amélioration a été proposée pour ce service, en attendant que les disponibilités budgétaires puissent permettre de doter cette province d'un médecin spécial, afin d'organiser des tournées dans l'intérieur. Mais ce n'est là qu'une mesure d'attente qui ne laisse pas moins subsister une lacune qu'il y a lieu de combler.

Par suite du décès de son titulaire, la province de Quang-Tri a été privée de médecin pendant environ quatre mois.

Dans le Phu-Yên, le service a été assuré pendant une partie de l'année par le médecin-vaccinateur du Sud-Annam. Un médecin de l'assistance y est actuellement établi à poste fixe.

Le service médical du Thanh-Hoa avait été jusqu'ici assuré par les médecins de l'Institut Pasteur, mais depuis le mois d'août, cette province est dotée d'un médecin de l'assistance.

Le service de la vaccine mobile a beaucoup souffert du manque de médecin; c'est à lui qu'on a recours pour remplir les vides, mais pendant ce temps les vaccinations ne se font pas dans les lieux inaccessibles aux médecins provinciaux. Or on ne peut procéder aux tournées de vaccinations en Annam que pendant quelques mois de l'année; il convient que pendant cette époque, les médecins vaccinateurs ne soient pas distraits de leurs fonctions, sinon on s'expose, malgré les efforts et le zèle louable développés par les médecins provinciaux, à voir éclore à nouveau une de ces terribles épidémies de variole qui ont fait tant de victimes en Annam. Le service de la vaccine du Sud n'a fonctionné que pendant trois mois environ, celui de la vaccine du Nord n'a été assuré que de mars à juillet et ensuite du mois de novembre à janvier.

La pénurie du personnel médical apporte une grande gêne dans la bonne marche du service; il suffit d'une indisponibilité, d'une vacance produite par un rapatriement anticipé pour désorganiser l'assistance d'une province entière; il serait à désirer qu'une élasticité plus grande soit donnée au cadre des médecins en vue de combler les vides et de faire face aux nécessités urgentes imposées par une épidémie : il faudrait surtout que les médecins vaccinateurs fussent spécialisés dans leur service et n'en soient jamais distraits.

Infirmiers. — Il existe deux infirmiers européens faisant partie du personnel spécial des chemins de fer du Sud-Annam.

Les hôpitaux de Hué et de Thanh-Hoa possèdent en outre des infirmières assurant le service d'exploitation.

Personnel indigène.

Médecins. — Ils sont au nombre de trois provenant de l'École d'Hanoï, l'un à Hué, l'autre à Thanh-Hoa, le troisième à Phan-Thiet.

Maintenant que les provinces sont pourvues de médecins européens, il faut songer à les doter d'aides-médecins indigènes destinés à répandre dans les villages, cantons et Huyens ou Phus les bienfaits de l'assistance médicale et de nos pratiques médico-chirurgicales, sous la direction et la surveillance du médecin européen. Les provinces sont en effet trop étendues et les moyens de circulation trop difficiles et trop pénibles pour que ce dernier puisse assurer utilement une pareille tâche.

Ce desideratum ne pourra être satisfait que peu à peu, parce qu'il faut que les provinces et le budget local soient en mesure de supporter ces nouveaux frais. C'est donc une œuvre de longue haleine qui doit être poursuivie avec ténacité et sans faiblesse.

Les services rendus par ces aides-médecins indigènes sont appréciables et c'est grâce à eux que l'assistance médicale pourra donner tous les résultats sur lesquels on est en droit de compter.

Sages-femmes. — Une sage-femme diplômée de l'École d'Hanoï est à la tête du service de la Maternité indigène de Hué sous la surveillance immédiate d'un médecin-major de l'hôpital.

Instruite, très douce, elle a su inspirer confiance aux femmes indigènes qui affluent à l'hôpital ; aussi y a-t-il lieu de songer à donner à la maternité une plus grande extension, les salles actuelles étant devenues insuffisantes.

A ce service est annexé un cours d'accouchement destiné à former des élèves infirmières accoucheuses libres. Le Gouvernement annamite a bien voulu nous aider dans cette tâche et déjà cinq praticiennes exercent en ville ou dans la banlieue. Les candidates ne manquent pas.

Nous avons toute confiance que cette organisation sera de

nature non seulement à augmenter notre influence auprès de la population indigène, mais encore à diminuer dans des proportions considérables la mortalité des Annamites.

Personnel infirmier. — Ce personnel est constitué conformément à l'arrêté du 20 décembre 1906. Quelques rares provinces à budget très limité n'ont pas encore un personnel complet, mais peu à peu ce service s'organise régulièrement. Dans certaines provinces, le recrutement en est difficile, toutefois, il ne nous a pas semblé que des modifications fussent nécessaires ; en effet, si la solde est minime surtout au début de la carrière, elle est corrigée par le fait que l'infirmier doit être nourri par l'établissement où il sert ; il convient que cette partie du règlement soit strictement appliquée.

Des coolies en nombre variable suivant l'importance de la formation sanitaire assurent le service d'exploitation.

Le médecin indigène de l'hôpital de Hué fait un cours pratique aux infirmiers et aux élèves accoucheuses deux fois par semaine.

Les établissements d'assistance de l'Annam sont les suivants :

Hôpitaux indigènes. . . 15 dont 12 provinciaux.
Poste médical 1
Léproserie. 1

LOCAUX.

L'accroissement de l'assistance médicale s'est manifesté par des modifications notables apportées aux locaux.

Les travaux commencés dans ce sens sont achevés ou en voie d'achèvement dans les divers centres.

L'hôpital de Thanh-Hoa n'est pas encore terminé à la fin de l'année 1909. C'est toujours l'ancien lazaret qui sert de bâtiment hospitalier ; des aménagements y ont été faits pour recevoir les femmes en couches (salle de travail et salle des accouchées).

A Vinh, le pavillon qui servait de dispensaire pour les filles publiques a été aménagé en maternité.

Une infirmerie-ambulance de quinze lits a été créée à Donghoï.

L'ambulance de Quangtri doit être prochainement dotée de dépendances.

A l'hôpital de Hué, l'édification d'une habitation pour le Directeur local de la santé a permis de transformer le pavillon qu'il occupait précédemment en maternité indigène ; ce bâtiment court lui-même le risque de se trouver insuffisant.

Des cabinets d'aisances à fosse septique ont été édifiés mais ne sont pas encore utilisés, les résultats de l'expérimentation entreprise à l'hôpital de Lanessan à Hanoï n'étant pas connus. C'est là une lacune qu'il conviendra de combler au plus tôt.

L'achèvement d'une canalisation d'eau a permis de faire fonctionner convenablement les salles de bains et de faciliter le nettoyage de toutes les parties de l'hôpital. L'eau puisée dans un chaland est refoulée par une pompe à pétrole dans un réservoir élevé d'où elle sort avec une pression suffisante pour s'élever jusqu'à l'étage du bâtiment européen.

Il y a lieu de penser que des modifications devront être apportées à cet appareil, lorsque l'eau de la ville sera fournie directement par l'usine actuellement en construction à Tu-Duc ; la pression sera trop forte et le réservoir déborderait.

La construction d'un pavillon pour malades européens devait être mise en adjudication au cours de l'année, mais on a dû employer les fonds disponibles pour une autre destination qui apparaissait plus urgente, le logement du médecin à Quang-Ngaï.

A Tourane, des propositions ont été faites en vue de l'agrandissement de l'hôpital indigène et de la construction d'un dispensaire annexé à l'hôpital : ces propositions n'ont pas encore été suivies d'effet.

A Faifoo, on a projeté la construction d'une ambulance destinée à remplacer celle qui existe actuellement et se trouve être délabrée et insuffisante. Les travaux ont été mis en adjudication en fin 1909.

Un pavillon pour européens est en construction à Quinhon, centre important où il convenait que les malades puissent recevoir des soins continus dans un local spécial au moins en attendant le passage des courriers annexes et aussi en raison de la difficulté qu'il y a souvent d'embarquer les malades en rade.

Une ambulance de quinze lits a été construite et fonctionne à Quang-Ngaï.

Nhatrang a été également doté d'un petit hôpital, ainsi que Song-Cau.

Enfin à Phan-Thiet, l'hôpital européen a été fermé à partir du mois d'avril 1909, cette formation n'ayant plus sa raison, d'être par suite de la construction de la voie ferrée Saïgon-Phan-Thiet ; sa désaffectation a été proposée. Les dépenses qu'entraînait l'entretien de cet établissement pourront être mieux employées dans la suite aux améliorations devenues nécessaires à l'ambulance indigène.

En résumé, deux points caractérisent la question des locaux : extension donnée aux services hospitaliers et création de maternités permettant de donner des soins aux femmes en couches et de réduire notablement un double facteur de mortalité maternelle et infantile.

III. — Mouvement des malades dans les hôpitaux de l'assistance.

Fonctionnement de l'assistance médicale aux Européens.

Rien n'a été modifié dans l'organisation de l'assistance médicale des européens qui a continué à être assurée en Annam par les hôpitaux de Hué et de Phan-Thiet et par l'ambulance de Tourane, établissement du service général.

Les provinces du Nord-Annam évacuent leurs malades sur l'hôpital d'Hanoï ; celles de Donghoï et Quang-Tri, sur l'hôpital de Hué ; les provinces du Centre-Annam, sur l'ambulance de Tourane à moins que les malades ne soient embarqués pour Saïgon. La direction varie suivant les moyens de transport qui se présentent, courrier montant ou courrier descendant.

Les européens sont en outre soignés à domicile ou se rendent aux consultations.

Consultations. — En 1908, il y avait eu 9.337 consultations données. En 1909, nous notons un total de 11.331 consultations, soit une augmentation de 1.994 consultations. Il faut comprendre sous cette rubrique les soins donnés fréquemment à domicile à défaut de formation sanitaire rapprochée permettant l'évacuation facile des malades.

Le chiffre de quatorze décès constatés pour les malades traités à domicile laisse suffisamment entendre qu'il s'agit souvent d'affections graves.

Les chiffres des consultations données en 1909 dans les différentes provinces sont les suivants :

Province de Than-Hoa	44.458	consultations.
— Vinh	12.269	—
— Hatinh	10.932	—
— Donghoï.	10.752	—
— Quangtri	4.088	—
— Hué	32.543	—
— Touranc.	17.582	—
— Faifoo	31.938	—
— Quang-Nghaï . . .	21.938	—
— Quinhon.	32.863	—
— Song-Cau	8.700	—
— Nhatrang	1.075	—
— Phanrang	4.336	—
— Phan-Thiot. . . .	3.712	—
Total. .	237.186	consultations.

Hospitalisations. — En 1909, le chiffre des Européens hospitalisés dans les divers établissements de la colonie (hôpitaux et ambulance du service général et du service de l'assistance) s'est élevé à 211 ayant fourni 3.925 journées d'hospitalisation.

Il faut peut-être attribuer une partie de la diminution constatée dans le chiffre des hospitalisations à ce fait que les consultations s'étant accrues, les malades ont bénéficié d'un traitement immédiat avant que la maladie n'ait eu le temps de progresser.

Jusqu'à l'époque de sa fermeture en avril, l'hôpital de Phan-Thiet a reçu 11 malades européens, ce qui, avec les 85 malades de l'hôpital mixte de Hué, donne 96 hospitalisations et 1.481 journées de traitement.

Il convient d'y ajouter 115 malades civils traités à l'ambulance militaire de Tourane avec 2.444 journées d'hospitalisation.

Encore ces chiffres qui totalisés donnent 211 hospitalisés et 3.925 journées de traitement, ne comprennent-ils pas les malades évacués des provinces du Nord-Annam sur l'hôpital d'Hanoï et ceux du Sud-Annam dirigés sur les hôpitaux de Saïgon, Cholon et Cho-Quan.

La morbidité générale des européens se constate par les résultats des consultations aussi bien que par le mouvement des malades à l'hôpital.

Elle se résume ainsi :

1° Les maladies générales jouent un grand rôle dans la morbidité (36 % à l'hôpital, 37 % aux consultations).

2° Viennent ensuite par ordre de fréquence : les affections des voies digestives (affections le plus ordinairement d'origine endémique, 18 % à l'hôpital, 10 % à la consultation).

3° On constate, en outre, que la population européenne masculine paie un lourd tribut aux maladies vénériennes (la proportion enregistrée de 14 % reste inférieure à la réalité).

La mortalité reconnaît les causes les plus diverses : sur les dix-sept décès dont font mention les statistiques, cinq sont dus au paludisme, trois à la dysenterie ou à l'hépatite suppurée, un à l'infection puerpérale, un au choléra, les autres à des affections diverses, notamment ceux survenus chez de jeunes enfants (gastro-entérite, méningite, broncho-pneumonie). Cette léthalité ne semble pas excéder les limites normales.

Indigènes.

Consultations. — Le nombre des consultations données à la population indigène passe de 185.797 en 1908 à 228.206 en

1909 ; ces chiffres sont de nature à mettre en relief le développement de l'assistance médicale. Encore ne s'agit-il que de ceux dont les médecins peuvent faire état parce qu'ils se rapportent à des consultations données dans un local spécial ; ce service fonctionne remarquablement et les résultats indiquent assez la faveur dont il jouit chez les indigènes ; nous devons, pour être dans la vérité, ajouter que les consultations données au cours des tournées dans les provinces ne figurent pas dans les chiffres ci-dessus.

La plupart des médecins ont organisé ce service en vue d'en assurer l'efficacité tout en évitant le plus possible les pertes de temps qui résulteraient de l'examen détaillé d'un nombre si élevé de malades.

La réelle valeur thérapeutique de ces consultations n'est pas contestable pour une foule d'affections qui ne nécessitent que de petits soins ou de modestes interventions de petite chirurgie ou encore des traitements en quelque sorte automatiques, tels les syphilitiques qui viennent recevoir hebdomadairement une injection de calomel.

Voici l'ordre de fréquence des maladies observées aux consultations :

Maladies générales	27 %
Affections chirurgicales diverses . .	22 %
Maladies vénériennes et cutanées. .	19 %
Maladies des organes des sens. . .	12 %
Affections du tube digestif. . . .	10 %

Les consultations ont en outre l'avantage de permettre de dépister plus facilement les maladies épidémiques.

Un service de consultations payantes a été institué à Hué par arrêté du 30 avril 1909. Le prix uniforme est de 20 cents, pansements et médicaments compris.

Ce service a commencé à fonctionner le 28 juin 1909 et de cette époque au 31 décembre il a donné lieu à 378 consultations. La vogue a été grande au début, puis le nombre des clients a diminué : premier mois 64, deuxième mois 114, troisième mois 89, quatrième mois 65, cinquième mois 20, sixième mois 26. Ce fait tient à ce qu'au commencement nombre d'Annamites consultants habituels du service gratuit ont pensé que les soins et moyens d'action pouvaient être plus avantageux dans cette nouvelle organisation ; peu à peu désillusionnés et ne trouvant pas de profit supérieur, ils abandonnèrent les consultations payantes.

Il reste néanmoins des indigènes qui désirent éviter un mélange avec la classe inférieure de la population et qui continuent à demander le secours de nos méthodes, alors que la science annamite ne leur a procuré aucun soulagement. Aussi cette organisation doit elle être maintenue, car elle met le praticien européen en présence d'indigènes d'une classe plus élevée et par suite plus éclairée. Par là, elle nous gagne l'estime et la sympathie d'une population instruite et permet la pénétration de l'influence française dans un milieu souvent réfractaire.

Hospitalisations. — En 1909, le chiffre des malades indigènes hospitalisés dans les établissements de l'assistance s'est élevé à 7.672 et le nombre des journées de traitement à 140.350.

L'amélioration des bâtiments des formations sanitaires ainsi que la création de nouvelles ambulances ont eu pour résultat d'augmenter notablement le chiffre des malades traités ; et on peut constater que l'indigène vient plus facilement à nous à mesure que nous nous rapprochons de lui.

En 1908, nous avons eu 5.861 indigènes traités, dont 5.519 entrants. En 1909, nous en comptons 7.572 (soit 1.811 de plus) dont 7.332 entrants. Le nombre des journées de traitement qui s'était élevé à 97.642 a augmenté en 1909 et atteint le chiffre de 140.350 soit 42.708 en plus.

De tels chiffres ont leur éloquence. Encore est-il à regretter qu'on soit parfois encombré dans les hôpitaux indigènes de cachectiques sans doute intéressants au point de vue humanitaire, mais d'un rendement moindre au point de vue des résultats à attendre.

La morbidité générale s'exprime par les proportions suivantes :
Maladies générales (paludisme, dysenterie, tuberculose).   42 °/₀
Maladies vénériennes et cutanées. . . . . 16 °/.

Affections des voies digestives. . . . . 14 °/.

Affections chirurgicales . . . . 12 °/.

Affections des organes des sens . . . . 26 °/.

Il faut retenir comme un progrès notable le chiffre de 339 accouchements pratiqués en 1909 contre 134 en 1908.

La plus grande part en revient à l'organisation de la maternité indigène de l'hôpital de Hué. Les femmes indigènes prennent même l'habitude de venir en cours de grossesse consulter le médecin ou la sage-femme.

Mortalité générale. — 300 décès se sont produits dans les formations sanitaires, soit près de 4 °/. des hospitalisés.

Ce pourcentage relativement élevé tient à ce que fréquemment, hors les cas de paludisme, les sujets hospitalisés sont dans un état de dépression très avancé.

Ces décès se répartissent de la façon suivante :

Hommes	158
Femmes.	95
Enfants	47
Total . .	300
Maladies générales	183
Infection puerpérale. . . .	12
Morts accidentelles ou suicides	30
Autres maladies	75
Total. . .	300

IV. — CRÉDITS

De tels résultats ne vont pas sans un accroissement des dépenses qui doit être rapporté à trois causes :

1° Augmentation des soldes des médecins de l'Assistance par suite de titularisation ou d'avancement en classe ;

2° Continuation des dépenses de constructions des locaux et aménagements hospitaliers ;

3° Augmentation croissante des dépenses effectives d'assistance (achat de médicaments).

En 1909, les dépenses s'élèvent à **154.475** piastres (soit environ 380.000 francs), dépassant de plus de vingt mille piastres
les dépenses de l'exercice précédent; si le chiffre en est élevé,
il se justifie du moins par les résultats obtenus.

Les ressources budgétaires affectées aux services d'assistance
ont été les suivantes, en 1909 :

Province de :

Tanh-Hoa	19.529 piastres
Vinh.	9.607 —
Hatinh	6.704 —
Donghoï	5.556 —
Quang-Tri	3.860 —
Hué	37.464 —
Tourane	8.464 —
Faifoo	6.556 —
Quang-Nghai	7.415 —
Quinhon	17.332 —
Song-Cau	5.988 —
Nha-Trang	4.768 —
Phanrang	6.272 —
Phan-Thiet.	15.034 —
Vaccine.	7.236 —
Total . .	161.785 —

Pour les trois années précédentes, les dépenses de l'assistance
avaient été de :

1906	65.841 piastres
1907	115.145 —
1908	143.005 —

Ces chiffres font ressortir une progression constante dans
l'importance des ressources mises à la disposition de ce service.

La protection de la santé publique en Annam est réglementée par le décret du 15 mars 1905 suivi de l'arrêté du 19 septembre 1905 et par l'ordonnance royale du 25 septembre 1908.

L'application des dispositions contenues dans ces différents actes a été l'objet d'adaptations particulières déterminées par la nature et par la situation des agglomérations ainsi que par les ressources budgétaires qui limitent la bonne volonté des autorités provinciales ou municipales.

Le résultats obtenus, en 1909, sont constants : petit à petit dans les chefs-lieux d'abord, à l'intérieur des provinces ensuite, l'hygiène progresse du moins sur les points qui ressortissent de l'action administrative.

MESURES SANITAIRES CONCERNANT LES IMMEUBLES

La surveillance des immeubles ne peut être effective que dans les agglomérations importantes et à ce point de vue un effort sérieux a été réalisé à Tourane par la création d'une sous-commission des logements insalubres qui a fait condamner un certain nombre d'habitations indigènes particulièrement malsaines.

Hygiène des groupes et localités. — Une mention particulière est à faire pour les chantiers du chemin de fer du Sud-Annam qui ont été l'objet d'une réglementation spéciale justifiée par les errements antérieurement suivis. L'application de l'arrêté du 28 juin 1909 a donné satisfaction aux doléances des médecins ; les campements d'indigènes ont été construits dans des lieux moins malsains ; les soins ont été donnés aux malades plus régulièrement ; la destruction des campements inhabités ou malsains a été pratiquée systématiquement et les résultats se sont accusés par une diminution dans la morbidité générale du personnel employé sur les chantiers.

L'assainissement du sol se poursuit surtout dans les centres habités par la population européenne.

Dans toutes les provinces, sur une plus ou moins grande échelle, des travaux ont été faits dans ce sens : comblement des mares ou dépotoirs, constructions d'égouts entraînant les eaux ménagères et autres ; organisation d'un service de vidanges adapté aux ressources de la localité. En principe, les vidanges sont confiées à des entrepreneurs qui font recueillir dans des récipients clos les matières reçues dans des tinettes mobiles.

A Thanh-Hoa, le service de la voirie et des vidanges n'existe pas : des indigènes de bonne volonté s'en chargent.

A Vinh, on a disposé des latrines publiques au voisinage des marchés en particulier et le service des vidanges confié à un entrepreneur fonctionne d'une manière satisfaisante.

A Hatinh, on a comblé des mares putrides, créé des rues nouvelles. Le service des vidanges assuré par des corvées de prisonniers se fait à l'aide de tinettes mobiles et fermées.

Au Quang-Binh (Donghoï), les parties basses de la ville ont été remblayées, et des travaux exécutés pour assurer l'écoulement des eaux.

Au Quang-Tri, la création de caniveaux dans les rues du chef-lieu y assure l'écoulement des eaux.

A Hué, la construction de caniveaux en béton de ciment a complété les trottoirs. Sur plusieurs points de la ville, on a disposé des cabinets publics qui fonctionnent bien. Par ailleurs, les latrines sont munies de tinettes mobiles enlevées quotidiennement et déversées au dépotoir de Gia-Hoï. Des plantations d'arbres et des comblements de mares complètent les travaux d'assainissement.

Dans le Quang-Nam, Faifoo se signale par le percement d'avenues et le comblement des mares et marécages.

Les mêmes travaux s'opèrent à Quang-Nghaï.

Dans le Binh-Dinh, la ville de Quinhon est entretenue dans des conditions qui lui assurent une bonne hygiène. Un égout y a été construit pour l'écoulement des eaux ménagères. Le service des vidanges se fait à l'aide de tinettes mobiles.

Au Song-Cau on a employé un petit Decauville pour activer les travaux de comblement des grands marécages entourant le centre administratif ; des trottoirs ont été aménagés et des caniveaux et collecteurs souterrains disposés pour l'écoulement des eaux. Des débroussaillements ont été en outre entrepris.

A Nhatrang, Phanrang et Phan-Thiet se poursuit lentement l'exécution du programme d'entretien des centres avec percement de rues et déblaiement des quartiers anciens auxquels se substituent des habitations mieux comprises.

A Phan-Thiet, le quartier européen était infecté par le voisinage des fabricants de saumure ; ceux-ci ont été éloignés.

Eaux potables. — L'approvisionnement des eaux potables est un problème assez difficile à résoudre sur le littoral où l'absence ou l'éloignement des sources ou rivières à eau douce écarte la possibilité de leur adduction et ne laisse comme ressource que le forage de puits dans la nappe sablonneuse où parfois on ne trouve qu'une eau saumâtre impropre à la consommation.

Dans certaines localités, il n'est fait usage que des eaux de puits dont la qualité a été reconnue bonne (Tourane, Quinhon, Nhatrang, Song-Cau, Quang-Ngai). Dans quelques centres administratifs et à l'intérieur des provinces, l'eau d'alimentation provient des rivières ou des mares et exceptionnellement des puits.

A Hatinh et à Donghoï, l'eau est puisée dans une rivière et dans un lac ouvert et transportée chez les consommateurs dans des sampans-citernes, procédé encore primitif mais seul permis par les ressources budgétaires.

Seule l'adduction d'eau potable avec filtration sur dégrossisseur Puech est en voie d'achèvement à Hué.

La plupart des particuliers font usage de filtres ou stérilisateurs de modèles divers ; tous les postes médicaux sont pourvus de stérilisateurs, mais rares sont ceux qui possèdent un débit suffisant pour donner de l'eau potable en dehors de l'hôpital. Il faut signaler les essais heureux du médecin de Song-Cau qui a fait installer des filtres Miquel dont il se déclare satisfait.

MESURES SANITAIRES CONCERNANT LES INDIVIDUS

Déclaration obligatoire des décès. — L'obligation de déclarer tous les décès forçant l'attention des autorités indigènes leur a permis en certains cas de renseigner très utilement l'autorité française sur l'état sanitaire de certains points inaccessibles ou échappant à l'action immédiate du médecin. Il en résulte la possibilité d'un contrôle de la santé publique, très efficace en cas d'épidémie. Toutefois, on ne saurait dissimuler qu'il y a encore de la négligence sinon du mauvais vouloir de la part de certains notables indigènes.

Isolement. Lazarets. — Dans tous les centres administratifs, des prévisions sont faites pour procéder à l'isolement de toutes les personnes atteintes de maladies infectieuses épidémiques.

En temps ordinaire, les salles ou cabinets d'isolement qui existent dans toutes les formations sanitaires suffisent au traitement des quelques varioleux, rougeoleux, typhiques, etc.

Pour les affections à plus grande diffusion tels que le choléra, la peste, la fièvre récurrente dont l'apparition est inconstante, certains centres possèdent un lazaret permanent dont l'existence est justifiée par l'importance de l'agglomération; ce sont d'ailleurs des établissements à double usage, tels les lazarets maritimes et terrestres de Tourane, Quinhon, Phan-Thiet. Le lazaret de Quinhon s'est accru d'un pavillon en briques.

Le lazaret de Hué a été détruit par un violent coup de vent et n'a pas été reconstruit : il en résulte que dans un centre aussi important où le choléra se manifeste chaque année à des degrés variables d'intensité, aucun local n'est prêt pour assurer l'isolement immédiat des malades : cette situation n'est pas sans inconvénient. La direction locale de la Santé a signalé cette lacune depuis 1908, mais il ne lui a pas encore été donné satisfaction. Dans le cas où une épidémie viendrait à se produire à Hué, il ne serait pas possible d'isoler les malades ni à l'hôpital ni ailleurs et par suite subsiste la crainte d'une diffusion des cas connus qui, mal isolés, créeront autant de foyers bien difficiles à éteindre.

A Phan-Rang, le local servant de lazaret a été détruit par un incendie ; on l'a remplacé par un autre bâtiment qui paraît suffisant.

A Thanh-Hoa, l'ancien lazaret sert actuellement d'hôpital en attendant l'achèvement prochain d'un nouvel établissement qui permettra de lui rendre son affectation primitive.

Désinfection. — La désinfection est bien difficile à assurer dans les milieux indigènes. Les moyens utilisables dont disposent les postes sont :

1° Deux étuves Vaillard, l'une à Hué, l'autre à Tourane fonctionnant régulièrement et permettant d'assurer la désinfection des effets, linge, literie, etc.

2° Quatre appareils Clayton arrivés récemment à Hué, à Tourane, à Quinhon et à Phan-Thiet. Le fonctionnement de ces appareils dont l'un avait d'abord été déposé à Ba-Nghoi (Baie de Cam-Ranh) où il n'a jamais été utilisé, ne peut être encore l'objet d'une appréciation définitive. Les essais de réception qui en ont été faits ont donné des résultats satisfaisants. Il est procédé à l'organisation de ce service avec un personnel compétent, dans les conditions indiquées par le Gouverneur général. Le fonctionnement de ces appareils pourra être assuré en 1910.

Les autres moyens employés, hors l'usage banal des solutions désinfectantes, sont :

A Vinh, un pulvérisateur portatif ; dans presque toutes les autres provinces, une chambre à sulfuration ; la plupart des

chambres à sulfuration, à l'exception de celles de Vinh, Thanh-
Hoa et Tourane, sont de construction récente. Il n'en existe pas
à Hatinh, Quangtri, Song-Cau, Nhatrang. Il serait désirable que
le service de santé eût à sa disposition une série de petits appareils d'un prix peu élevé et facilement transportables assurant
par le formol une désinfection complète et assez rapide. Dans
un pays où les voies de communication sont rares et difficiles
on ne peut avoir recours aux appareils Clayton que dans des
centres importants; il faut pour toutes les autres localités des
appareils de poids légers et de maniement facile.

Le service des épidémies est assuré par le personnel ordinaire auquel sont adjoints quelques auxiliaires recrutés pour
les besoins du moment. Le personnel de la gendarmerie con-
court avec un zèle et un dévouement qui méritent d'être retenus à l'exécution des diverses mesures sanitaires prises à l'occasion des épidémies.

Vaccinations. — L'extension donnée à la vaccination antivariolique serait plus grande, s'il était possible aux médecins-
vaccinateurs de s'y consacrer pendant toute la période où les
inoculations peuvent être pratiquées efficacement. Malheureusement, ainsi qu'il a été dit plus haut, la nécessité de combler
des vacances dans les postes d'assistance médicale les a presque constamment distraits de leur service spécial.

Ils ont été suppléés, dans une certaine mesure et en certains
points, par les médecins chargés de l'assistance médicale dans
les provinces.

L'engouement de la population indigène pour la vaccination
jennérienne démontre qu'elle en a déjà compris toute l'utilité.

Léproserie. — L'isolement des lépreux est encore un problème à l'étude en Annam. La circulation sur les voies publiques, le stationnement dans les marchés leur est interdit ; mais
il arrive parfois qu'on rencontre des lépreux couverts d'ulcères
spécifiques demandant l'aumône sur la voie publique.

Il existe à Thanh-Hoa une léproserie créée et entretenue par les missionnaires catholiques ; cet établissement mérite d'être subventionné par le budget local.

Hygiène alimentaire. Surveillance des marchés et abattoirs. — Dans toutes les provinces, on s'est préoccupé d'exercer une surveillance attentive des produits destinés à l'alimentation.

A Donghoï et à Quangtri, des abattoirs ont été construits.

Partout existe un service régulier d'inspection des viandes sur pied et abattues.

Bâtiments publics. — Les écoles, les casernes, les prisons sont l'objet de visites spéciales en vue de l'application des prescriptions hygiéniques que comportent ces groupes spéciaux.

A Thanh-Hoa, une prison nouvelle a été construite donnant toute satisfaction aux exigences de l'hygiène ; une école mal située doit être désaffectée. Les casernes des miliciens laissent encore à désirer.

Des améliorations ont été apportées à la prison de Quinhon.

L'école du Quoc-Hoc à Hué mériterait des critiques sous le rapport de l'hygiène : la vétusté de cet établissement explique ses défauts. De nouvelles constructions ont été prévues, leur exécution n'est plus qu'une affaire de temps et de crédits.

Surveillance de la prostitution. — Il existe en Annam une prostitution officielle, surveillée attentivement dans tous les chefs-lieux de province où sont organisés des dispensaires mais que peut ce faible moyen sur la masse des prostituées clandestines qui distribuent largement aux européens et aux indigènes les infections vénériennes ?

La réglementation de la prostitution est un problème plus difficile que délicat à résoudre en ces pays ; la vulgarisation du danger que font courir à l'individu et à la race les maladies vénériennes finira peut-être par convaincre l'indigène de la nécessité de soigner des affections qui, non traitées, gardent beaucoup plus longtemps leur virulence contagieuse.

Vulgarisation des notions d'hygiène. — Dans les centres où ils résident, dans le cours des tournées que certains d'entre eux ont faites à l'occasion des vaccinations ou des épidémies, les médecins européens utilement assistés à Thanh-Hoa, à Hué et à Phan-Thiet par les aides-médecins indigènes diplômés de l'École de Hanoï, ont pu entreprendre la vulgarisation des notions élémentaires d'hygiène.

Ces conférences, toutes conçues sur des plans très simples, ont été assez nombreuses : elles s'adressent le plus souvent aux élèves des diverses écoles qui emportent parfois dans leur famille le souvenir de quelques idées qui germent lentement et finissent par éclore. Les résultats pratiques peu apparents jusqu'ici ne sont pas faits pour encourager les médecins.

La vulgarisation s'est faite aussi dans certaines circonstances par le livre ; c'est ainsi que le Résident de Nhatrang a distribué aux notables indigènes de la province de Khanh-Hoa le petit livre si pratique dans lequel MM. Paucot et Le-Van-Chinh ont condensé en termes précis l'enseignement de l'hygiène aux Annamites. Les bibliothèques des écoles indigènes de Hué en ont été également pourvues.

Travaux du Comité et des Commissions provinciales d'hygiène. — Le Comité local s'est réuni une fois le 2 mars 1909 pour élaborer un projet d'arrêté réglementant la police sanitaire des chantiers des chemins de fer du Sud-Annam. Cette réglementation a été promulguée par arrêté du Gouverneur général de l'Indochine du 28 juin 1909. Le comité s'est en outre intéressé à la question des désinfections par l'appareil Clayton.

La complexité de la composition de ce Comité en rend la réunion difficile à des périodes déterminées.

Les Commissions provinciales d'hygiène n'ont pas pu se réunir dans certaines provinces. Leur fonctionnement en est encore à une période de tâtonnements où les vœux et les desiderata sont vite limités par des considérations d'ordre budgétaire.

Il faut signaler, cependant, la mise en action de la sous-commission des logements insalubres dans la concession de Tourane ainsi que les vœux émis par la commission provinciale de Thua-Thien en vue du comblement d'une partie des fossés de la citadelle.

Les réunions des commissions provinciales avaient embrassé à la période d'organisation première un programme assez vaste dont l'exécution se poursuit lentement.

Il est à remarquer que lorsqu'il s'agit de prendre des mesures concernant l'hygiène publique, le Résident de la province s'adjoint le médecin et le conducteur des travaux publics et c'est surtout de cette sorte de sous-commission permanente très qualifiée que dépend l'exécution des programmes d'hygiène vite conçus, plus lents à réaliser.

Tournées médicales. — Dans presque toutes les provinces, les tournées régulières et réglementaires ont été effectuées. Dans le Thua-Thien, un début de tournées pour vaccination a pu avoir lieu ; il faut espérer que la nouvelle organisation proposée permettra de poursuivre plus longuement ce programme.

A Vinh, l'importance du service ne permet guère au médecin de parcourir la province ; un médecin indigène a été demandé depuis plusieurs années, mais on n'a pas encore pu donner une suite favorable à cette requête.

A Quinhon, le médecin de l'assistance se trouve dans l'impossibilité de se déplacer par suite de l'importance du poste. Il s'est borné à des tournées dans les régions avoisinantes. Un médecin indigène lui sera bientôt adjoint.

A Nhatrang, le médecin de l'assistance a entrepris plusieurs tournées. Jusqu'à cette année, le service du Khanh-Hoa avait été assuré par les médecins de l'Institut Pasteur qui ne pouvaient pas abandonner leur laboratoire. L'assistance de cette province est par suite presque entièrement à créer.

Il est désirable que des médecins indigènes soient affectés aux diverses provinces en vue précisément d'assurer ces tournées, mais c'est là un projet dont la réalisation demandera encore plusieurs années.

Conférences d'hygiène. — En dehors des conférences réservées au public à l'occasion des tournées médicales, des conférences d'hygiène sont régulièrement faites par les médecins aux écoles des chefs-lieux. Elles ne donnent pas tous les résultats sur lesquels on pourrait légitimement compter, parce que les auditeurs oublient facilement et trop vite les préceptes qui leur sont donnés. Il faudrait qu'une place soit réservée à l'hygiène dans les examens et concours d'instituteurs.

Vaccine. — Les deux médecins vaccinateurs affectés à la vaccine mobile ont été la plupart du temps distraits de leur service particulier pour assurer des services provinciaux dépourvus momentanément de titulaires. C'est ainsi qu'en 1908 il n'y avait pas eu de médecin-vaccinateur pour le Nord-Annam et qu'en 1909 celui qui y a été affecté en mars n'a assuré le service que pendant deux mois, les vaccinations cessant avec la venue des chaleurs torrides de mai et juin ; elles n'ont pu être reprises qu'en fin novembre.

Dans le Sud-Annam, le médecin vaccinateur a assuré jusqu'au mois d'avril un service provincial dans le Phu-Yen ; en avril, il a pu se livrer à ses occupations spéciales, vacciner une partie du Phu-Yen et commencer des tournées dans le Binh-Dinh. Mais à cette époque, il fut forcé d'interrompre sa mission pour s'attacher au service médical de la province. Enfin en novembre, un nouveau médecin vaccinateur a dû reprendre les tournées commencées dans le Binh-Dinh, y effectuer quelques vaccinations, mais il a été envoyé ensuite dans le Binh-Thuân remplacer un médecin malade et rapatriable.

Ce défaut d'organisation de la vaccine mobile offre les plus graves inconvénients ; il existe en effet toute une population sinon la plus nombreuse, du moins la plus exposée, qui n'est que rarement visitée par le médecin et constitue un grave danger au point de vue d'un retour offensif de la variole : cette partie de la population inaccessible au médecin provincial doit être visitée par les médecins chargés spécialement du service de la vaccine.

En résumé, le chiffre total des vaccinations opérées en 1909 s'élève à **249.804** contre **129.796** en 1908.

ÉPIDÉMIOLOGIE

Fièvre typhoïde. — Elle est rare en Annam ; deux cas ont
été signalés pendant l'année, tous deux suivis de décès, l'un à
Quinhon, l'autre à Phan-Thiet.

Variole. — La variole a donné lieu à 138 cas déclarés et à
60 décès au cours de cette année.

Ces cas se sont produits en plus grand nombre au mois de
février avec 83 cas et 32 décès, 9 cas et 1 décès en mai, 6 cas
en janvier, 5 cas et 1 décès en mars, 4 cas et 1 décès en avril,
3 cas en juin, 1 cas et 1 décès en octobre :

Ils se répartissent comme suit par provinces :

Thanh-Hoa	9 cas	
Nghê-An	1 cas	
Hatinh	75 cas	45 décès
Thua-Thien	quelques cas	
Tourane	18 cas	3 décès
Quang-Nam.	4 cas	2 décès
Quang-Nghaï	3 cas	
Binh-Dinh	quelques cas	
Khanh-Hoa	1 cas	
Phanrang	3 cas	
Binh-Thuân.	11 cas	3 décès

On a donné plus haut le chiffre total des vaccinations qui
ont été effectuées ; c'est grâce à ces efforts soutenus qu'il n'y a
pas eu d'épidémie.

Au dire des Annamites, l'année 1909 devait être une année à épidémie de variole ; il faut reconnaître que si des cas assez nombreux se sont produits, du moins ils ont été assez disséminés et les prévisions annamites ne se sont en somme pas réalisées.

Scarlatine. — 4 cas suivis de décès se sont produits en mai dans la province de Thanh-Hoa (Phu de Tinh-Gia). Le diagnostic n'a pas été contrôlé et ne peut être accepté que sous toutes réserves.

Diphtérie (croup et angine couenneuse). — Aucun cas n'a été déclaré. Toutefois nous devons signaler qu'un cas douteux que des examens bactériologiques suivis de culture n'ont pu authentiquer, s'est produit à Hué chez un enfant européen.

Choléra et maladies cholériformes. — Le choléra avait sévi avec une grande intensité sur toute l'étendue de l'Annam en 1908. En 1909, il s'est manifesté dans de nombreuses provinces, mais ses attaques ont été bien moins graves et ont pu être enrayées avec plus de facilité.

Les provinces de Nghê-An, Hatinh, Quang-Binh, Quang-Tri et Thua-Thien ainsi que la ville de Tourane sont restées indemnes au cours de cette année, bien qu'il y ait eu en 1908 de sérieuses épidémies.

Le nombre des cas constatés est de 454 ayant causé 362 décès (chiffre obtenu par totalisation des statistiques épidémiologiques mensuelles). Ces chiffres ne sont pas absolument exacts. Des cas en nombre indéterminé sont parfois signalés et il est difficile la plupart du temps d'avoir des renseignements plus précis.

D'autre part, une épidémie a eu lieu dans la province Moï de Darlac où il n'existe pas de médecin et où il sera à peu près impossible d'exercer un contrôle.

Mais la situation ayant été la même en 1908, il est facile de se rendre compte que le choléra a donné lieu en 1909 à un nombre de cas bien inférieur.

Cinq européens ont été atteints et 3 décès se sont produits : deux européens dans le Thanh-Hoa avec un décès en juillet ; une européenne a succombé au mois de septembre sur les chantiers des Chemins de fer du Sud-Annam ; un européen a été atteint à Phan-Thiet (Binh-Thuân) et a survécu.

Tous les autres cas sont des cas indigènes. Leur répartition par mois est la suivante :

Cas	Décès	Mois
122	118	En janvier.
11	11	En février.
15	10	En mai.
29	3	En juin.
55	67	En juillet.
118	75	En août.
32	23	En septembre.
23	13	En octobre.
41	38	En novembre.
8	4	En décembre.

Par ce tableau, il est facile de se rendre compte que le choléra a sévi surtout en janvier, août, juillet, septembre, octobre et novembre.

Nous nous étendrons un peu plus sur la relation des épidémies dans les provinces.

Thanh-Hoa. — Il y a eu 32 cas dont 2 décès en juin et juillet. L'épidémie a pris rapidement fin.

Quang-Nam. — 2 cas suivis de décès ont eu lieu en août.

Quang-Nghaï. — 3 cas suivis de 2 décès. Ces cas se répartissent en 2 cas, 2 décès en janvier et sont les derniers de l'épidémie de 1908. Un cas isolé se produit en octobre.

Binh-Dinh. — Dans cette province à population très dense, l'épidémie a sévi avec une plus grande intensité et si elle ne s'est pas propagée, c'est grâce aux mesures énergiques prises par le Résident et par le médecin de la province qui ont fait preuve en cette circonstance de beaucoup d'activité et de dévouement. Commencée en août 1908, l'épidémie se poursuit :

en janvier, elle donne lieu à 101 cas mortels; en février, elle ne donne plus que 11 cas, 11 décès et s'éteint.

En juillet, 2 cas suivis de décès se produisent et demeurent isolés, et en octobre, un seul cas mortel est constaté.

Au total, en 1909, il y a eu 117 cas mortels.

Phu-Yên. — Dans cette province, on signale, en juillet, un nombre de cas indéterminé; en août, on constate 8 cas et 5 décès et enfin en novembre 1 cas isolé. Au total 9 cas et 5 décès.

Khanh-Hoa. — Cette province qui avait été assez privilégiée en 1908 a fourni 81 cas et 48 décès en 1909.

Un cas isolé suivi de décès se produit en juin ; le mois suivant 1 cas est signalé au chef-lieu, mais en même temps un certain nombre de malades étaient signalés dans la région de Bang-Hoï. De là l'épidémie s'étend sur les chantiers du chemin de fer du sud et dans la province. En août, on signale 55 cas et 34 décès, plus un nombre indéterminé de cas dans la région Moï. En septembre, le choléra a disparu de la province et les quelques cas signalés sont limités à l'Ile-Tré. Une légère recrudescence se produit en octobre et novembre avec 12 cas, 6 décès en octobre ; 12 cas, 7 décès en novembre. Aucun cas en décembre.

Phan-Rang. — Quelques cas avaient eu lieu en janvier (11 cas suivis de 9 décès) ; puis 15 cas et 10 décès se produisent en mai et seulement 2 cas et 2 décès en juin.

En juillet, une petite épidémie qui sévit dans la région Moï y cause 15 cas mortels ; elle s'étend ensuite sur toute la province et détermine 45 cas dont 25 mortels en août. En septembre, l'épidémie décroît, on ne constate plus que 21 cas et 21 décès et en octobre et novembre un total de 16 cas et 11 décès.

Binh-Thuan. — Le nombre des cas a été d'une soixantaine et celui des décès de 55 se répartissant sur les divers mois de l'année : en janvier, 8 cas et 6 décès qui sont les derniers restes de l'épidémie de 1908. En juillet 19 décès sont enregistrés. En août dans la région Moï de Djiring, une épidémie est signalée. Puis un cas mortel a lieu à Phan-Thiet en octobre donnant peut-être naissance à une nouvelle reprise de la maladie en novembre ; 25 décès sont en effet enregistrés au cours de ce mois ; mais elle ne dure pas et en décembre, il n'y a plus que 8 cas et 4 décès.

Chemins de fer du Sud-Annam. — Quelques cas s'étaient produits dans la région de Banghoï en juillet. Les chantiers du chemin de fer étaient donc menacés. Les prévisions ne tardèrent pas à se réaliser et en ce même mois, on constatait sur la ligne 31 cas et 28 décès. Grâce aux mesures prises, il n'y a plus que 13 cas dont 9 décès en août et le choléra disparaît. C'est en plein calme que se produit en septembre le décès d'une européenne, femme d'un employé des Travaux publics qui reste le dernier cas constaté dans l'année.

Darlac. — Dans la région du Darlac qui en 1908 avait été un foyer de choléra, une nouvelle poussée épidémique se produit brusquement en août. Le chef du service de la province estime que la maladie qui sévit avec intensité dans le nord a fait 700 à 800 victimes. Ce serait donc de beaucoup l'épidémie la plus grave de tout l'Annam en 1909; elle n'a heureusement qu'une durée éphémère. En septembre, on ne signale plus que 3 cas et 2 décès dans une région plus au sud.

Cette épidémie du Darlac en août doit être rapprochée des cas de Banghoi (juillet), de l'épidémie du pays Moï, de celle de Phan-Rang (juillet), et enfin de celle de la région Moï de Djiring (août).

Le Moï en temps d'épidémie abandonne son village et fuit au loin avec toute sa famille, ses hardes, etc., emportant avec lui le contage et le semant partout où il passe. Il en résulte que cette coutume qui devrait être son salut (fuir les lieux infectés) n'est qu'une cause de propagation et de transmission.

Peste. — L'épidémie qui avait sévi avec intensité dans le Binh-Thuân en 1908 jusqu'en octobre, n'a plus donné lieu qu'à des cas isolés.

En 1909, quelques cas disséminés se produisent encore jusqu'au mois de mai. Après un calme complet, 10 cas suivis de décès sont attribués à la peste en septembre, mais la constatation médicale n'en a pas été faite, la maladie se localise à Muiné, Phan-Thiet, Phu-Haï (faubourg de Phan-Thiet): au total,

22 cas suivis de décès se répartissant de la manière suivante :

A Muiné : 1 cas en janvier, 5 en février, 2 en mars, 1 en avril, et enfin les 10 cas de Quang-Tri (près de Muiné).

A Phanthiet : 1 cas en février.

A Phu-Haï : 1 cas en avril et 1 cas en mai.

La peste paraît donc éteinte dans cette province depuis septembre 1909.

Dysenterie confirmée. — Il n'y a pas eu d'épidémie de dysenterie, mais seulement des cas isolés dans diverses provinces, plus nombreux toutefois en 1909 qu'en 1908 sans qu'on puisse invoquer une cause certaine de cette recrudescence.

Infections puerpérales. — Nul doute qu'elles ne soient fréquentes dans la population indigène. Mais s'il n'est pas possible de donner autre chose que des renseignements hypothétiques sur ce sujet, du moins peut-on constater les résultats acquis dans nos ambulances et hôpitaux, et là des données sont aussi exactes que possible.

Aucun cas n'a été relevé en 1909 chez des européennes. Parfois la fièvre s'est allumée et a fait craindre l'infection, un traitement a été alors institué, mais chez presque toutes les malades, sinon chez toutes, il s'agissait de rechute palustre.

Chez les indigènes, le nombre des femmes venues faire leurs couches dans nos formations sanitaires s'est élevé à 324 en 1909 contre 126 en 1908. Cette augmentation est due presque en entier au développement de la maternité de Hué.

Un seul cas d'infection puerpérale figure dans les statistiques, mais il est bien certain que le nombre en est plus élevé; des femmes entrent souvent à l'hôpital déjà infectées.

A l'hôpital de Hué il n'y a pas eu un seul cas d'infection durant toute l'année chez les femmes venues à l'hôpital avant le terme.

Rougeole. — La rougeole a fourni des cas isolés dans de nombreuses provinces, mais dans le Quang-Binh, il y a eu une petite épidémie au chef-lieu. Elle s'est manifestée de janvier à août, époque à laquelle elle a totalement cessé.

Dans le Nord-Annam, ce sont les provinces de Thanh-Hoa, Vinh, Hatinh, Quang-Binh, Thua-Thien qui ont présenté des cas ; dans le Sud, ce sont celles de Quang-Nghai, Binh-Dinh et Binh-Thuân.

A Thanh-Hoa : en mars, 1 européen et 3 indigènes, en avril, 8 indigènes, en mai, 2 indigènes.

A Vinh : 1 cas en février, 4 en mai.

A Hatinh : 2 cas en avril.

A Donghoï : 1 cas européen et 1 cas indigène en janvier, 14 cas indigènes, en février ; 2 cas européens, 27 cas indigènes dont 1 décès en mars ; 19 cas en avril et 2 en mai. A ce total des 3 cas européens et des 63 cas indigènes dont 1 décès, il faut ajouter un certain nombre de cas dans la province.

A Hué : 1 cas en janvier.

A Quang-Nghaï : 2 cas suivis de décès en mai, 2 cas européens et 7 cas indigènes en juin, enfin 2 cas indigènes en juillet.

Au Binh-Dinh, à Bong-Son : 1 cas indigène.

A Phan-Thiet (Binh-Thuân) : 8 cas avec 4 décès en avril, 1 cas en mai.

En somme, la rougeole bien qu'ayant sévi avec bénignité a causé 7 décès, 6 cas européens et plus de 105 indigènes.

Lèpre. — Il n'est pas possible d'évaluer le nombre des lépreux et on ne peut pas se baser sur les déclarations pour en fixer le chiffre.

Les léproseries font également défaut, sauf dans la province de Thanh-Hoa où un essai a été tenté.

Fièvre récurrente. — Endémique dans la province de Thanh-Hoa, elle avait causé en 1908 de nombreux cas et décès. En 1909 cette affection a donné lieu à 1.261 cas et à 497 décès dans cette province ; l'épidémie commencée en décembre 1908 a duré jusqu'au mois de juin.

Dans la province de Binh-Thuân, un certain nombre de cas ont été déclarés et 10 décès lui ont été attribués, mais le diagnostic bactériologique n'ayant pu être fait par suite du bris des plaques en cours de route, un doute existe sur l'authenticité de cette maladie.

En dehors des maladies envisagées ci-dessus dont la déclaration est obligatoire, un certain nombre d'autres méritent d'être citées.

La coqueluche a sévi à Hué et aux environs sur les européens et sur les indigènes en janvier, février et mars, se compliquant de grippe.

La grippe est signalée à Hué en septembre et octobre mais sous forme bénigne.

Quelques indigènes atteints de béribéri sont traités à l'hôpital.

La dengue donne lieu à quelques cas à Tourane en septembre et octobre, frappant européens et indigènes. Elle s'éteint sans avoir fait de victimes.

Le paludisme, endémique en Annam, a sévi très gravement en juin et juillet d'abord, puis en novembre et décembre dans le Quang-Nam. La forme algide est fréquente et cause de nombreux décès.

Au Quang-Nghaï et au Binh-Dinh, il y a une véritable épidémie en septembre, octobre, novembre et décembre.

A Vinh et aux environs, épidémie grave en octobre.

Mouvement des malades pendant l'année 1909.

1° HOSPITALISATIONS.

A. — *Européens.*

Hommes. . .	213	Journées de traitement.	4.159
Femmes . . .	50	—	666
Enfants . . .	13	—	144
Total . .	276		4.969

B. — *Indigènes.*

Hommes. . .	1.897	Journées de traitement.	22.302
Femmes . . .	331	—	6.155
Enfants . . .	21	—	338
Total. . .	2.249		28.795

2° Consultations.

A. — *Européens.*

Hommes . .	299	Nombre de consultations.	1.724
Femmes . .	88	—	533
Enfants . .	104	—	565
Total. .	491		2.822

B. — *Indigènes.*

Hommes . .	20.727	Nombre de consultations.	60.228
Femmes . .	4.537	—	9.335
Enfants . .	3.850	—	8.442
Total. .	29.114		78.005

CAMBODGE [1]

ASSISTANCE AUX MALADES

I. — Organisation générale du service

Direction locale de la Santé. — Le service de l'assistance médicale du Cambodge est placé sous la direction technique d'un médecin-major de première classe des troupes coloniales hors cadres, qui a le titre de directeur local de la Santé ; il est en même temps médecin-chef de l'hôpital mixte de Pnom-Penh.

Postes médicaux de l'assistance, services extérieurs, services d'assistance des municipalités, œuvres privées. — La division du Cambodge en 13 circonscriptions médicales : Pnom-Penh, Kandal, Kampot, Kratié, Kompong-Cham, Kompong-Chang, Kompong-Thom, Pursat, Prey-Veng, Soaï-Rieng, Stung-Treng, Takéo et Battambang, n'a pas subi de changement au cours de l'année 1909.

Le Service de l'assistance est assuré dans chaque circonscription soit par un médecin du cadre de l'assistance médicale en Indochine, soit par un médecin militaire hors cadres. Seule la circonscription de Battambang, en raison de son étendue, a été pourvue dans le courant de l'année d'un deuxième médecin qui est chargé des tournées médicales dans l'intérieur du territoire.

A Pnom-Penh, l'hôpital mixte et ses services de consulta-

---

1. Rapport du médecin principal de 2ᵉ classe des troupes coloniales, directeur local de la Santé.

tions aux fonctionnaires européens et aux indigènes indigents fonctionnent sous la direction du médecin-chef assisté de deux médecins adjoints dont l'un est en même temps médecin-résident et assure, en outre, le service de la garde indigène, des écoles et des fonctionnaires indigènes de la résidence supérieure, des douanes et du port de commerce. Le deuxième adjoint, chargé du laboratoire de bactériologie, du service des cabanons, des contagieux, de la maternité indigène de l'hôpital, passe en outre la visite à l'infirmerie de la prison du protectorat et de celle de la prison cambodgienne.

Le médecin de l'assistance assure le service de la municipalité : il est chargé de la visite des filles publiques et du traitement de celles qui sont admises au dispensaire ; il donne des consultations gratuites dans les dispensaires Ang-Duong et Sisowath ; il dirige la maternité indigène de la société de protection de la natalité, et surveille l'hôpital chinois ; il est médecin des épidémies et, à ce titre, chargé de la constatation des décès et de la recherche des cas suspects, il prescrit les mesures d'isolement et de désinfection nécessaires et s'assure de leur exécution.

Dans les circonscriptions de l'intérieur, les médecins donnent leurs soins aux européens, fonctionnaires et colons, aux indigènes hospitalisés et consultants. Ils font des tournées au cours desquelles ils pratiquent la vaccine, donnent des soins et des conseils d'hygiène aux populations.

II. — CONSIDÉRATIONS GÉNÉRALES SUR LE FONCTIONNEMENT DU SERVICE.

Rapports du directeur local avec les médecins des postes. — Le directeur local de la Santé est chef technique de l'assistance, sous le contrôle du médecin-inspecteur des services sanitaires et médicaux de l'Indochine et la haute autorité du Résident supérieur au Cambodge. Il reçoit les rapports des médecins des postes, les centralise et adresse ses rapports et propositions au médecin inspecteur des services sanitaires et au Résident supérieur. Il a l'initiative de toutes les mesures propres à sauvegarder la santé publique et donne à cet effet ses instructions aux médecins placés sous ses ordres.

Personnel européen. Médecins. — Au cours de l'année 1909 il a fallu, comme les années précédentes, recourir aux médecins militaires hors cadres pour assurer le service de certaines circonscriptions.

Au 31 décembre 1909, il existait quinze médecins dont huit militaires hors cadres. Deux circonscriptions étaient sans médecin: Kratié, par suite du départ en congé du médecin de l'assistance, et Kandal. Le poste de Stung-Treng n'a été doté d'un médecin qu'en fin d'année.

Personnel secondaire. — A l'hôpital mixte de Pnom-Penh quatre religieuses sont chargées de la lingerie, de la cuisine et de la surveillance générale ainsi que des soins accessoires à donner aux malades.

Un agent-comptable assure la tenue de la comptabilité.

Deux infirmiers européens, dont un militaire hors cadres secondent les médecins dans les soins à donner aux malades, pour la préparation des médicaments et la tenue des écritures. Une infirmière, sage-femme diplômée de Pondichéry, donne ses soins aux femmes hospitalisées.

Infirmiers et infirmières indigènes. — Des infirmiers indigènes, dont le cadre a été institué au Cambodge par arrêté du Gouverneur général en date du 6 juin 1905, sont répartis dans les diverses circonscriptions médicales du Cambodge. Leur effectif au 31 décembre 1909 était de 73 dont quatre femmes.

Ces infirmiers, dont la solde est supportée par les budgets résidentiels, sont formés à l'hôpital mixte de Pnom-Penh, où ils effectuent deux stages d'instruction de six mois chacun, avant d'être proposés pour la titularisation.

III. — LOCAUX.

Pnom-Penh. — a) *Hôpital mixte.* — Au cours de l'année 1909, deux pavillons ont été construits en dehors de l'enceinte de l'hôpital pour l'isolement des malades contagieux européens et indigènes ; élevés sur soubassement en ciment, ils sont construits en paillotes, éclairés à l'électricité et sont approvisionnés en eau potable par une conduite spéciale.

Le pavillon réservé aux européens est divisé en quatre chambres séparées par des cloisons en briques ; chaque chambre peut, en cas de nécessité, recevoir deux lits.

Le second pavillon, réservé aux contagieux indigènes, est divisé en trois salles séparées par des cloisons en briques, affectées aux varioleux, aux cholériques et aux pesteux. Ces trois salles peuvent contenir douze lits.

Un autre petit pavillon en paillotes est aménagé en salle de bains et comprend en outre une chambre de débarras. Des latrines, également en paillotes, ont été édifiées à proximité de chaque pavillon.

Aucune autre modification n'a été apportée en 1909 dans les locaux de l'hôpital mixte.

b) *Infirmeries de la prison du protectorat et de la prison cambodgienne.* — Ces bâtiments n'ont pas subi de modifications en 1909.

c) *Dispensaire Ang-Duong.* — Ouvert en janvier 1909, il est situé en plein quartier sino-annamite et se compose d'un compartiment à étage loué à bail par la ville.

Au rez-de-chaussée une seule grande pièce, divisée en deux par un écran, sert de salle d'attente aux malades et de bureau au médecin.

Au premier étage, divisé en trois pièces, se trouvent une salle de pansements, une salle d'opérations et une chambre pour l'infirmier de garde. Le matériel de la salle d'opérations est suffisant ; le mobilier des autres pièces a été réduit au strict nécessaire, en raison de l'encombrement quotidien occasionné par les malades qui viennent à la consultation. Le dispensaire est éclairé à l'électricité et reçoit l'eau de la ville. Dans la cour se trouvent les water-closets, un cabinet de douches et un four pour l'incinération des pansements usés.

d) *Dispensaire Sisowath.* —Cet établissement, presque uniquement réservé aux Cambodgiens, et inauguré par S. M. Sisowath en juillet 1908, est situé en plein quartier cambodgien, à proximité du palais, sur le bord du fleuve.

C'est un bâtiment rectangulaire en bois, construit sur pilotis, et auquel on accède par un escalier situé au milieu du pavillon dans le sens de la longueur. A droite de l'escalier se trouvent le cabinet du médecin et la chambre de l'infirmier de garde; à gauche, une salle d'attente pouvant contenir une cinquantaine de personnes et dans laquelle est installée la pharmacie, une grande salle de pansements, une petite salle d'opérations pourvue d'un matériel suffisant. Les diverses pièces sont bien éclairées et aérées, pourvues de l'électricité et de l'eau de la ville. Comme pour le dispensaire Ang-Duong, les dépenses occasionnées par le fonctionnement du dispensaire Sisowath sont supportées par le budget municipal.

e) *Lazaret municipal.* — Entièrement réfectionné en 1909, le lazaret se compose de quatre paillotes entourées de palissades. Deux paillotes de dix mètres sur quatre mètres, construites sur plate-forme en ciment, sont affectées aux malades et peuvent contenir chacune 6 lits. Elles sont éclairées à l'électricité et pourvues d'eau de la ville. A l'entrée du lazaret, deux petites paillotes servent de logement au gardien, et éventuellement au personnel infirmier détaché des dispensaires municipaux. Au centre de la cour, une autre paillote est utilisée comme dépôt mortuaire.

f) *Dispensaire des filles publiques.* — Enclavé dans l'hôpital mixte, il n'a subi aucune modification en 1909.

g) *Maternité indigène privée.* — « L'œuvre de protection de la natalité indigène au Cambodge », fondée en 1907, possède dans le quartier cambodgien un immeuble comprenant trois pavillons en planches, construits sur pilotis, recouverts en tuiles, entourés de vérandahs et reliés entre eux par une galerie.

Ces pavillons sont divisés en une salle de douze lits pour les femmes qui attendent leurs couches, deux salles de quatre lits chacune pour les femmes accouchées, une chambre d'accouchement.

Le pavillon du centre contient le bureau du médecin, les logements des infirmiers et de la sage-femme indigènes et un magasin.

Des dépendances comprenant cuisine, salle de bains, logement de coolies, water-closets complètent l'établissement qui est entouré d'un vaste jardin planté de beaux arbres, où les malades peuvent se promener. Les dépenses sont couvertes par les cotisations et dons des membres de la Société de protection de la natalité indigène.

h) *Hôpital chinois.* — Il est situé à proximité du lazaret municipal avec lequel il communique par un pont en bambou ; une passerelle en bois, jetée par-dessus le canal circulaire, le fait communiquer également avec le boulevard Miche. Il comprend un lazaret avec deux paillotes dont l'une pour les hommes, l'autre pour les femmes, un dépôt mortuaire et des water-closets. Les lits sont de simples claies en bambou posées sur des tréteaux.

L'hôpital proprement dit comprend trois pavillons pour malades, plus les dépendances. L'un des pavillons, construit en paillotes, est divisé en cinq salles de quatre lits. Le second pavillon, également en paillotes, contient le bureau du médecin chinois, le logement du comptable et des infirmiers. Le troisième pavillon est construit en bois et couvert en tuiles. En raison de son aménagement plus confortable, il est réservé aux malades payants. Les lits de l'hôpital sont composés, comme ceux du lazaret, de claies en bambou posées sur des tréteaux ; chaque lit est muni d'une natte, d'une couverture et d'une moustiquaire.

Les divers pavillons de l'hôpital sont construits sur pilotis élevés et reliés entre eux par des passerelles en bambou. A la saison des pluies ils sont entourés d'eau de tous côtés.

Médecin, personnel, médicaments et méthodes de traitement sont chinois ; toutefois le médecin de la municipalité, en tant que médecin des épidémies, exerce chaque jour le contrôle des entrées afin de surveiller l'intrusion de contagieux parmi les malades.

Kandal. — Cette circonscription, par suite de sa proximité de Pnom-Penh, ne possède pas d'ambulance. Le dispensaire situé quai Piquet, près de la Résidence, est constitué par deux compartiments chinois aménagés en salle de consultation, pharmacie et salle de pansements.

Kompong-Speu, centre important de la circonscription, à

environ 15 kilomètres de Pnom-Penh, possède une infirmerie, bâtiment en bois construit sur pilotis qui comprend trois pièces : l'une est utilisée pour la pharmacie, l'autre est une salle pouvant contenir six à huit malades, enfin la troisième plus petite sert de logement à l'infirmier.

Kampot. — L'ambulance se compose de trois pavillons, dont un en torchis, de dix mètres de longueur, cimenté au niveau du sol et divisé en quatre pièces : 1° salle de consultations ; 2° pharmacie ; 3° salle d'opérations et de pansements ; 4° logement de l'infirmier-chef.

L'un des deux autres pavillons, construit en paillotes sur pilotis, est divisé en huit pièces contenant chacune deux lits ; deux de ces pièces sont réservées aux européens en cas de nécessité.

Le troisième pavillon, construit comme le précédent, est divisé en deux salles de six lits ; il sert de local d'isolement pour les contagieux et les malades en observation. Les dépendances comprennent un appentis pour la cuisine et des water-closets.

L'ambulance est suffisante pour les besoins du poste, mais la maison du médecin, pavillon en torchis qui tombe en ruines, pourrait être remplacée par une habitation plus confortable.

Kompong-Cham. — L'ambulance se compose d'un pavillon construit sur soubassement en maçonnerie, de 18 mètres de long, 13 de large et 7 de haut, divisé en cinq pièces : salle de consultations, salle de pansements, salle pour les hommes (6 lits), salle pour les femmes (6 lits), chambre de l'infirmier. La salle de pansements est placée entre les deux salles de malades avec lesquelles elle communique.

Les dépendances comprennent : la cuisine, le logement des coolies, les water-closets avec fosse septique et chasse d'eau à pédale. Une partie du pavillon habité par les coolies sert de salle pour les détenus hospitalisés. Enfin une paillote d'isolement a été construite en dehors de l'ambulance.

La maison du médecin, très confortable, est séparée par la rue du pavillon principal de l'ambulance.

Kompong-Chnang. — L'ambulance se compose de deux pavillons, dont l'un, le plus grand, est affecté aux malades ; il mesure 26 m. 65 sur 13 m. 75, est muni de vérandahs sur ses deux faces principales et comprend d'un côté deux pièces, communiquant entre elles, affectées au bureau et à la pharmacie et aux consultations. A l'autre extrémité, deux pièces d'isolement ont été ménagées. Au centre est installée une grande salle bien aérée contenant 12 lits.

Le second pavillon contient la cuisine, les chambres des infirmiers, la buanderie, une salle de bains, des water-closets à tinettes.

L'eau potable est conservée dans un réservoir cimenté où elle est apportée par des corvées au fur et à mesure des besoins.

Kompong-Thom. — La circonscription de Kompong-Thom ne possède pas d'ambulance. Un crédit de 2.500 $ est prévu au budget résidentiel de 1910 pour l'en pourvoir.

Pursat. — Une petite infirmerie a été construite en 1909 ainsi qu'une maison pour le médecin ; celle-ci n'était pas encore terminée en fin d'année. L'infirmerie comprend un petit pavillon en bois, surélevé, divisé en 2 pièces de 5 mètres sur 6 mètres.

Un groupe médical complet sera construit en 1910, des crédits ayant été inscrits au budget résidentiel à cet effet.

Prey-Veng. — L'infirmerie est construite en briques sur pilotis également en briques. Elle comprend 4 pièces, dont 2 salles de malades de 8 mètres sur 4 ; entre les 2 salles, et communiquant avec elles, se trouvent 2 petites pièces servant de salle d'opérations, de salle de consultations et de pharmacie. Le pavillon est entouré d'une vérandah de 2 mètres de largeur, sur laquelle on a installé 2 petites pièces servant de cabinet et de salle de douches. Un château d'eau comprenant un bassin en ciment, muni d'une pompe, approvisionne l'infirmerie en eau potable. Les aménagements intérieurs de l'ambulance ne sont pas entièrement terminés faute de crédits suffisants.

Soai-Rieng. — L'infirmerie construite en 1909 comprend un pavillon sur pilotis, situé à environ 500 mètres du village. Ce pavillon est divisé en 5 pièces, dont 2 salles pour malades de 5 mètres sur 4, une d'elles est réservée aux Européens, l'autre aux femmes hospitalisées. Au centre se trouve la salle de visite. En arrière de ces 3 pièces on a installé la salle de pansements et une salle pour les hommes, de 9 mètres sur 5, qui contient 7 lits. Le total des lits est de 16. Le pavillon est entouré d'une vérandah sur ses 4 faces.

Les dépendances comprennent la cuisine, la salle de bains, des water-closets qui communiquent avec la vérandah entourant le pavillon principal. Une citerne approvisionne l'infirmerie en eau potable.

Stung-Treng. — L'ambulance, dont les travaux avaient été interrompus en janvier 1909 au départ du médecin de l'assistance, est actuellement presque achevée et ne tardera pas à fonctionner.

Takéo. — Une infirmerie contenant huit lits a été ouverte en juillet. Elle se compose d'un pavillon muni de vérandah sur ses deux faces. La salle des malades, pouvant en cas de nécessité contenir douze lits, est placée au centre; aux deux extrémités se trouvent: d'une part, la lingerie, la tisanerie, une salle de bains et les water-closets; d'autre part, une petite salle d'opérations, la pharmacie, la salle de consultations et de pansements.

Une paillote a été édifiée à proximité de l'infirmerie pour l'isolement des contagieux.

Battambang. — L'ambulance actuelle est installée dans les bâtiments de l'ancien consulat. Elle a l'inconvénient de se trouver éloignée de trois kilomètres du centre où sont situés les bureaux du Commissariat du Gouvernement, le camp et la prison, ce qui oblige l'administration à mettre une voiture et un cheval à la disposition du médecin pour ses déplacements.

Une transformation de l'ambulance est prévue ; les nouveaux bâtiments comprendront :

Un pavillon pour salles de visite, de pansements, d'opérations ;

Un pavillon pour malades européens ;

Un pavillon pour malades indigènes hommes ;

Un pavillon pour malades indigènes femmes ;

Un pavillon pour le logement des infirmiers ;

Une maison pour le médecin ;

Une citerne pour l'approvisionnement en eau potable.

Quelques-uns de ces pavillons existent déjà, ainsi que la maison pour le médecin, et telle qu'elle est actuellement, l'ambulance permet d'hospitaliser une vingtaine de malades.

MOUVEMENT DES MALADES.

Dans le cours de l'année 1909, il a été hospitalisé 276 malades européens qui, avec les 12 existant au commencement de l'année, ont fourni 4.969 journées de traitement ; 235 de ces malades sont sortis guéris ou améliorés, 6 sont décédés, 31 ont été rapatriés ; au 1ᵉʳ janvier 1910, il en restait 16 en traitement.

Presque tous ces malades ont été traités à l'hôpital mixte de Pnom-Penh, les formations sanitaires de l'intérieur ne recevant les malades européens que dans les cas d'urgence absolue.

2.249 indigènes ont été hospitalisés et ont fourni 28.795 journées de traitement, y compris celles des 75 malades existant au 1ᵉʳ janvier 1909 ; 1.881 sont sortis par suite de guérison ou améliorés, 360 sont décédés, 81 restaient en traitement au 1ᵉʳ janvier 1910.

Le taux de la mortalité hospitalière s'est élevé à 2 pour 100 malades européens hospitalisés et à 15 °/₀ pour les indigènes.

Ces chiffres sont tous notablement supérieurs à ceux de l'an dernier, sauf en ce qui concerne le taux de la mortalité hospitalière qui n'a pas varié pour les européens.

Les consultations gratuites données aux européens se sont élevées au chiffre de 2.822 pour 491 malades, soit une moyenne de 6 environ par malade.

29.114 indigènes ont reçu 78.005 consultations, ce qui donne une moyenne de 21 consultations par malade.

De même que pour les hospitalisations, ces chiffres sont nettement supérieurs à ceux des années précédentes. Il faut en attribuer la raison à l'extension des services d'assistance aux indigènes dans l'intérieur.

Les crédits affectés aux services d'assistance dans les diverses provinces ont été les suivants en 1909 :

Province de Pnomh-Penh. . . .	10.992	piastres
— Kampot	8.746	—
— Kompong-Chnang . .	7.786	—
— Kompong-Cham. . .	8.559	—
— Pursat	3.094	—
— Prey-Veng	14.161	—
— Soai-Rieng	7.721	—
— Takéo	4.948	—
— Battambang	13.149	—
— Stung-Treng	4.058	—
— Kratié	9.919	—
— Kandal.	3.215	—
Total. . .	96.348	—

Pour les années précédentes le chiffre des dépenses avait été :

1906	22.574	piastres
1907	43.368	—
1908	81.941	—

Hygiène des groupes et des localités. Travaux d'assainissement. — Des progrès sérieux ont été réalisés sous ce rapport dans la plupart des chefs-lieux de province, et surtout dans ceux où existent des médecins; il ne reste en somme qu'à perfectionner l'œuvre déjà entreprise et à la compléter au fur et à mesure que le permettront les ressources des budgets provinciaux.

A Pnom-Penh, un arrêté municipal a rendu obligatoires pour toutes les nouvelles constructions européennes les fosses septiques du système Mouras.

Il faut noter, dans les travaux d'assainissement entrepris au cours de 1909, la mise en place près du pont de Takéo d'une pompe électrique destinée à vider la mare du Roi située dans le troisième quartier à proximité du Palais et dans laquelle se jette le grand égout collecteur en maçonnerie de 0 m. 80 de diamètre, qui va de la rue Praire à la prison du Protectorat et qui coule à ciel ouvert de ce point à la mare; la construction de 130 mètres d'égouts au troisième quartier, dit quartier chinois, et 41.230 mètres cubes de remblai au quartier du Palais.

Il reste à trouver la solution du système rationnel d'égouts qu'une ville telle que Pnom-Penh devrait posséder pour être mise dans une large mesure à l'abri des épidémies qui chaque année déciment une part importante de sa population. Les ressources municipales s'y opposent, il est vrai, mais la question d'un emprunt, soulevée par le médecin municipal dans son rapport annuel, est à étudier sérieusement.

A Kampot-centre, de nombreux remblais ont été effectués, la conduite en grès d'une longueur d'environ 6 km. 500 qui amène les eaux d'un torrent capté au flanc de la montagne, a commencé petit à petit à être remplacée par une conduite en fonte. Dans l'intérieur de la circonscription, le ravitaillement en eau potable est assuré par le puisage direct à des mares peu profondes, souvent infectées, et les autorités indigènes, tout comme les habitants d'ailleurs, opposent la plus belle indifférence à toute tentative d'amélioration dans le sens de l'hygiène.

A Kompong-Cham-centre, un projet d'adduction d'eau avec bassin de décantation et de filtration, canalisations souterraines et bornes fontaines, a déjà reçu un commencement d'exécution.

A Pursat, les faibles ressources budgétaires n'ont pas permis l'installation d'appareils à ozonisation de l'eau, proposée par le médecin.

A Prey-Veng, d'importants travaux de terrassement destinés à l'assainissement du centre ont été effectués.

A Soai-Rieng, un service de tinettes a été installé dans chaque maison, des remblais ont été effectués et un système d'évacuation des eaux ménagères par buses et caniveaux a été amorcé.

A Battambang, l'occupation trop récente du territoire n'a pas encore permis l'établissement d'un programme pratique d'hygiène, mais néanmoins, il a été fait de sérieux efforts pour améliorer l'hygiène du centre : début d'installation d'un service de distribution d'eau potable dans la ville et assainissement des quartiers construits en paillotes par des travaux de remblais.

Mesures générales de défense sanitaire. — La déclaration des maladies transmissibles ou contagieuses prévues par l'arrêté ministériel du 7 janvier 1902 a été rendue obligatoire pour les autorités administratives indigènes. Ces déclarations faites au résident ou à son délégué sont communiquées au médecin de l'assistance qui, en cas d'épidémie, avise de concert et avec l'approbation du chef de province, aux mesures à prendre, il en rend compte télégraphiquement au directeur local de la Santé avec l'indication du nombre des cas, des décès, du lieu et des mesures prescrites.

En règle générale, dès qu'un cas de maladie contagieuse est constaté, le malade est isolé soit à domicile, soit dans un lazaret ou une formation sanitaire.

Les locaux contaminés sont soumis à la désinfection et quand il s'agit de constructions en paillotes où cette opération devient impossible, elles sont incendiées.

L'entourage du malade est soumis à une observation rigoureuse et lorsqu'il y a lieu, la vaccination ou des injections préventives sont pratiquées.

L'inhumation des cadavres est faite dans le plus bref délai dans des fosses profondes garnies de chaux vive et éloignées des habitations, des cours d'eau et des mares. Les cadavres des Cambodgiens sont incinérés, conformément à leur religion.

Isolement. — Il n'y a de lazaret proprement dit qu'à Pnom-Penh, où il est placé sous la direction du médecin de la municipalité ; nous en avons donné la description au cours de la première partie de ce rapport.

A Kampot, une paillote-lazaret de 10 mètres sur 5 a été construite au cours de cette année.

Dans toutes les ambulances et infirmeries sont aménagés des locaux d'isolement.

Service des épidémies et des désinfections. — A Pnom-Penh quelques agents indigènes sont mis à la disposition du médecin de la municipalité, chargé des épidémies, pour la recherche des cas de maladies contagieuses et des décès suspects, souvent dissimulés par les indigènes. Ils sont en outre chargés de surveiller le transport des malades et des cadavres et la désinfection des locaux et des effets.

Un appareil « Clayton, modèle D » monté sur chariot est affecté au service des désinfections en ville. Il fonctionne en permanence.

En outre, il existe une pompe « Hercule » à pulvérisation de liquides antiseptiques et deux « formolateurs Linguer ».

A Battambang, une équipe spéciale d'agents chargés de rechercher les malades suspects, fut créée au cours de l'épidémie de peste qui débuta fin 1908 et persistait au commencement de 1909.

Un appareil « Clayton, modèle M », pourvu d'un ventilateur actionné à la main, a été affecté également à ce poste.

Déclaration obligatoire des décès indigènes. — Dans les chefs-lieux seulement où le médecin est appelé à constater le décès, cette mesure peut avoir une certaine influence pour la défense sanitaire.

Vulgarisation des notions d'hygiène. — La vulgarisation des notions d'hygiène se fait surtout par les tournées médicales et de vaccinations, mais la tâche du médecin est souvent ingrate, car il prêche un peu dans le désert, à moins de parler la langue du pays et de s'adapter à la mentalité simpliste des indigènes.

Variole. — 379 cas, dont 132 mortels, ont été constatés en 1909 : un seul cas suivi de décès chez une femme européenne, tous les autres dans la population asiatique.

A Pnom-Penh, 57 cas dont 49 mortels se sont produits dans le courant de l'année, plus nombreux cependant en mars (11 cas) et en juin (16 cas).

Dans la circonscription de Prey-Veng, il a été constaté 95 cas et 32 décès, la plupart en avril, août, septembre et décembre.

Un autre foyer a éclaté en août à Prek-Pok dans la circonscription de Soai-Rieng : 125 cas et 12 décès.

Les autres cas signalés sont des cas isolés répartis dans les différentes circonscriptions du Cambodge.

Vaccine. — En 1909, le nombre des vaccinations pratiquées dans les différentes provinces s'est élevé à 85.381 contre 48.481 en 1908.

Choléra. — 938 cas dont 795 suivis de décès ont été observés, la plupart en mai, juin, novembre et décembre.

Les principaux foyers ont été :

Pnom-Penh, 119 cas et 118 décès dont 84 cas en octobre et novembre.

Circonscription de Kompong-Thom, 237 cas dont 159 décès. Dans la région de Barai, à Svai-Phlocung, Kodan-Hal, Prasat et Pnocu, 120 cas ont été constatés en avril, mai et juin. L'affection fit son apparition au chef-lieu en novembre et décembre (68 cas).

A Pursat et dans la région des cardamones, le choléra occasionna 61 décès sur 86 cas en juillet et août.

Dans la circonscription de Takéo, provinces de Treang, Prey-Kraban, Krasboum, Leukdek et Bati, le choléra sévit à deux reprises en juin et décembre et occasionne un total de 240 décès sur 243 cas constatés.

Dans la circonscription de Prey-Veng, le choléra sévit au chef-lieu en janvier (25 cas), 2 autres cas s'y déclarèrent en juin en même temps qu'un petit foyer était signalé à Bophnom (13 décès) ; quelques cas isolés se produisirent encore en décembre à Prey-Veng, Barai, Prey-Chrey, Banan et Kompong-Sué.

Dans la circonscription de Soai-Rieng, 18 cas furent observés à Krol-Kor en juin.

Dans la circonscription de Kampot, 11 cas mortels furent observés à Peau en mars, 20 cas mortels à Thpong en mai. Vers fin décembre, quelques cas furent observés à Kampot.

Le choléra fit son apparition à Battambang en mai où 3 cas furent constatés à la prison ; en juin 50 cas furent encore observés à Battambang-centre, 15 à Moung, 3 à Slakra, 1 à Treng. La maladie reparut à nouveau en novembre et décembre pendant lesquels 10 cas dont 8 mortels furent encore constatés.

Peste. — Au cours de l'année 1909, la peste n'a été observée qu'à Pnom-Penh et à Battambang : 211 cas dont 200 suivis de décès.

A Pnom-Penh, cette affection a sévi toute l'année : 151 cas, 143 décès, mais avec plus d'intensité pendant la saison des pluies, de mai à septembre.

Elle a surtout été observée dans le quartier chinois et le quartier cambodgien et presque toujours sous forme bubonique.

La désinfection des habitations contaminées a été opérée au Clayton, les constructions en paillotes ont été incendiées, des réfections de caniveaux ont été ordonnées. La vaccination préventive et l'obligation du passeport sanitaire ont été imposées aux habitants des immeubles.

SERVICE SANITAIRE MARITIME

Personnel. — L'arrêté du Gouverneur général en date du 28 juin 1909, organisant au Cambodge le service sanitaire maritime, a placé ce service sous la direction du médecin-chef de l'hôpital mixte de Pnom-Penh.

Un médecin adjoint de l'hôpital mixte a été nommé médecin arraisonneur par arrêté du Résident supérieur, en date du 31 mars 1909. Il perçoit une indemnité de 6 piastres par navire arraisonné en exécution de l'arrêté du Résident supérieur en date du 1er août 1909.

Des sous-agents de la Santé et des gardes sanitaires ont été nommés pour les circonscriptions de Pnom-Penh et de Kampot, par arrêté du Résident supérieur en date des 11 février et 31 mars 1909.

Droits sanitaires. — Les droits sanitaires à percevoir au Cambodge ont été fixés par arrêté du Résident supérieur en date du 27 janvier 1909 ; la perception de ces droits est effectuée par les soins de l'Administration des Douanes et Régies, en exécution de l'arrêté du Résident supérieur en date du 19 juillet 1909.

Désinfection des navires. — Le port de Pnom-Penh a été doté d'un appareil Clayton (modèle A). Cet appareil monté sur chaland, pourvu d'un personnel spécial, est constamment prêt à fonctionner pour la désinfection des navires.

Quarantaines. — Le lazaret situé en dehors de la ville a été réfectionné en 1909. Il est aménagé pour y recevoir les passagers soumis aux mesures quarantenaires et auxquels il ne peut être délivré de passeport sanitaire.

Mouvement des malades pendant l'année 1909.

1° Hospitalisations.

A. — *Européens.*

Hommes.	.	213	Journées de traitement.	1.159
Femmes.	.	50	—	666
Enfants.	.	13	—	144
Total.		276		1.969

B. — *Indigènes.*

Hommes.	.	1.897	Journées de traitement.	22.302
Femmes.	.	331	—	6.155
Enfants.	.	21	—	338
Total.	.	2.249		28.795

2° Consultations.

A. — *Européens.*

Hommes.	.	299	Nombre des consultations.	1.724
Femmes.	.	88	—	533
Enfants.	.	104	—	565
Total.	.	491		2.822

B. — *Indigènes.*

Hommes.	20.727	Nombre des consultations.	60.228
Femmes.	4.537	—	9.335
Enfants.	3.850		8.442
Total.	29.114		78.005

LAOS [1]

ASSISTANCE AUX MALADES

I. — Organisation générale du service

Le service de l'assistance médicale au Laos qui a été organisé par la circulaire n° 50 du 14 mai 1904 de M. le Résident supérieur comprend plusieurs catégories d'organes différents :

1° La direction locale de l'assistance à Vientiane, chef-lieu de la colonie.

2° Quatre ambulances, chacune correspondant à une circonscription médicale :

a) Ambulance de Vientiane dont la circonscription médicale comprend les provinces de Vientiane, Cammon et Savannakhet.

b) Ambulance de Paksé dont la circonscription médicale comprend les provinces de Khong, Paksé, Saravane et Attopeu.

c) Ambulance de Xieng-Khouang dont la circonscription comprend les provinces de Xieng-Khouang et des Hua-Phans.

d) Ambulance de Luang-Prabang dont la circonscription comprend les provinces de Luang-Prabang, du Haut-Mékong et de Muong-Hou.

En dehors de l'ambulance, chaque circonscription médicale possède, dans tous les chefs-lieux de province, une petite pharmacie, approvisionnée deux fois par an.

1. Rapport du médecin-major des troupes coloniales, directeur local de la Santé.

3° La vaccine mobile. — Ce service est assuré depuis le 1ᵉʳ janvier 1908 par trois médecins vaccinateurs auxquels sont adjoints, suivant les circonstances, des infirmiers vaccinateurs; il est divisé en trois sections : Haut-Laos, Moyen-Laos et Bas-Laos.

4° La station vaccinogène de Xieng-Khouang créée en 1905.

A ces divers rouages, vient s'ajouter un comité local d'hygiène et plusieurs commissions provinciales.

Il n'existe au Laos aucune œuvre privée d'assistance.

II. — Fonctionnement du service

Aucune modification importante n'a été apportée en 1909 dans le fonctionnement du service.

Personnel. — 1° *Européen.* — Le personnel européen ne comprend que cinq médecins des troupes coloniales hors cadres, ce nombre est insuffisant, et il serait à désirer que les sept médecins prévus au budget fussent présents dans la colonie ; cet effectif qui peut à peine faire face aux besoins les plus impérieux du service devrait être porté à dix.

En 1909, le personnel médical a été réparti dans les emplois suivants :

Un chef du service, médecin de l'ambulance de Vientiane;

Un médecin-chef de l'ambulance de Paksé ;

Un médecin-chef de l'ambulance de Luang-Prabang ;

Un médecin-chef de l'ambulance de Xieng-Khouang ;

Une vaccine mobile.

Les dix médecins nécessaires pour assurer le bon fonctionnement du service seraient répartis comme suit :

1° Un chef du service ;

2° Quatre médecins chefs d'ambulance (Vientiane, Paksé, Luang-Prabang et Xieng-Khouang).

3° Cinq médecins mobiles chargés de la vaccine et aussi d'assurer, par de fréquentes tournées, le service médical dans les nombreuses provinces du Laos, telles que celles de Saravane, d'Attopeu et du Haut-Mékong qui n'ont jusqu'à présent fait que voir passer un médecin tous les cinq ou six ans.

2° *Personnel indigène*. — Il comprend, à la date du 31 décembre 1909, onze infirmiers du cadre des infirmiers du Laos auxquels il y a lieu d'ajouter : 1° onze gardes indigènes faisant un stage d'un an dans les ambulances pour aller servir ensuite comme infirmiers dans les postes dépourvus de médecins ; 2° onze gardes indigènes servant comme infirmiers dans les postes dépourvus de médecins ; 3° un secrétaire du chef de service et enfin : 4° quatorze indigènes employés comme cuisiniers et coolies dans les ambulances. Si le personnel qui sera augmenté en 1910 est à peu près suffisant comme quantité, il pèche beaucoup par la qualité qu'il soit laotien et annamite, car les Annamites ne viennent servir au Laos que si leurs antécédents ou leurs mauvais services antérieurs ne leur ont pas permis de conserver une meilleure situation au Tonkin ou en Cochinchine ; quant aux infirmiers laotiens, il faudra des années pour en faire de bons serviteurs.

Matériel. Locaux. — Si le personnel est notoirement insuffisant comme nombre pour les médecins, comme qualité pour les infirmiers, il n'en est pas de même pour les locaux et le matériel.

Les ambulances, grâce aux travaux exécutés au cours des années précédentes et continués en 1909, sont devenues de véritables petits hôpitaux. Il n'y a guère que l'ambulance de Luang-Prabang qui laisse beaucoup à désirer : les bâtiments datent déjà de nombreuses années ; la réfection totale de cette ambulance est à l'étude. Il y aura encore pas mal d'améliorations à apporter ou de réparations à effectuer à l'ambulance de Xieng-Khouang qui n'a pas été construite par des professionnels. Mais dès maintenant le Laos possède deux ambulances (celle de Paksé et de Vientiane) qui peuvent être considérées comme des modèles n'existant pas à beaucoup d'exemplaires en Indochine. Lorsque l'ambulance de Luang-Prabang aura été restaurée, lorsque le médecin chef du service aura enfin un logement digne de ses fonctions, lorsque les médecins mobiles auront dans chaque chef-lieu de province un logement sommaire mais confortable, leur permettant de s'y reposer de leurs tribulations dans les « salas », le service de l'assistance n'aura plus rien à désirer au point de vue des locaux.

Le matériel médico-chirurgical et pharmaceutique a été fort heureusement complété en 1909 ; chaque ambulance dispose d'un arsenal chirurgical plus que suffisant et d'un approvisionnement pharmaceutique abondant.

Aucune modification n'a été apportée en 1909 à la réglementation concernant les ambulances ; elles fonctionnent maintenant d'une façon parfaite sous le contrôle du chef du service qui laisse aux médecins de ces formations toute initiative pour apporter sur place les petites modifications reconnues nécessaires.

Mais, aussi bien organisée qu'elle soit, une ambulance n'est profitable qu'à ses voisins immédiats ; en dehors d'elle, l'assistance médicale est réduite à bien peu de choses. Le médecin-chef de ces établissements est immobilisé par ses malades en traitement, par l'importante besogne médicale et administrative inhérente à toute formation sanitaire. Aussi en dehors des centres, c'est-à-dire de quatre localités pour tout le Laos, la population européenne et indigène ne peut guère compter que sur les miliciens-infirmiers des chefs-lieux de province et sur les médecins-vaccinateurs. Ceux-ci comme ceux-là sont insuffisants. Les médecins vaccinateurs (dont le titre vrai devrait être médecin mobile) sont théoriquement au nombre de trois mais pratiquement seulement au nombre de deux (et encore souvent est-on obligé de confier à l'un d'eux la direction d'une ambulance comme cela s'est produit en fin 1909 à Xieng-Khouang) ; ils sont chargés, en outre de la vaccine, de donner leurs soins à tous les malades européens et indigènes qu'ils rencontrent au cours de leurs tournées et de répandre les conseils d'hygiène ; mais que peuvent faire ainsi deux médecins pour onze provinces ? Quant aux miliciens-infirmiers des postes isolés, une fois leur stage d'un an à l'ambulance effectué, ils échappent définitivement à l'autorité du médecin et ils ont vite fait de désapprendre les quelques notions qu'ils avaient acquises. Il y aurait lieu de rattacher ces miliciens au cadre des infirmiers de façon à ce qu'ils soient obligés de tenir le médecin au courant de leurs faits et gestes et que leurs actes puissent être surveillés par le médecin de la circonscription.

Dans son rapport de 1908, le chef du service de Santé demandait qu'il y ait dans chaque chef-lieu de province un médecin indigène ; il ne semble pas que ce praticien isolé dans un poste, à 300 kilomètres de tout médecin européen, puisse rendre plus de services qu'un bon infirmier surveillé de temps en temps, pendant huit à quinze jours tous les deux mois, par le médecin vaccinateur en tournée. Ce qu'il faut au Laos, ce n'est pas un cadre de médecins indigènes, c'est un personnel médical mobile formé de cinq jeunes médecins actifs et aimant la brousse et dans chaque poste un véritable infirmier et non pas un milicien remplissant les fonctions d'infirmier. Ces médecins mobiles auraient un chef-lieu de province comme point d'attache ; pendant la saison sèche, ils vaccineraient, iraient faire de fréquentes tournées dans les postes, et pendant la saison des pluies s'immobiliseraient dans les régions perdues comme Saravane et Ban-Houei-Saï où ils ne manqueraient pas de malades à soigner. En somme, il faudrait chercher à réaliser au Laos ce service mobile d'assistance qui rend de si brillants services à Madagascar. Voici quelle serait la réparation idéale de ce personnel mobile qui n'existe actuellement qu'à l'état d'embryon :

	Point d'attache	Service mobile et vaccine de la province de
1er médec. mobile.	Vientiane.	Vientiane.
2e — —	Saravane.	Saravane, Attopeu et Paksé.
3e — —	Savannakhet.	Savannakhet et Cammon.
4e — —	Ban-Houei Saï.	Haut-Mékong et Luang-Prabang.
5e — —	Sam-Neua.	Hua-Phanh et Xieng-Khouang.

III. — Mouvement des malades dans les hôpitaux de l'assistance.

L'année 1909 a été marquée par une augmentation très sensible dans le nombre total des malades qui ont été traités à l'ambulance ou à la consultation.

Européens. — 54 malades hospitalisés, 385 traités à la consultation en 1909 au lieu de 44 hospitalisés et 351 consultants en 1908.

Indigènes. — En 1909, 1.023 malades indigènes ont été hospitalisés avec 18.014 journées de traitement au lieu de 754 malades et 14.286 journées en 1908.

En 1909, 12.380 malades indigènes ont été traités à la consultation, donnant un total de 34.976 consultations.

Au cours des quatre dernières années, le chiffre des consultations est allé toujours en augmentant ainsi que le montrent les résultats suivants :

1906. . . 19.163 consultations
1907. . . 28.300 —
1908. . . 31.060 —
1909. . . 34.976 —

Morbidité. — Aussi bien chez les européens que chez les indigènes, la morbidité est très élevée, si l'on songe que les chiffres exposés plus haut ne s'appliquent qu'à la population des centres où sont les ambulances. La morbidité est de près de 95 % pour les européens et de 60 à 70 % pour les indigènes.

Mortalité. — En 1909, il n'y a eu comme décès d'européens que le décès d'un enfant à Paksé et le décès d'un prospecteur, en avril 1909, dans les environs de Vientiane (suite de paludisme aigu et insolation).

77 indigènes sont décédés dans les ambulances :
A noter 19 décès dus au paludisme,
     3 » » » béribéri,
     9 » » à la dysenterie,
     4 » » à la tuberculose.

IV. — Crédits.

Les crédits affectés en 1909 au service de l'assistance médicale atteignent la somme importante de 55.365 piastres. Les dépenses de l'assistance médicale ont subi une augmentation graduelle chaque année et les résultats ont suivi une marche parallèle qui montre que toute augmentation des crédits est aussitôt suivie d'une augmentation du chiffre des malades traités.

Année 1906. Dépense effectuée : 36.134 piastres. Malades traités : 6.669
   — 1907   —   41.362   —   —   9.584
   — 1908   —   56.962   —   —   12.617
   — 1909   —   54.945   —   —   13.103

En février 1908. le chef du service de santé avait, conformément aux instructions de M. le Gouverneur général en date du 31 janvier 1907, élaboré un programme pratique des mesures d'hygiène à appliquer au Laos.

A Vientiane et à Paksé, d'importants travaux d'assainissement ont été commencés en 1909 et sont en voie de terminaison (voirie, abattoir, canalisation d'eau).

Au point de vue de la défense sanitaire, une importante mesure a été prise en 1909 : un appareil Clayton a été acheté pour être placé dans l'île de Khône, porte d'entrée et de sortie du Laos, où il rendra les plus grands services pour arrêter la propagation des maladies épidémiques venant du Cambodge et réciproquement.

Chaque ambulance du Laos s'est constitué un approvisionnement suffisant de désinfectants pour parer aux épidémies et a reçu une cuve à trempage Geneste et Herscher et un appareil Linguer à formaldéhyde.

Au cours de leurs tournées, tous les médecins ont vulgarisé les notions d'hygiène dans des causeries avec les indigènes. A ce propos, il y a lieu de constater que les médecins en service au Laos apprennent vite le laotien, ce qui leur permet de causer directement avec tous les indigènes.

Si, en 1909, les desiderata formulés par le comité d'hygiène et par les commissions provinciales ont été assez nombreux, les résultats n'ont pas été aussi satisfaisants. Il faut malheureusement au Laos autre chose que de la bonne volonté pour faire

aboutir les mesures d'hygiène. Les projets ne manquent pas ;
mais pour les réaliser des moyens et de l'argent sont indispensables, les uns et les autres sont rares quoique l'assistance médicale et l'hygiène soient l'objet de la sollicitude constante des
autorités locales.

HYGIÈNE DES CENTRES URBAINS ET DES CHEFS-LIEUX DE PROVINCE

1° *Prophylaxie des maladies transmissibles et contagieuses.*

Elle sera assurée au chef-lieu de chaque province par :

A. — L'installation d'un lazaret ou d'un local d'isolement
conformes aux instructions de M. le Gouverneur général du
31 janvier 1907, c'est-à-dire que dès maintenant on doit faire
choix d'un emplacement et arrêter les conditions dans lesquelles un local en paillotes doit être édifié.

B. — La création d'un service d'épidémie. Conformément aux
mêmes instructions, il y a lieu de prévoir un personnel infirmier qui sera plus spécialement employé en temps d'épidémie.
Il pourra être choisi dans la milice. Des miliciens seront envoyés
périodiquement de chaque province dans les ambulances de la
circonscription ; là, ils seront dressés aux opérations de la
désinfection, au transport des malades, aux premiers soins à
leur donner.

C. — L'achat de moyens de désinfection. Chaque ambulance
sera munie d'un pulvérisateur. Chaque chef-lieu recevra une
certaine quantité de désinfectants chimiques, chlorure de chaux,
sulfate de cuivre, etc.

2° *Hygiène alimentaire.*

Des marchés et des abattoirs devront être construits dans tous
les chefs-lieux, et tenus dans un très grand état de propreté.

Un contrôle des denrées, boissons, viandes devra être exercé par les médecins ou par les administrateurs dans les postes dépourvus de médecins.

Pour l'eau potable, il faut veiller à ce que les puits soient tenus dans un état de propreté parfaite, à ce qu'ils ne soient pas souillés par des infiltrations de toutes sortes.

3° *Hygiène des établissements publics.*

On devra surveiller fréquemment l'état de propreté des écoles, des casernements, des prisons, des marchés, des abattoirs.

Des emplacements seront choisis pour des cimetières, loin des cours d'eau, sources, puits et fontaines. Les inhumations devront toutes avoir lieu dans ces endroits réservés. Les fosses auront au moins 1 m. 50 de profondeur.

Cette mesure d'hygiène s'impose, elle causera peut-être quelques vexations au début, mais les préjugés de la population disparaîtront vite dès qu'on lui aura fait comprendre l'utilité de la mesure prise.

On devra défendre énergiquement de jeter dans les cours d'eau les cadavres humains et ceux des animaux.

4° *Mesures concernant les immeubles.*

Les habitations seront autant que possible séparées les unes des autres. Elles devront être maintenues tant à l'extérieur qu'à l'intérieur dans un constant état de propreté.

On devra empêcher les indigènes de loger leurs animaux sous les habitations. Des étables seront construites en dehors des maisons et sur un terrain sec qui sera souvent nettoyé.

On devra veiller à ce qu'il n'y ait pas autour des habitations des trous (surtout des trous à buffles) qui retiennent les eaux de pluie et constituent des milieux particulièrement favorables à la reproduction des moustiques.

5° Mesures générales d'assainissement des centres urbains.

Les efforts doivent porter surtout sur les points suivants :

A. — *Création d'un service de vidanges.* — Les excrétions humaines seront reçues dans des fosses fixes ou dans des fosses mobiles.

Les fosses fixes devront être étanches. Elles ne devront jamais être installées dans des endroits couverts par les inondations périodiques.

Pour les fosses mobiles, il conviendra de n'employer comme tinettes que des récipients métalliques étanches dont l'enlèvement sera assuré tous les jours soit par des prisonniers, soit par des coolies d'un entrepreneur ; ils seront transportés à l'extérieur de la ville sur un emplacement déterminé par l'autorité locale.

L'enlèvement des ordures ménagères, placées tous les matins dans une caisse devant chaque maison, sera fait à l'aide de voitures traînées soit par des prisonniers, soit par des animaux appartenant à l'administration ou à un entrepreneur ; elles seront déversées dans un dépotoir où elles seront brûlées tous les jours.

B. — *Des rues larges, à dos d'ânes et empierrées devront être construites et bien entretenues.* — Pour les eaux de pluie et les eaux résiduaires, leur écoulement devra être assuré et facilité par la construction de caniveaux et de drains qui conduiront ces eaux soit dans les rivières en aval des centres, soit à des puisards.

C. — *Suppression des mares.* — Il importe en premier lieu de supprimer toutes les mares qui sont à l'intérieur des centres habités. Elles constituent de véritables nids à moustiques et à dysenterie, l'indigène ayant une tendance déplorable à les utiliser comme dépotoir. Un ordre d'urgence devra être établi pour leur comblement.

D. — *Débroussaillement complet autour des maisons, dans les terrains vagues et dans un certain périmètre autour des centres.*

6° *Prostitution*.

Des dispensaires seront établis dans chaque ambulance. Les femmes se livrant à la prostitution devront être visitées régulièrement chaque semaine.

Dans les postes dépourvus de médecins, l'administrateur profitera du passage d'un médecin mobile pour lui faire examiner les femmes se livrant à la prostitution. Celles qui seront reconnues malades seront dirigées sur l'ambulance la plus proche.

7° *Rage*.

On devra supprimer tous les chiens errants et tous ceux mordus par un chien suspect de rage.

8° *Vaccinations antivarioliques*.

Des tournées de vaccination seront faites par les médecins. Les administrateurs, en vue de seconder le personnel médical du Laos en nombre insuffisant pour un pays aussi étendu, devront contribuer également à répandre la vaccine.

On s'attachera à vacciner tous les enfants dans leur première année. Des revaccinations devront être faites vers la dixième et vingtième année.

Le danger de la variolisation, cause fréquente d'épidémie de variole au Laos, devra être signalé à la population, surtout aux *Khas* qui en font un usage courant.

INSTRUCTION DES INDIGÈNES

L'instruction des indigènes présente de grandes difficultés dans ce pays où le Laotien indolent n'est capable d'aucun effort pour sortir de son ornière. De plus, on se trouve en présence de nombreuses races, très diverses de mœurs, très attachées à leur tradition.

Les moyens les plus pratiques pour inculquer à la masse de la population des notions essentielles d'hygiène doivent consister en une propagande active :

1° *Par des conférences* faites par les médecins des ambulances, par les médecins vaccinateurs, par tous ceux qui voudront concourir à répandre nos idées. Ces conférences devront être brèves, résumant en quelques phrases les notions élémentaires d'hygiène ; il y aura tout avantage à multiplier les exemples et à faire une véritable leçon de choses.

Les médecins profiteront des réunions des autorités aux chefs-lieux, lors des fêtes du grand et du petit serment, pour leur faire des conférences ; elles porteront ensuite la bonne parole à leurs administrés dans leurs villages.

2° *Par les tournées médicales, les consultations gratuites.* — Tournées et consultations vont se multiplier par suite de l'augmentation incessante du personnel médical.

3° *Par des affiches, des brochures,* répandues dans tous les villages, donnant des notions élémentaires d'hygiène et indiquant les moyens de prophylaxie à employer contre certaines maladies.

4° *Par l'école et le livre.* — Les écoles françaises sont malheureusement peu nombreuses et il ne faut pas compter sur les bonzes, derniers refuges de la tradition, pour répandre nos idées. Toutefois les élèves que nous y formons, habitués peu à peu à nos coutumes et à nos idées, deviendront plus tard dans les villages des agents actifs de propagation.

HYGIÈNE DES VILLAGES

Au fur et à mesure que cette propagande aura porté ses fruits, que l'indigène des campagnes aura pu constater chez son voisin des centres les avantages de notre hygiène, qu'il pourra avoir confiance en elle et l'accepter, on pourra passer à l'exécution d'un certain nombre de mesures pratiques susceptibles d'avoir un effet immédiat sur l'assainissement des groupes.

1° Pour éviter la propagation des maladies épidémiques et être tenu au courant de la marche de la population et, en cas d'élévation de la mortalité, pouvoir en rechercher la cause, il importe que l'Administrateur se tienne en relation constante avec la population et soit renseigné le plus rapidement possible sur l'état sanitaire des villages.

A cet effet, il y a lieu de rendre obligatoire la déclaration de toutes les naissances, de tous les décès, ainsi que de toute maladie contagieuse ou le paraissant. Les déclarations de naissance et de décès pourraient être transmises au chef-lieu à des dates périodiques, tous les mois ou tous les quinze jours. Les maladies contagieuses devraient être déclarées immédiatement.

2° Réglementer les inhumations et les exhumations, causes fréquentes de l'éclosion des maladies épidémiques. On devra créer des cimetières dans chaque village.

3° Faire tenir le village en état de propreté constante, débroussailler autour des habitations et autour du village.

4° Un dépotoir où seront jetées toutes les ordures ménagères devra être installé près de chaque agglomération.

5° Créer dans chaque village une ou plusieurs fosses fixes qui serviront de cabinets d'aisance et défendre de déposer des matières fécales le long des chemins, dans les mares ainsi que dans les jardins.

6° Protéger les cours d'eau, les mares, défendre d'y verser aucune matière excrémentitielle, d'y jeter les cadavres humains et ceux des animaux ou de les enterrer au voisinage des sources, puits, citernes et des habitations.

7° Etablir dans chaque village des puits situés à distance convenable des fosses d'aisance, des dépôts de fumiers, des dépotoirs et des cimetières. Ces puits devront être tenus en état constant de propreté. On ne devra y puiser qu'avec des récipients propres.

8° Empêcher de creuser des mares à l'intérieur des villages, combler tous les trous (surtout les trous à buffles) qui sont des gîtes de prédilection pour l'éclosion des moustiques.

9° Construire les étable s en dehors des habitations et sur un sol sec facile à nettoyer.

FONCTIONNEMENT D'ENSEMBLE DE L'ASSISTANCE MÉDICALE AU LAOS.

1° *Soins médicaux.*

A. — *Ambulances.* — Au point de vue de l'assistance, le Laos est divisé en quatre circonscriptions correspondant chacune à une ambulance.

Chaque médecin-chef d'une ambulance est chargé d'appliquer, dans l'étendue de sa circonscription, les mesures édictées par la circulaire 426 du 25 mars 1904, par les instructions du 22 septembre 1906 de M. le Gouverneur général et par le règlement sur le fonctionnement des ambulances du Laos du 28 novembre 1907.

Le montant des médicaments et objets de pansements doit toujours être remboursé par les européens, fonctionnaires ou particuliers, dans les conditions fixées par l'annexe 4 du règlement sur les ambulances du Laos.

Les européens sont soignés dans les ambulances soit à charge de remboursement par les divers budgets pour les fonctionnaires, soit par eux-mêmes pour les particuliers. Durant l'hospitalisation, ils ont droit au logement, aux soins médicaux et à la nourriture.

Les indigènes sont soignés gratuitement. Toutefois lorsque les médicaments sont fournis aux autorités pour constituer un approvisionnement et être délivrés ensuite en dehors de la présence du médecin, ils font l'objet de cessions contre remboursement (prix de revient sans majoration : quinine; circulaire du Résident supérieur du 25 octobre 1906) ;

B. — *Médecins mobiles.* — Des médecins mobiles sont chargés de faire dans les provinces suivant les besoins des tournées de vaccine et de médecine.

Ils doublent dans le service de l'assistance près des européens et des indigènes des provinces, les médecins des ambulances qui ne peuvent facilement s'éloigner de leur formation sanitaire. Munis d'une boîte de pharmacie et d'objets de pansements, ils soignent sur place les malades qui ne sont pas gravement atteints, et dirigent les autres sur les ambulances.

Par des causeries sur les notions élémentaires de l'hygiène, sur le traitement et la prophylaxie des maladies les plus communes, ils répandent nos idées parmi la population.

2° *Police sanitaire, hygiène et santé publique.*

Conformément aux règlements en vigueur (Décret du 13 mai 1905 relatif à la protection de la santé publique en Indochine. Arrêté du 19 septembre 1905 portant règlement sur l'application du décret du 13 mai 1905. Arrêté sur la protection de la santé publique au Laos actuellement soumis à l'approbation du Conseil supérieur d'hygiène de l'Indochine) tous les médecins de l'Assistance concourent aux divers services relatifs à la police sanitaire et à la protection de la santé publique (constatation des décès, déclaration obligatoire des maladies transmissibles, contrôle des denrées sur les marchés, des abattoirs ; proposition de toutes mesures de désinfection, d'isolement et de prophylaxie utiles, etc.).

Les déclarations de maladies épidémiques sont adressées par le médecin au Résident supérieur et à l'administrateur de la province. Ce dernier doit aviser par les voies les plus rapides de la déclaration qu'il a reçue, le chef du service de l'assistance.

En dehors de ces déclarations faites par les médecins, les administrateurs doivent signaler télégraphiquement au chef du service de l'assistance, tous les cas de maladies épidémiques ou contagieuses qu'ils voient ou dont ils peuvent avoir connaissance.

Pour permettre au chef du service de l'assistance de constituer le dossier sanitaire de chaque province, prévu par les instructions du Gouverneur général en date du 31 janvier 1907, les administrateurs doivent envoyer mensuellement un rap-

port étudiant les différentes questions dont la liste est donnée
par ces instructions et, par la circulaire n° 29 du 2 mai 1907
du Résident supérieur.

Le chef du service de l'assistance doit être en relations permanentes avec les autorités administratives et être consulté
obligatoirement sur toutes les mesures qui ont trait à l'hygiène
des individus, la salubrité des immeubles et l'assainissement
des localités.

Le comité d'hygiène du Laos institué par arrêté du 21 novembre 1905 a à connaître tout ce qui concerne la salubrité publique, l'hygiène des agglomérations et des groupes, l'hygiène
générale et la prophylaxie des maladies épidémiques.

Conformément à l'arrêté du Résident supérieur sur la protection de la santé publique au Laos, dans chaque province,
une commission d'hygiène sera chargée de veiller à l'exécution
de ce règlement et pourra faire toutes les propositions relatives
à l'hygiène et à la salubrité de la province.

3° *Isolement des lépreux.*

La lèpre étant une maladie éminemment transmissible et
dont la propagation fait de sérieux progrès au Laos, il y a lieu
de prendre vis-à-vis des lépreux les mesures suivantes :

A. — Rendre obligatoire dans chaque province l'isolement
effectif des lépreux dans des villages spéciaux, placés sur un
terrain assez étendu, propre à la culture, loin des centres habités et en dehors des voies de communication. Les lépreux valides pourront ainsi se livrer à la culture.

Ces malades seront libres de mener à l'intérieur du périmètre réservé l'existence qu'il leur conviendra et la seule condition à laquelle ils seront soumis consistera à ne pas franchir
les limites qui auront été assignées.

Aucun village autre que ceux fixés par l'administration ne
devra conserver de lépreux sur son territoire. Les notables qui
transgresseront ces ordres seront sévèrement punis.

Des visites aussi fréquentes que possible seront faites dans les villages de lépreux soit par les médecins des ambulances, soit par les médecins mobiles.

B. — Quand un indigène aura été reconnu atteint de lèpre et aura été dirigé sur un des villages de lépreux, on devra aussitôt désinfecter le logement qu'il habitait et tous les ustensiles, linges et objets qu'il pourra avoir souillés.

Tel est dans son ensemble le programme des mesures hygiéniques à prendre actuellement et dans l'avenir pour réaliser d'une façon pratique et aussi satisfaisante que possible, pendant de longues années, l'assainissement des centres et des campagnes au Laos. Les administrateurs sont largement armés pour mener à bien pareille entreprise ; leur tâche sera facilitée par ce programme, par les conseils des médecins ainsi que par les avis du comité d'hygiène et des commissions provinciales.

Conformément à ce qui se pratique au Tonkin et suivant l'avis du Gouverneur général, il y aurait lieu d'accorder chaque année des primes à titre d'encouragement aux villages qui se seraient signalés par leur propreté et qui auraient fait preuve de la meilleure bonne volonté dans la mise en pratique des mesures d'hygiène prescrites ou conseillées ; une récompense serait octroyée aux autorités indigènes dont le zèle aurait abouti à ces résultats.

ÉPIDÉMIOLOGIE

Épidémies. — L'année 1909 a été relativement favorable au point de vue des épidémies.

Les seules maladies épidémiques constatées ont été :

1° *Choléra.* — En mars 1909, le choléra a sévi dans la région de Khône et a produit 40 cas et 30 décès;

2° *Lèpre.* — 6 cas seulement constatés médicalement : 2 en janvier à Vientiane et 4 à Xieng-Khouang ;

3° *Rougeole.* — 11 décès à Vientiane ;

4° *Charbon.* — 20 décès dans la province de Savannakhet ;

5° *Oreillons.* — Pendant toute l'année 1909, une épidémie d'oreillons a été observée à Vientiane ; au total 122 cas ; quelques cas à Luang-Prabang et dans le Bas-Laos ;

6° *Variole.* — Au total 5 cas et 5 décès ont été constatés par les médecins. Il est certain que le chiffre réel des cas de variole dans tout le Laos est bien supérieur ; mais maintenant que le service de la vaccine fonctionne dans des conditions à peu près satisfaisantes, on n'observe plus de violentes épidémies comme celles de 1900 ou 1904.

La peste et la fièvre récurrente sont encore inconnues au Laos.

Paludisme. — Comme toujours, le paludisme est l'affection qui prédomine de beaucoup dans la pathologie du Laos, aussi bien chez les européens que chez les indigènes. Il faut cependant constater qu'en 1909 le paludisme a eu une tendance à se manifester sous des formes moins graves, en raison des efforts qui ont été faits pour répandre l'usage de la quinine chez les indigènes.

Parasites intestinaux. — Ils sont toujours très fréquents : tænia, ascarides, oxyures, toutes ces formes de parasitisme font partie des affections observées journellement aux consultations des ambulances ; aussi la santonine et la fougère mâle sont-ils des médicaments aussi en faveur auprès des indigènes que la quinine et l'iodure de potassium.

Filariose. — Pour la première fois, il a été observé deux cas d'éléphantiasis du membre inférieur ; mais à propos de ces deux malades, le médecin de Paksé se demande s'il s'agit bien là de filariose ou d'accidents streptococciques.

Vaccine. — Le service de la vaccine a fonctionné en 1909 dans des conditions aussi satisfaisantes que l'ont permis la pénurie du personnel mobile, l'obligation de charger un médecin vaccinateur du service d'une ambulance ou de l'immobiliser dans une région pour combattre une épidémie et les difficultés inhérentes à la constitution géographique du pays.

17.094 vaccinations ont été pratiquées.

Comme pour les années précédentes, on a utilisé à la fois le vaccin de Saïgon et celui de Xieng-Khouang. Les deux ont donné des résultats à peu près identiques : le pourcentage des succès est 92 % pour le vaccin de Saïgon et 88 % pour celui de Xieng-Khouang.

ÉTABLISSEMENTS SCIENTIFIQUES

Ils ne sont représentés au Laos que par la station vaccinogène de Xieng-Khouang. Installée dans un des bâtiments de l'ambulance, la station vaccinogène n'a pas un personnel spécial : son service est assuré par le médecin et les infirmiers de l'ambulance. Il résulte de cet état de choses que l'achat d'animaux constitue la seule dépense supplémentaire.

En 1909, la station vaccinogène a procédé à l'inoculation de 12 bufflons et de 2 génisses, à la récolte de 816 grammes de pulpe qui a servi à préparer 2.625 tubes de vaccin.

Mouvement des malades pendant l'année 1909.

1° Hospitalisations.

A. — Européens.

Hommes. . .	12	Journées de traitement.	754
Femmes. . .	10	—	160
Enfants . . .	4	—	36
Total . .	56		950

B. — Indigènes.

Hommes. . .	943	Journées de traitement.	16.455
Femmes. . .	75	—	1.095
Enfants . . .	36	—	461
Total . .	1.054		18.011

2° Consultations.

A. — Européens.

Hommes . .	336	Nombre de consultations.	1.248
Femmes. . .	10	—	205
Enfants. . .	17	—	49
Total . .	363		1.502

B. — *Indigènes.*

Hommes . .	7.993	Nombre de consultations.	21.620
Femmes . .	1.871	—	5.946
Enfants . .	2.579	—	7.410
Total. .	12.443		34.976

EN INDOCHINE

Pendant l'année 1909 [1]

CHAPITRE PREMIER

Hygiène des groupes et des localités

ÉPIDÉMIOLOGIE

Des progrès sérieux ont été réalisés, sous ce rapport, dans la plupart des chefs-lieux des provinces des divers territoires de l'Indochine, et surtout dans ceux où existent des médecins. Il ne reste qu'à perfectionner l'œuvre entreprise et à la compléter au fur et à mesure que le permettront les ressources des budgets provinciaux.

Les directeurs locaux sont presque unanimes à mentionner dans leurs rapports que les résultats obtenus en 1909 au point de vue de l'hygiène sont constants. Petit à petit, dans les chefs-lieux d'abord, à l'intérieur des provinces ensuite, l'hygiène progresse du moins sur les points où s'exerce l'action administrative.

Cependant, M. le Directeur local de la Santé de Cochinchine, fait ressortir que si, dans tous les centres de cette colonie, on tend à assurer d'une façon efficace les bienfaits de l'hygiène, en revanche les mesures prises ont été jusqu'à présent insuffisantes en raison des crédits trop minimes consacrés à cette œuvre. Beaucoup de questions primordiales mises à l'étude depuis

---

1. Rapport du Médecin-inspecteur, directeur du service de Santé.

plusieurs années n'ont pas encore été résolues et leur solution ne paraît pas devoir se produire dans un avenir très prochain.

L'assainissement du sol se poursuit surtout dans les centres habités par la population européenne. Dans toutes les provinces, sur une plus ou moins grande échelle, des travaux ont été entrepris dans ce sens : comblement des mares ou dépotoirs, construction d'égouts entraînant les eaux ménagères et autres, organisation d'un service de vidanges adapté aux ressources de la localité, etc. En principe, les vidanges sont confiées à des entrepreneurs qui font recueillir dans des récipients clos les matières reçues dans des tinettes mobiles.

C'est ainsi qu'à *Nam-Dinh*, il existe un projet d'égouts dont le devis s'élève à 150.000 francs, mais l'argent manque pour l'exécuter. A *Hué*, la construction de caniveaux en béton de ciment a complété les trottoirs et, sur plusieurs points de la ville, on a disposé des cabinets publics qui fonctionnent bien. A *Saïgon*, le directeur local signale que la propreté de certaines rues de cette ville laisse souvent à désirer. Beaucoup de voies n'ont pas de trottoirs et les bas côtés servent ainsi de dépotoirs.

A ce sujet, le déplacement du dépotoir de Saïgon devrait être résolu au plus tôt dans l'intérêt général des populations européennes et indigènes. Cette question qui est en suspens depuis l'année 1904 a été traitée dans de nombreuses séances du comité d'hygiène, mais sans que jamais aucune suite ait été donnée aux vœux émis même encore tout récemment.

Le déplacement du marché de Saïgon, situé au centre de la ville, est actuellement décidé et paraît être mis prochainement à exécution. Ce marché est une cause d'attirance des animaux et insectes propagateurs d'épidémie, tels que les rats et les mouches et son déplacement ne peut être qu'efficace au point de vue de la salubrité de la ville. Il faudrait donc éviter autant que possible que les habitations soient construites dans le voisinage immédiat d'un marché.

A noter à *Pnom-Penh*, les travaux d'assainissement entrepris en 1909, savoir : la mise en place d'une pompe électrique destinée à vider une mare située à proximité du Palais et dans laquelle se jette un grand égout collecteur, la construction de 430 mètres d'égouts au quartier chinois et 44.330 mètres cubes de remblais au quartier du Palais.

Mais Pnom-Penh ne possède pas un système d'égouts rationnellement organisé en vue de mettre cette ville à l'abri des épidémies qui chaque année déciment une part importante de sa population, aussi serait-il urgent de hâter la solution de ce problème. Il est vrai que les ressources municipales s'y opposent, mais la question d'un emprunt, soulevée par le médecin municipal dans son rapport annuel, est à étudier sérieusement.

Au Laos, *à Vientiane* et *à Pachsé*, d'importants travaux d'assainissement ont été commencés en 1909 et sont en voie de terminaison (voirie, abattoir, canalisation d'eau).

Partout, enfin, des débroussaillements ont été entrepris, des remblaiements ont été effectués et dans certaines localités, aux vieux quartiers sordides et infects se substituent des habitations mieux comprises.

La question de l'eau potable est une de celles qui préoccupent le plus les autorités sanitaires, car ce sont les affections d'origine hydrique, qui dominent de beaucoup la pathologie locale. Les affections qui reconnaissent, à l'origine, la mauvaise qualité de l'eau de consommation : parasitisme intestinal et hépatique, diarrhée et dysenterie, fièvre typhoïde, choléra, etc., fournissent en effet un appoint considérable à la morbidité et à la mortalité. A lui seul le choléra devrait suffire pour déterminer les pouvoirs publics à s'atteler résolument à la solution pratique et prompte du problème de l'eau car cette endémie, la plus redoutable de toutes celles qui existent dans le delta tonkinois et le Nord-Annam, on peut dire même dans toute l'Indochine, sème chaque année la terreur et la ruine dans la colonie, atteignant parfois, comme nous venons d'en avoir l'exemple, la proportion d'un véritable désastre.

La question de l'eau prime donc toutes les autres dans l'ordre des obligations qui incombent à la Nation protectrice et s'il est un moyen de la résoudre, tous les efforts doivent tendre à le mettre en œuvre en vue d'une réalisation prochaine.

Or, à part quelques exceptions, il n'existe malheureusement aucun système d'eau potable dans la plupart des centres administratifs et surtout dans les agglomérations urbaines. Certaines localités possèdent des *citernes* qui alimentent tout ou partie de la population, mais ce système laisse fort à désirer ; à la longue, leurs parois se fissurent et ces réservoirs deviennent dès lors par les infiltrations qui se produisent, des foyers d'infections où les microbes pullulent en vase clos.

L'eau des *puits* est peut-être, en dehors de celle des sources, la meilleure que l'on puisse consommer, à condition toutefois qu'on aille la chercher à une grande profondeur, quarante à cinquante mètres au moins, et qu'elle en soit extraite à l'aide de pompes, sans oublier de ménager bien entendu autour de chaque puits une aire de protection suffisante. Mais les puits tels qu'ils sont creusés habituellement à cinq ou six mètres de profondeur seulement, en s'arrêtant à la première nappe d'eau, sont pour la plupart contaminés, car dans ces conditions la filtration du sol est insuffisante pour débarrasser l'eau des impuretés dont elle s'est chargée au contact des premières couches du sol.

Dans certains centres administratifs et à l'intérieur des provinces, l'eau d'alimentation est puisée aux fleuves ou aux rivières. Cette eau, qui est ensuite dans quelques endroits transportée aux consommateurs dans des sampans citernes (procédé encore primitif, le seul permis par les ressources budgétaires) n'étant que rarement puisée avec le maximum de garanties réglementaires, est presque toujours souillée et réclame l'ébullition.

Des projets d'adduction d'eau potable destinés à remédier à cet état de choses n'ont pu être adoptés faute de disponibilités budgétaires. C'est ainsi que Nam-Dinh (par exemple) a préparé un projet d'installation d'eau potable dont le devis estimatif est de 750.000 francs, mais, comme pour les égouts, l'importance de la somme fait reculer l'exécution du projet à une époque indéterminée.

En Cochinchine, la question de l'eau potable n'a pas encore obtenu de solution dans beaucoup de postes. A signaler toutefois qu'à Saïgon et à Cholon des travaux importants ont été exécutés pour augmenter le ravitaillement de ces centres en eau potable.

Mais l'eau de Saïgon qui est distribuée sans avoir subi aucune opération de filtration, est en général mauvaise. Elle contient en tout temps une assez grande quantité de *coli* et à certaines époques de l'année, surtout au début de la saison des pluies, des amibes, d'où apparition de la dysenterie à cette époque. Il serait urgent de prendre à cet égard et dans l'intérêt des populations, des mesures énergiques et de ne livrer l'eau à la consommation qu'après lui avoir fait subir une épuration préalable.

Cette question qui est primordiale dans un pays où les affections intestinales sont la principale cause de morbidité et de mortalité, préoccupe actuellement les représentants de l'administration, et elle est en bonne voie dans certaines provinces.

A *Hué*, l'adduction d'eau potable avec filtration sur dégrossisseur Puech est en voie d'achèvement.

Dans certains chefs-lieux de province du Cambodge (Kompong-Cham, Battambang, etc.,) des projets de ce genre avec bassins de décantation et de filtration, canalisations souterraines et bornes-fontaines ont déjà reçu un commencement d'exécution.

A signaler également à Hanoï, les travaux d'aménagement de l'Usine des eaux de Yên-Phu (système Puech et Chabal, avec bassins de décantation et filtres dégrossisseurs), qui viennent d'être heureusement terminés. Quelques travaux de protection des bassins contre les souillures des poussières ou des animaux aquatiques, sont cependant nécessaires pour compléter la grande amélioration apportée dans l'approvisionnement de la capitale en eau potable.

Enfin à noter que beaucoup de particuliers, européens du moins, sont pourvus de filtres ou stérilisateurs de divers modèles leur appartenant.

Tous les postes médicaux sont également en possession de stérilisateurs, mais rares sont ceux qui ont un débit suffisant pour donner de l'eau potable en dehors de l'hôpital.

Des filtres à sable (système Miquel et Mouchet) dont l'emploi a été recommandé dans l'année ont été, grâce à l'initiative des médecins, installés sur divers points et ont donné toute satisfaction.

Le laboratoire d'hygiène qui a régulièrement fonctionné sous la direction d'un pharmacien-major, par ses analyses méthodiques des différentes eaux a puissamment contribué à la solution de cette question des eaux d'alimentation, qui déjà capitale en Europe, revêt ici un caractère essentiellement vital.

ÉVACUATION DES EAUX RÉSIDUAIRES ET PURIFICATION DES MATIÈRES USÉES.

Ces deux importantes questions ont été également l'un des sujets de préoccupation des autorités sanitaires; elles ont comme les années précédentes motivé des mesures administratives dans un grand nombre de localités. Comme il a été dit plus haut au sujet des mesures d'assainissement, l'organisation rationnelle d'un système d'égouts est en voie d'achèvement pour certains centres et pour d'autres elle est encore à l'étude. On se heurte malheureusement, à l'occasion de l'application des mesures d'hygiène, à des difficultés d'ordre budgétaire.

Le service des vidanges fonctionne en général d'une façon satisfaisante, cependant sur ce point bien des progrès sont encore à réaliser. Des latrines publiques ont été disposées dans certaines localités en divers points, notamment aux abords des lieux très fréquentés par la population (il serait à désirer que cet exemple soit suivi partout), tels les marchés.

A Pnom-Penh, un arrêté municipal a rendu obligatoire pour toutes les habitations européennes à construire, les fosses septiques du système « Mouras ».

A Saïgon, il existe en ville quelques fosses septiques mais qui n'ont pas toujours donné les résultats que l'on attendait. La plupart d'ailleurs ne sont pas étanches et contaminent la nappe souterraine. Le service des vidanges est effectué dans la ville au moyen des tinettes.

Cependant, on doit tout particulièrement signaler à Hanoï, à l'hôpital de Lanessan, l'installation d'un système d'épuration biologique des eaux résiduaires par les « Septic Tank », qui fonctionne depuis bientôt dix-huit mois d'une manière très satisfaisante.

VULGARISATION DES NOTIONS D'HYGIÈNE.

La vulgarisation des notions élémentaires d'hygiène s'est faite durant toute l'année, surtout par les tournées que les médecins européens des divers centres ont entreprises à l'occasion soit des vaccinations, soit des épidémies, etc...

Plusieurs d'entre eux ont été aidés dans l'accomplissement de leur tâche, par des aides-médecins indigènes diplômés de l'école de Hanoï ; ceux-ci ont pu ainsi rendre certains services à l'occasion de ces tournées médicales en répandant autour d'eux des notions d'hygiène et grâce à leur contact intime avec la population, en se renseignant utilement sur l'état sanitaire des régions traversées.

Des conférences, des causeries, toutes conçues sur des plans très simples, ont été faites très nombreuses, mais celles-ci ne peuvent guère s'adresser qu'à la classe éclairée ou aux élèves des diverses écoles qui emportent parfois dans leur famille le souvenir des quelques idées qui, lentement, germent et finissent par éclore.

A ce sujet, il serait à souhaiter que les instituteurs soient suffisamment initiés à cette branche, trop souvent négligée de l'enseignement. C'est à cette condition seule qu'ils pourraient devenir d'actifs propagandistes des notions d'hygiène et préparer en quelque sorte, par un enseignement approprié à la circonstance, le rôle du médecin vis-à-vis de la population.

Des traités élémentaires d'hygiène pratique rédigés en quôc-ngu et en caractères ont été mis entre les mains des élèves des écoles, des notices et des affiches ont été répandues parmi la population. Là encore, il faudrait que ces affiches soient placées bien en évidence aux endroits les plus fréquentés, sous la garde des autorités indigènes, qui en commenteraient le texte à l'occasion de certaines réunions populaires rituelles ou autres.

Ces efforts entrepris de toutes parts en vue d'inculquer aux indigènes quelques notions élémentaires d'hygiène, ne sauraient avant longtemps modifier les errements séculaires d'une population éminemment traditionnaliste; l'essentiel est de ne pas trop se hâter et de ne pas offrir à l'indigène, en une fois, plus qu'il n'en peut assimiler. C'est surtout par l'éducation des jeunes générations que l'on arrivera à des améliorations sensibles dans l'état de choses actuel.

Les résultats pratiques de cette propagande existent néanmoins et démontrent la nécessité de poursuivre sans répit avec méthode et circonspection la campagne entreprise.

PROPHYLAXIE DES MALADIES CONTAGIEUSES.

Comme en 1908, la multiplication des postes médicaux a permis de poursuivre l'organisation sur des bases fermes, de la défense contre les maladies épidémiques. Le service des informations sanitaires a régulièrement fonctionné, et a permis aux directeurs locaux de faire prendre en temps voulu des mesures de défense pour empêcher la diffusion des foyers épidémiques. On a pu constater toutefois une certaine indifférence de la part de quelques médecins de Cochinchine dans l'exécution de cette mesure.

Dans tous les centres administratifs, des prévisions ont été faites pour procéder à l'isolement des malades atteints de maladies infectieuses à caractère épidémique, mais la plupart du temps on s'est contenté seulement de déterminer à l'avance les emplacements où seront édifiés en cas d'épidémie les établissements destinés à recevoir et à traiter les malades, ou tout au moins les personnes suspectes d'affections de ce genre.

En temps ordinaire, les salles ou cabinets d'isolement existant dans toutes les formations sanitaires suffisent au traitement de quelques varioleux, rougeoleux, typhiques, etc. Pour les affections à plus grande diffusion, tels que le choléra, la peste, la fièvre récurrente, dont l'apparition est inconstante, seuls certains centres possèdent un *lazaret* permanent justifié par l'importance de l'agglomération

Mais dans le plus grand nombre des localités, on dresse en cas d'épidémie des paillotes destinées à soigner les malades et on les brûle ensuite. Parfois, ce qui est déjà mieux, il existe une ossature en fer permanente sur laquelle on fixe au moment du besoin, cai-phên et paillotes.

Toutefois, il faut bien se convaincre que d'une manière générale, cette organisation est bien précaire et que beaucoup de progrès sont à réaliser en ce qui concerne notamment l'installation en conformité des règles de l'hygiène des *lazarets terrestres provinciaux.*

Lazarets frontières. — Aucune amélioration n'a été apportée à l'organisation déjà existante des *lazarets frontières du Tonkin.* On a bien réparé celui de Langson qui a été pourvu d'un appareil Clayton type M. mais à Moncay aucun travail n'a été entrepris pour l'édification d'un lazaret dans le camp des disciplinaires, cédé récemment à l'administration provinciale par l'autorité militaire. Moncay possède un appareil Clayton type M.

Hagiany a reçu, comme les deux autres postes précédents, son Clayton type M. Dans cette région montagneuse, il est difficile de faire de la prophylaxie régionale contre les maladies épidémiques, mais la population est suffisamment groupée au chef-lieu pour qu'on puisse y centraliser la défense. A défaut de lazaret fixe on improviserait des pavillons d'isolement sur la rive gauche de la Rivière Claire.

A *Lao-Kay,* poste frontière le plus menacé en raison des communications qui deviennent de plus en plus actives grâce à l'établissement du chemin de fer du Yunnan, il serait urgent de transformer les constructions existant actuellement pour en faire un lazaret permanent convenablement aménagé. Il y aurait lieu, en outre, de prévoir un poste d'observation avancé pour la visite des voyageurs et des marchandises provenant de Chine.

La question a été reprise au cours de cette année et des pourparlers entamés avec les autorités chinoises, il est résulté une combinaison relativement satisfaisante, la Chine ne voulant pas d'un poste français d'examen sur son territoire.

Défense fluviale. — Il importerait également d'édicter des règlements sanitaires pour la population des villes riveraines des fleuves. Il ne faut pas oublier, en effet, que les voies fluviales, en raison du trafic incessant résultant du va-et-vient des chaloupes, jonques et sampans, peuvent facilement permettre le transport de la maladie, en cas d'épidémie, d'un point à un autre. Les chaloupes étant pontées, la sulfuration en serait possible.

Service des épidémies. — Ce service a fonctionné pendant l'année 1909 d'une façon satisfaisante. Il est assuré par le personnel ordinaire auquel sont adjoints quelques auxiliaires recrutés pour les besoins du moment.

Service de désinfection. — Un arrêté du Gouverneur général de l'Indochine en date du 10 mars 1909, a déterminé la liste des appareils Clayton dont il est nécessaire de pourvoir les divers pays de l'Union en vue d'assurer la défense sanitaire de la colonie contre les maladies infectieuses.

Ces appareils ont été répartis suivant les instructions du Département et en conformité de l'avis émis par le Conseil supérieur d'hygiène dans sa séance du 28 octobre 1908.

D'une manière générale, ces appareils sont placés sous la surveillance du service de santé et restent à sa disposition, mais ce matériel est entretenu et géré par les soins de l'administration.

Des hangars ont été édifiés ou sont à l'heure actuelle en voie d'achèvement, à proximité des établissements du service général ou local, de manière à en faciliter la surveillance par un personnel déjà entraîné au fonctionnement du matériel similaire.

Enfin, dans certains centres administratifs, on a constitué un approvisionnement suffisant de désinfectants chimiques pour parer aux épidémies.

DÉCLARATION OBLIGATOIRE DES DÉCÈS INDIGÈNES

A ce point de vue, les progrès réalisés ne sont pas très sensibles. En certains cas, l'obligation de déclarer tous les décès forçant l'attention des autorités indigènes, leur a permis de renseigner très utilement l'autorité française sur l'état sanitaire de certains points inaccessibles ou échappant à l'action immédiate du médecin. Il en résulte la possibilité d'un contrôle très efficace en cas d'épidémie. Toutefois on ne saurait se dissimuler qu'il y a encore beaucoup de négligence, sinon de mauvais vouloir de la part de certains notables indigènes. Cette mesure, comme l'isolement et la désinfection est encore mal comprise par la population autochtone et est considérée comme vexatoire.

La déclaration des maladies épidémiques a été, comme en 1908, faite régulièrement par les médecins militaires, les médecins de l'assistance et les médecins libres, chargés du service des épidémies dans les villes comme Hanoï, Haïphong, Saïgon, etc...

Un arrêté du Gouverneur général en date du 13 mai 1909 a ajouté la « fièvre récurrente » à la liste des maladies épidémiques dont la déclaration est obligatoire.

Bulletin épidémiologique décadaire. — Cette pièce a été régulièrement établie tous les 1er, 11 et 21 de chaque mois.

Grâce à la multiplication des postes médicaux et à la rapidité des communications, ce document rend d'utiles services, en temps d'épidémies notamment, en reflétant pour ainsi dire d'une façon très approchée l'état sanitaire de la colonie.

Ce bulletin qui est établi au moyen des avis télégraphiques adressés à l'Inspection des Services sanitaires et médicaux par les directions locales, est complété en fin de mois par un autre bulletin mensuel qui donne d'après les renseignements provenant des postes médicaux, administratifs ou de toutes autres sources, un aperçu aussi exact que possible de la situation sanitaire de la colonie pendant le mois écoulé.

L'année 1909 n'a fait que confirmer l'avis émis au cours du

rapport de 1908, à savoir que le bulletin épidémiologique décadaire présente un intérêt primordial aussi bien au point de vue documentaire pour le Département qu'au point de vue de la rapidité des mesures de défense à appliquer dans la colonie.

En résumé, on peut dire qu'au cours de l'année 1909 de sérieux progrès ont été réalisés sous le rapport de la défense sanitaire de l'Indochine; il reste encore à fixer quelques points de détail dans l'organisation, mais celle-ci peut être considérée comme à peu près terminée du moins dans ses grandes lignes.

PALUDISME

Quoique n'ayant pas occasionné de poussée épidémique, le paludisme demeure toujours une des affections endémiques les plus redoutables de la colonie.

C'est ainsi qu'au *Tonkin*, il continue à sévir d'une façon très intense dans la Haute-Région, mais cependant il est bien loin d'atteindre la fréquence qu'il possède sur la côte occidentale d'Afrique.

En Annam, il a sévi très gravement dans le Quang-Nam en juin et juillet d'abord, puis ensuite en novembre et décembre. Dans d'autres provinces telles que celles de Quang-Nghai et de Binh-Dinh, à Vinh et aux environs, il y a eu une véritable épidémie pendant les quatre derniers mois de l'année 1909.

En Cochinchine, cette affection est très répandue dans toute la colonie et elle a sévi pendant toute l'année avec une recrudescence pendant les mois d'octobre, novembre et décembre. Les provinces de l'Est ont été plus particulièrement atteintes. Dans ces régions couvertes de forêts très étendues le paludisme affecte même des formes très graves.

Cette maladie endémique prédomine également de beaucoup dans la pathologie *du Cambodge* et *du Laos*, aussi bien chez les européens que chez les indigènes.

Il faut cependant reconnaître qu'en 1909, cette affection a eu généralement une tendance à se manifester sous des formes moins graves, en raison des efforts qui ont été faits pour répandre l'usage de la quinine chez les indigènes.

L'endémie paludéenne a été énergiquement combattue pendant toute l'année 1909 et un grand pas a été fait dans cette voie par la création du service de la quinine d'État.

Ce service est entré dans la période d'organisation pratique, dans tous les territoires de l'Union Indochinoise.

Au Tonkin, une somme de 1.000 piastres est inscrite à ce titre au budget de 1910 et les habitants des régions malsaines vont incessamment être mis à même de profiter de cette institution qui a donné ailleurs des résultats si encourageants.

Pour permettre d'appliquer cette réforme le plus judicieusement et le plus économiquement possible, le laboratoire de bactériologie du Tonkin a entrepris, dès le début de 1909, une série d'examens très importants qui ont permis d'établir l'index paludéen du Tonkin et du Nord-Annam. Cet index qui dans son ensemble n'est que de 7,33, s'élève dans certaines régions jusqu'à 40 et démontre la nécessité de la campagne entreprise.

Dans le corps d'occupation, la lutte antipaludéenne a marché parallèlement et s'est affirmée par l'application d'ordres précis sur les distributions de quinine préventive.

MALADIES ÉPIDÉMIQUES

Les maladies *épidémiques déclarées* dans l'ensemble des colonies de l'Union, pendant l'année 1909, ont été les suivantes :

Variole	Européens.	3 cas.	1 décès.
	Indigènes.	699 cas.	291 décès.
Diphtérie. — Indigènes.		71 cas.	70 décès.
Choléra	Européens.	5 cas.	3 décès.
	Indigènes.	1.692 cas.	1.264 décès.
Peste	Européens.	1 cas.	1 décès.
	Indigènes.	770 cas.	668 décès.

Rougeole	Européens.	20 cas.	
	Indigènes.	128 cas.	8 décès.
Fièvre récurrente. — Indigènes.		1.329 cas.	527 décès.
Béribéri. — Indigènes.		37 cas.	17 décès.
Charbon. — Indigènes.		5 cas.	5 décès.
Pustule maligne. — Indigènes.		18 cas.	10 décès.

CHAPITRE II

Assistance médicale aux Indigènes

L'organisation méthodique de l'assistance indigène s'est poursuivie pendant toute l'année et le fonctionnement de ce service a été satisfaisant ; cependant, par suite d'un certain flottement dans le personnel médical de l'assistance, tant militaire que civil, et de l'absence d'une relève normale, de réelles difficultés se sont produites et il n'a jamais été possible de pourvoir de titulaires tous les postes prévus.

A. — *Direction.* — Le Médecin Inspecteur, Directeur du Service de Santé, a rempli durant toute l'année les fonctions de Directeur Général de la Santé en Indochine. Par décret du 25 octobre 1909, portant réorganisation du Service de l'Assistance médicale, la direction générale a été supprimée et le Directeur du Service de Santé a été chargé des fonctions de Médecin Inspecteur des Services sanitaires et médicaux de l'Indochine.

Ces fonctions sont exposées dans les articles 2 et 3 du décret précité ainsi conçus :

« Art. 2. — Les services médicaux et sanitaires comprennent en dehors des établissements hospitaliers du service général qui continuent à être régis en conformité des prescriptions du décret du 4 novembre 1903 :

« La police sanitaire maritime et la protection de la santé publique ;

« Les postes médicaux consulaires de la frontière de Chine et du Siam ;

« L'assistance médicale, tant à domicile que dans les dispensaires et hôpitaux autres que ceux du service général ;

« Les laboratoires autres que ceux qui relèvent de l'Institut Pasteur de Paris ;

« Les écoles de médecine indigènes.

« Le contrôle technique des établissements hospitaliers, asiles, dispensaires et autres établissements sanitaires entretenus ou subventionnés par les budgets locaux, régionaux, provinciaux et municipaux.

« Art. 3. — Le médecin inspecteur a l'initiative, près du Gouverneur général, de toute proposition qu'il estime utile au bon fonctionnement des services sanitaires et à la prophylaxie des maladies graves, transmissibles ou importables.

« Il soumet au Gouverneur général les arrêtés et règlements à intervenir pour la protection sanitaire des frontières de terre et de mer. »

Il n'y a pas encore assez longtemps que le décret est en application pour qu'il soit possible de se prononcer catégoriquement sur les avantages du changement qu'il apporte aux fonctions directoriales. Il semble cependant que la participation du médecin inspecteur eût dû être continuée, à certains points de vue, tant à l'administration qu'à la gestion et à l'exécution du service. En ce qui concerne les mutations du personnel de l'assistance, par exemple, le médecin inspecteur ne doit plus être consulté que pour l'affectation des médecins à tel ou tel pays de l'Union, l'affectation à tel ou tel poste dans ce pays dépendant exclusivement du Résident supérieur ainsi que l'indique la circulaire 42 du 15 avril 1910 du Gouverneur général de l'Indochine ci-dessous :

N° 42   Hanoï, le 15 avril 1910.

Le Gouverneur général de l'Indochine p. i., Conseiller d'État, à Messieurs les Chefs d'administration locale et à M. l'Inspecteur des services sanitaires et médicaux.

« Le décret du 25 octobre 1909, réorganisant le service de l'assistance médicale en Indochine, soulève certaines questions de détail qu'il importe de résoudre.

« Il y a lieu en particulier de déterminer l'autorité qui aura charge des affectations à donner aux médecins de l'assistance à leur arrivée et à leur retour dans la colonie, et des mutations à faire dans les différents postes.

« J'ai décidé, conformément d'ailleurs aux suggestions de M. le Ministre des Colonies contenues dans sa dépêche n° 753 du 29 novembre 1909, que les affectations des médecins à un pays déterminé, soit à leur première arrivée dans la colonie, soit à leur retour de congé, soit en cours de séjour, seraient faites par arrêté du Gouverneur général sur la proposition combinée de l'inspecteur des services sanitaires et médicaux et du directeur du cabinet et du personnel. Toutefois, les mutations en cours de séjour seront prononcées sur l'avis conforme des chefs d'administration locale.

« C'est en somme la procédure suivie pour le personnel des services civils et de la garde indigène.

« Quant aux mutations dans un même pays et aux affectations à un emploi déterminé, elles seront prononcées par arrêté du Lieutenant-gouverneur ou des Résidents supérieurs pour les différents postes relevant de leur autorité. Ces arrêtés seront pris sur la proposition des directeurs locaux de la santé, et à chaque mutation, une ampliation de l'arrêté sera transmise au Gouverneur général et à l'inspecteur des services sanitaires et médicaux pour la tenue des contrôles et des matricules.

« Les congés seront accordés par arrêté du Gouverneur général sur la proposition combinée du chef d'administration locale et de l'inspecteur des services sanitaires et médicaux et l'avis conforme du directeur du cabinet et du personnel. Les demandes de congé devront parvenir au Gouvernement général par la voie des chefs d'administration locale à qui elles seront transmises par les directeurs locaux de la santé.

« Signé : Albert Picqué. »

B. — *Médecins.* — Afin de ne pas augmenter les charges résultant de la grande extension de l'assistance, il a été fait appel à la bonne volonté et au concours de tous les médecins, militaires et civils, résidant dans la colonie et des services d'assistance leur ont été confiés, permettant de faire l'économie de la solde des titulaires. Ainsi dans les villes de Hanoï, Haïphong, Saïgon, Cholon, les services municipaux sont confiés à des médecins civils n'appartenant pas à l'assistance et dans tous les centres ayant une garnison assez importante, ou une formation sanitaire du service général, ou encore une infirmerie régimentaire ou de garnison, les services médicaux dits « extérieurs » sont organisés et confiés à des médecins militaires. Ceux-ci reçoivent en plus de leur solde qui continue à être imputée au budget colonial, une indemnité annuelle payée par le budget local.

Dans ces conditions, on a pu éviter ainsi des dépenses trop considérables et le nombre des médecins appartenant à l'assistance a pu rester limité.

Le personnel employé par les services d'assistance de l'Indochine était composé comme suit au 31 décembre 1909 :

Médecins européens : 115 dont 40 n'appartiennent pas aux services de l'assistance et ne concourent qu'à titre accessoire aux soins à donner aux indigènes dans les postes où ils remplissent d'autres fonctions.

Médecins indigènes diplômés : 14.

Infirmiers européens : 14.

Infirmières européennes : 45.

Sages-femmes : 67 dont 64 indigènes.

Infirmiers indigènes vaccinateurs : 43.

Infirmiers indigènes : 309 dont 64 femmes.

Personnels auxiliaires : 208.

Médecins de l'assistance. — Le nombre des médecins de l'assistance est passé de 39 à 42, augmentation compensée par une diminution correspondante du personnel militaire entièrement à la charge de l'assistance qui de 35 unités a été ramené à 32. Le corps des médecins de l'assistance, qui a été créé par arrêté organique du 30 juin 1905, a continué à se développer pendant l'année. Le recrutement sera assuré, dans l'avenir, en conformité des dispositions du décret du 25 octobre 1909.

Aides-médecins indigènes. — Le nombre des médecins indigènes diplômés de l'école de médecine de Hanoï est actuellement de 15 qui sont ainsi répartis :

> 5 au Tonkin ;
> 3 en Annam :
> 7 en Cochinchine.

Ces jeunes gens, d'une intelligence assez vive, ont, comme les années précédentes, donné toute satisfaction aux médecins européens, mais le moment ne paraît pas encore venu de les livrer complètement à eux-mêmes et il est nécessaire de les maintenir dans le rôle d'aides-médecins, auxiliaires précieux pour les médecins auprès desquels ils sont placés, et dont la direction leur permet de perfectionner des connaissances hâtivement acquises à l'école.

L'école de médecine de l'Indochine dont l'organisation a été modifiée par l'arrêté du 5 août 1909, et à laquelle le décret du 12 mars 1909 donne le titre d'école de médecine d'Hanoï, est maintenant placée sous l'autorité directe du Résident supérieur au Tonkin.

Parmi les modifications les plus importantes, on doit signaler la suppression de la section militaire, la séparation de la section vétérinaire et la création d'une section d'élèves chinois, cette dernière de date récente.

Rapport sur le fonctionnement de l'Ecole de Médecine

(année scolaire 1909-1910).

Par application de l'arrêté du 5 août 1909, l'Ecole de médecine de Hanoï a été placée sous l'autorité du Résident supérieur du Tonkin depuis le 1ᵉʳ janvier 1910.

Les crédits nécessaires à son fonctionnement ont été fournis en 1910 par une subvention du budget général.

Les principales modifications apportées au régime intérieur

de l'école par la nouvelle réglementation peuvent se résumer ainsi :

1° Suppression des attributions administratives du directeur dont le rôle doit se borner à diriger les études avec l'assistance d'un Conseil du perfectionnement.

2° Suppression de l'économe, le service de la comptabilité et de l'économat incombant désormais au médecin secrétaire.

3° Suppression de la section militaire, cette section ayant été jugée inutile.

4° Augmentation de l'indemnité aux chargés de cours qui a été portée de 1.500 francs à 1.800 francs.

5° Diminution du nombre des élèves qui a été fixé à 6 par année pour toute l'Indochine ; pendant quelques années et en attendant que l'instruction se développe au Laos et au Cambodge, le nombre des élèves à admettre sera donc de 4 par année.

L'enseignement de l'école est adapté aux connaissances générales des élèves et le but poursuivi est avant tout pratique. Le champ des études pratiques est vaste grâce à l'hôpital du Protectorat admirablement organisé auquel vient s'adjoindre la Polyclinique gratuite des indigènes de Hanoï où une moyenne quotidienne de près de deux cents consultants viennent réclamer des soins.

L'effectif de l'école compte 34 élèves se répartissant ainsi :

Cochinchinois 12
Tonkinois 12
Cambodgiens. 2
Annamite . · 1
Chinois 7

La promotion de cette année comprendra vraisemblablement 8 médecins indigènes qui ont subi avec succès les examens théoriques au mois de juin. Ils passeront en octobre les examens pratiques (cliniques médicale, chirurgicale et obstétricale) et seront alors mis à la disposition des chefs de l'administration locale.

Il y a d'autant plus lieu de se réjouir du résultat des exa-

mens que bon nombre des élèves de quatrième année ont été
détachés dans différentes provinces pour prêter leur concours
aux médecins européens au moment des récentes épidémies
qui ont fait tant de victimes dans la population indigène.

Les médecins indigènes sortis de l'école et actuellement en
service tant en Cochinchine qu'au Tonkin, ont donné entière
satisfaction. Dans tous leurs rapports, administrateurs, chefs
de province et médecins de l'assistance sont unanimes à reconnaître non seulement leur valeur professionnelle et leur dévouement, mais aussi leur loyalisme. Les éloges mérités par les
médecins indigènes ne s'adressent pas seulement à leur manière
de servir quotidiennement à l'hôpital mais encore au zèle
dont ils ont fait preuve en temps d'épidémie de peste, de choléra ou de fièvre récurrente.

Certains sujets d'élite s'étant révélés comme bien supérieurs
à leurs camarades, il était intéressant de leur permettre de
compléter leurs études en abordant certaines parties de la médecine qui ne font pas partie du programme d'études de l'école
d'Hanoï. Un arrêté de M. le Gouverneur général a créé à Paris
pour ces médecins une organisation essentiellement pratique
et de nature à donner les meilleurs résultats ; il n'a pas été
question d'en faire des docteurs en médecine mais bien de
très bons auxiliaires pour les médecins européens.

Un médecin de Paris est spécialement chargé de les diriger
dans cette voie, la durée des études est de deux ans pendant
lesquels ces étudiants sont attachés à différents services hospitaliers et peuvent se familiariser avec les spécialités non enseignées à Hanoï. En outre, on leur montre tout ce qui est
susceptible de développer leurs connaissances générales. Ils
trouveront évidemment un grand bénéfice à visiter les installations modèles de certains hôpitaux, telles par exemple que
les salles des tuberculeux ; ils verront fonctionner certaines
fondations de bienfaisance, des consultations de nourrissons,
des œuvres des gouttes de lait, des cliniques populaires et
dans ces visites ils puiseront d'utiles indications qui ne pourront que les encourager à répandre les mêmes bienfaits dans
leur pays.

L'arrêté organique de l'école avait omis de réglementer la question des élèves chinois qui néanmoins avaient été autorisés à continuer leurs études. Un arrêté du 4 juin 1910 a comblé cette lacune ; désormais l'école pourra recruter les étudiants chinois ayant une connaissance suffisante du français ; il y avait là un moyen d'influence qu'il n'était pas possible de négliger étant donné surtout que l'Indochine entretient dans des postes consulaires voisins des écoles et des hôpitaux. Désormais la connaissance du français ne sera plus inutile pour les Chinois puisqu'ils trouveront à Hanoï les moyens de faire des études de médecine et une fois diplômés ils iront seconder nos médecins en Chine ou exercer librement dans leur pays d'origine.

L'Indochine qui s'impose encore de lourds sacrifices pour le rayonnement extérieur de la France, ne pouvait pas se désintéresser de cette question au moment où les Anglais, les Allemands et les Japonais ouvrent aux étudiants chinois de nombreuses universités ayant pour base une école de médecine.

L'école compte actuellement sept étudiants chinois ; un élève chinois diplômé a été envoyé à Canton où les services qu'il rend sont très appréciés par le Consul et par les médecins de l'hôpital français. Dans leur ensemble, les élèves chinois sont sérieux, disciplinés et travailleurs ; on peut avoir confiance dans ce recrutement pour le développement futur de notre école.

ARRÊTÉ *organisant la section d'élèves chinois.*

ARTICLE PREMIER. — Une section d'élèves chinois est créée à l'école de médecine de Hanoï.

Elle est notamment destinée à fournir des aides-médecins pour les établissements sanitaires des consulats français en Chine. En aucun cas ces aides-médecins ne pourront être autorisés à exercer en Indochine.

ART. 2. — Les candidats sont admis à l'école de médecine en qualité d'élèves libres, jusqu'à concurrence de 10 au maximum chaque année. Ils sont logés et nourris à l'école moyennant une indemnité mensuelle de 10 piastres.

La connaissance de la langue française est obligatoire.

ART. 3. — Les élèves chinois provenant soit de l'Indochine, soit de l'intérieur de la Chine, doivent être porteurs de certificats d'honorabilité émanant soit des Résidents soit des Consuls français.

ART. 4. — Les candidats dont les familles n'auraient pas les ressources suffisantes pour subvenir aux frais d'études pourront après enquête obtenir une bourse accordée par le Gouverneur général.

ART. 5. — Le nombre des boursiers est fixé à 5 au maximum chaque année.

Comme boursiers, ces élèves sont logés et nourris gratuitement et peuvent recevoir une indemnité mensuelle de 5 piastres pendant la durée de leurs études.

ART. 6. — Les candidats admis reçoivent du Consul ou de l'Administrateur, chef de province, une réquisition pour se rendre à Hanoï au compte du budget général.

ART. 7. — A la fin de leurs études, et après avoir subi avec succès les épreuves de l'examen de sortie, les élèves chinois reçoivent un diplôme constatant qu'ils ont fait leurs études médicales.

ART. 8. — Le Résident supérieur au Tonkin, le Médecin Inspecteur des services sanitaires et médicaux sont chargés, chacun en ce qui le concerne, de l'exécution du présent arrêté.

Hanoï, le 4 juin 1910.

Infirmiers et infirmières d'exploitation. — Le personnel infirmier de l'assistance a été constitué, en même temps que le personnel médical, par des arrêtés dans chacun des pays de l'Union Indochinoise, sauf en Cochinchine. Ils ont été groupés en corps spéciaux dans lesquels l'avancement, la solde, la retraite ont été prévus ; ils ont une hiérarchie propre qui a été calquée sur celle de l'ancienne institution du corps des infirmiers coloniaux et qui comprend des infirmiers principaux, des infirmiers chefs, des infirmiers majors et des infirmiers ordinaires de différentes classes, mais les cadres ne sont pas encore fixés partout, et il reste à déterminer la répartition de ce personnel selon l'importance des hôpitaux provinciaux et des budgets. Ainsi, alors que quelques provinces à budget limité n'ont pas encore un personnel complet, d'autres au contraire au budget opulent, regorgent d'infirmiers; mais peu à peu ce service s'organise régulièrement.

En général, sauf toutefois en Cochinchine où le personnel infirmier est très bon, car beaucoup de ces serviteurs sont d'anciens infirmiers qui ont passé plusieurs années à l'hôpital militaire, le recrutement laisse beaucoup à désirer; dans quelques provinces, il est même très difficile de trouver des indigènes susceptibles d'être utilisés pour ce service.

A noter particulièrement qu'au *Laos* ce personnel pèche beaucoup par la qualité qu'il soit Laotien ou Annamite, car ces derniers ne viennent au Laos que si leurs antécédents ou leurs mauvais services antérieurs ne leur ont pas permis de conserver une meilleure situation au Tonkin ou en Cochinchine ; quant aux infirmiers Laotiens, il faudra des années pour en faire de bons serviteurs.

Grâce à l'appoint fourni dans le début par les infirmiers coloniaux de l'ancienne formation éliminés peu à peu des hôpitaux coloniaux, on peut espérer pouvoir donner une base solide au cadre de l'assistance en attendant que la génération nouvelle ait acquis l'expérience de ses devanciers.

Il serait à souhaiter également qu'un certain nombre de miliciens et de linh-co soient tous les ans détachés temporairement par chaque province à l'hôpital du chef-lieu où ils y feraient un stage de six mois comme les militaires indigènes détachés à titre d'infirmiers auxiliaires dans les établissements du service général. Grâce aux quelques notions d'hygiène et de prophylaxie acquises au cours de leur stage, ainsi qu'à leurs connaissances dans la pratique des pansements, ils pourraient être plus tard avantageusement utilisés, soit en cas de mobilisation militaire soit en temps d'épidémie, pour la constitution d'équipes sanitaires provinciales.

Infirmiers vaccinateurs. — Ce personnel formé à l'école de Choquan est particulier à la Cochinchine. Le nombre des infirmiers vaccinateurs est actuellement de 43 répartis entre les différentes provinces. En général, ils rendent de bons services, mais seulement à la condition d'être étroitement surveillés par un médecin européen, car livrés à eux-mêmes, ils exploitent l'annamite.

M. le Directeur local de la Santé s'élève dans son rapport contre l'instruction trop théorique à son sens, qui leur est donnée ; le programme d'études est assez étendu mais on néglige trop les connaissances pratiques, au profit d'un enseignement abstrait d'une utilisation peu courante.

Il faut également considérer que ce personnel, et ceci s'applique en général à tout le personnel indigène, abandonne difficilement la mentalité de sa race trop accessible à l'amour de l'argent. C'est pourquoi les infirmiers vaccinateurs rendent d'utiles services quand ils sont sous la surveillance immédiate d'un médecin européen, mais se laissent trop aller à leurs penchants ataviques quand ils sont livrés à leur propre initiative ; quelques-uns d'entre eux en arrivent même à laisser de côté l'enseignement qu'ils ont reçu et à revenir aux pratiques de la médecine annamite. La plupart des médecins européens se plaignent de leur prétention et la confiance que leur accorde la population est très limitée : c'est ainsi que les statistiques des vaccinations sont moins satisfaisantes depuis que ce service leur est confié.

C'est autant à leur emploi qu'à la suppression de la vaccine mobile qu'on doit la recrudescence de la variole qui s'accentue tous les ans ; il faut incriminer évidemment la paresse et l'insouciance des populations qui trouvent inutile de se déplacer pour aller au-devant du vaccinateur, surtout quand celui-ci est un indigène sans autorité et sans prestige, mais peut-être aussi pourrait-on invoquer des défauts de technique que les médecins européens éviteraient.

Le rétablissement de la vaccine mobile en Cochinchine s'impose donc ; la suppression des infirmiers vaccinateurs, de leur professeur et de l'attirail que comporte le fonctionnement de l'école équilibrerait l'entretien des deux médecins vaccinateurs dont l'action serait véritablement efficace.

Sages-femmes. — En 1903, 3 élèves indigènes de l'école de

Hanoï ont reçu le diplôme de sages-femmes, elles ont été utilisées pour les besoins de l'assistance locale.

En Cochinchine, les sages-femmes indigènes ou *ba-mu* sont formées à Cholon.

En Annam, il a été institué à Hué un cours d'accouchement destiné à former des élèves accoucheuses libres. Grâce à l'aide prêtée par le Gouvernement Annamite, 5 praticiennes exercent déjà en ville et les candidates ne manquent pas.

De l'avis général, ces sages-femmes formées à différentes écoles, tout en donnant satisfaction à leurs chefs, pendant l'année 1909, ont rendu des services très appréciables en appliquant aux accouchements des préceptes d'hygiène et de propreté inconnus dans la population autochtone et en mettant fin dans la mesure du possible aux déplorables pratiques des matrones annamites.

Il serait toutefois désirable qu'elles soient placées, au moins pendant leur première année d'exercice, sous la direction et la surveillance d'une sage-femme européenne diplômée, et que leur action s'étendît davantage hors de l'hôpital afin que les indigènes prissent l'habitude de les faire venir à domicile au lieu de solliciter le plus souvent l'aide des matrones.

Sœurs hospitalières et infirmières européennes. — La laïcisation se poursuit régulièrement conformément au désir du Département et les infirmières congréganistes n'existent plus que dans quelques hôpitaux du Tonkin, de la Cochinchine, de l'Annam et du Cambodge. Encore la laïcisation de ce personnel est-elle décidée, mais la substitution ne pourra s'effectuer que progressivement; on a déjà fait appel dans ce but à des infirmières de profession de la métropole, provenant de l'assistance publique ou des hôpitaux et maternités de Paris et qui, après examen du Conseil supérieur de Santé, sont venues servir à l'hôpital de Cholon en Cochinchine.

On a créé en 1909 à titre d'essai (arrêté du 12 mai) à Cholon, une *école d'infirmières laïques*, pour laquelle un crédit de 6.600 piastres est prévu au budget local. La durée des cours est de une année pendant laquelle les élèves infirmières reçoivent une indemnité mensuelle de 50 piastres.

BUDGET AUTONOME DE L'ASSISTANCE

Le service de l'assistance qui a donné déjà de si heureux résultats, ne pourra se développer dans toutes les provinces que si des ressources suffisantes sont mises à sa disposition. A cet effet, il y aurait le plus grand avantage à constituer *un budget de l'assistance médicale* alimenté par des prélèvements opérés sur les recettes des impôts. Ces crédits répartis entre les provinces proportionnellement à leur population et accordés chaque année après un examen sérieux des besoins, feraient cesser ces situations regrettables de localités misérables à côté d'autres luxueusement pourvues d'installations sanitaires. En ce qui concerne l'assistance, nous assistons à ce spectacle quelquefois anormal, de formations sanitaire telles que celles de Haiduong, de Nam-Dinh, de Thai-Binh dotées d'un confort que bien des hôpitaux de sous-préfectures ignoreront encore longtemps en France, à côté des établissements des plus misérables, des léproseries par exemple, pour lesquels les crédits votés suffisent à peine à l'entretien de la vie quotidienne des malades.

Ce budget aurait donc l'inappréciable avantage de répartir d'une façon plus équitable les ressources de l'assistance ; il enlèverait aux Résidents des provinces, il est vrai, toute intervention dans le quantum des dépenses, et ne leur en laisserait que l'ordonnancement dans les limites des crédits inscrits aux budgets locaux.

La conséquence de cette organisation et non la moins avantageuse serait de conserver aux soldes des médecins de l'assistance le caractère de subordination par classe qui a été déterminé par les articles organiques de l'assistance et de s'opposer à ce qu'un médecin, de classe inférieure à un autre, arrive à toucher par le fait d'indemnités consenties bénévolement par le Résident de la province, ou de suppléments accordés pour tel ou tel service d'ordre plus ou moins médical, une solde supérieure ou égale à celle du médecin de la classe au-dessus. Ces dispositions ont un fâcheux retentissement sur l'exécution du service quand il s'agit de faire changer un médecin de résidence d'une province dans une autre ; outre que la province doit payer l'augmentation de solde correspondant à l'augmentation de classe, le médecin déplacé ne rencontre pas toujours dans sa nouvelle résidence la série d'indemnités et de suppléments dont il jouissait dans l'ancienne, se considère comme lésé ou disgracié, et fait tous ses efforts pour obtenir un autre emploi.

Avec le temps, les médecins passés à la 1re classe seront plus nombreux que les postes correspondant à ces grades, il sera donc nécessaire que les budgets provinciaux prévoient des augmentations à leurs chapitres spéciaux. Avec un budget autonome d'assistance, cet inconvénient disparaît, chaque année, une somme représentant la solde globale du personnel de l'assistance devant être prévue, sans qu'il y ait à s'occuper de sa répartition.

Le groupement des ressources de l'Assistance en un budget unique pour l'ensemble de l'Union permettrait d'étendre son champ d'action par une utilisation meilleure des crédits. Des économies notables pourraient être réalisées sur le matériel qui, avec le système actuel, est acheté pour chaque Administrateur de province ; avec des marchés généraux à long terme on obtiendrait sans peine des prix plus avantageux.

Il y aurait avantage en outre à rendre réglementaire une nomenclature des médicaments et du matériel en usage dans les établissements de l'assistance et à soumettre les demandes au visa de l'inspecteur avant qu'il leur soit donné satisfaction.

Les défectuosités du fonctionnement actuel du service de l'assistance n'avaient pas été sans attirer l'attention de M. le Gouverneur Général qui, par note-circulaire n° 36 du 5 avril, prescrivait l'étude des mesures destinées à remédier à cet état de choses.

Hanoï, le 5 avril 1910.

Le Gouverneur Général par intérim de l'Indochine,
Conseiller d'État,
à Messieurs les Chefs d'Administration locale et à
Monsieur l'Inspecteur des services sanitaires et médicaux.

Mon attention a été appelée sur les conditions défectueuses dans lesquelles fonctionne, au point de vue administratif, le service de l'assistance médicale en Indochine.

Les dispositions réglementaires contenues dans l'arrêté du 30 juin 1905 et l'instruction du 22 septembre 1906 ne prescrivent aucun contrôle sur la gestion administrative et financière des dépenses d'assistance. En dehors de la solde du personnel, supportée par le budget local, les autres dépenses de cette nature restent à la charge des budgets des provinces intéressées, et le fonctionnement du service de l'assistance, devenu ainsi un *service provincial*, échappe à toute action directrice, à toute surveillance efficace, à tout contrôle. Il en résulte que les mesures d'ensemble ou d'intérêt général, telles que la constitution des approvisionnements en matériel et en médicaments, ne peuvent être prises par l'administration locale elle-même, dépourvue de tout organe de centralisation.

J'estime que le service de l'assistance médicale est et doit rester un service local, dont l'exécution seule est assurée avec le concours des provinces. De même qu'en vertu d'un arrêté du 20 janvier 1904 la Direction locale de la Santé dans chacun des pays de l'Indochine exerce une surveillance et un contrôle technique, de même il semble nécessaire de confier à chaque administration locale une surveillance et un contrôle administratifs, qui font actuellement défaut. Un service permanent de direction, centralisé par l'un de vos bureaux, pourrait être utilement chargé de toutes les mesures d'ordre administratif et financier concernant l'assistance, notamment la passation de marchés généraux pour les approvisionnements en matériel et médicaments. Pour coopérer à cette direction administrative, un médecin de l'assistance serait adjoint au directeur local de la Santé en vue de le seconder dans son action centralisatrice.

Au point de vue financier également, l'organisation actuelle présente des défectuosités auxquelles il faudrait chercher à remédier. L'imputation aux budgets provinciaux de la plus grande partie des dépenses d'assistance laisse une trop grande facilité aux virements. Il y aurait donc lieu d'examiner s'il ne conviendrait pas de créer un budget de l'assistance publique autonome.

Enfin, il m'a été rendu compte que des congréganistes étaient encore en service dans quelques hôpitaux dépendant du service de l'assistance médicale. Ces établissements étant surtout affectés aux indigènes, il n'y a pas lieu d'y maintenir un personnel européen et congréganiste, dont le prosélytisme ne peut que gêner les malades en majeure partie affiliés à la religion bouddhique. D'autre part, il y a de ce chef une économie à réaliser, le corps des infirmiers indigènes institués actuellement dans chacune des parties de l'Indochine permettant d'assurer dans de bonnes conditions le service des établissements de l'assistance. Vous aurez, en conséquence, à prendre toutes les mesures utiles en vue de la laïcisation des hôpitaux de l'assistance médicale, ainsi qu'il en a déjà été décidé par l'arrêté du 20 novembre 1904 pour les établissements hospitaliers du service général.

Je vous prie de vouloir bien mettre à l'étude les diverses réformes envisagées dans la présente circulaire et me faire parvenir le plus rapidement possible vos propositions à cet égard.

Hanoï, le 3 mai 1910.

Le Médecin Inspecteur des Services
sanitaires et médicaux de l'Indochine,
à Monsieur le Gouverneur Général de l'Indochine.

Par note-circulaire du 5 avril n° 36, vous signalez plusieurs défectuosités dans le fonctionnement administratif de l'assistance médicale indigène et vous me demandez de mettre à l'étude diverses réformes dont vous indiquez les grandes lignes.

Mon attention avait été attirée sur la répercussion dans le service technique de certains manquements dans les détails de l'administration des établissements de l'assistance, aussi je ne puis que m'associer aux propositions contenues dans votre circulaire.

Ayant été au cours de ces dernières années à la tête du service de l'assistance médicale à Madagascar, j'ai été amené, sans vouloir adopter dans son ensemble le règlement en vigueur en Émyrne, à penser qu'il y avait intérêt pour l'Indochine à s'inspirer d'une pratique déjà vieille, ayant fait ses preuves et donné les meilleurs résultats. Les propositions que j'aurai l'honneur de vous présenter seront donc le reflet d'un ordre de choses que j'ai été à même d'apprécier pendant dix-huit mois.

Ce qui rend difficile le contrôle administratif de l'assistance, c'est, ainsi que vous l'avez remarqué, la pluralité des budgets qui doivent assurer ses dépenses : budgets locaux, provinciaux et municipaux, etc..., chacun apporte un quantum variable à la somme des crédits dépensés au compte de l'assistance et par les virements qui s'opèrent, surtout dans les comptes des budgets provinciaux, il devient impossible de contrôler d'une façon exacte l'emploi des sommes dépensées.

Les crédits alloués au médecin étant variables et souvent subordonnés aux économies faites sur d'autres chapitres, il en résulte que dans certaines provinces les aménagements de l'assistance sont plus que confortables, tandis qu'ailleurs, les installations des postes et dispensaires sont des plus précaires.

Il est impossible de se rendre un compte exact de la valeur et de la quantité du matériel en service dans les divers établissements. Il n'existe aucun procédé réglementé et uniforme pour les achats de ce matériel et des médicaments. Les achats se font ou sur place ou en France selon la fantaisie du médecin ou du Résident de la province. Il n'existe non plus aucune nomenclature fixe permettant aux médecins de ne pas sortir d'une certaine catégorie d'articles en rapport avec la clientèle des hôpitaux indigènes ; la même lacune existe pour les médicaments.

Il serait donc nécessaire de dresser une nomenclature du matériel et des médicaments, de déterminer les quantités à allouer, sauf modifications légitimées par les circonstances, aux établissements d'une importance donnée. On éviterait ainsi l'accumulation des produits ou préparations pharmaceutiques dans certains postes, produits que le médecin actuel n'utilise pas, alors que son prédécesseur en consommait journellement.

Cette question des approvisionnements doit faire envisager la question d'un magasin général auquel chaque établissement adresserait ses demandes par analogie avec ce qui se produit pour nos formations du service général.

Ce procédé d'un magasin d'approvisionnement n'a pas donné d'excellents résultats à Madagascar, et je crois qu'en Indochine ce système serait justifiable des mêmes critiques, à savoir les dépenses pour la location des locaux, leur entretien, la dépense d'un personnel spécial, les manutentions pour les expéditions, et enfin les pertes par suite d'altérations dues au climat.

Je serai donc d'avis de supprimer tout magasin central d'approvisionnement, mais de passer des marchés par adjudication pour les fournitures en médicaments échelonnées régulièrement au cours de l'année et qui seraient adressées directement par le fournisseur à l'établissement qu'il s'agit d'approvisionner.

Le médecin ne serait tenu dès lors qu'à une comptabilité intérieure réduite à la plus simple expression.

La comptabilité simplifiée pourrait ne comprendre que :

L'inventaire du matériel en service ;

Les dépenses et les recettes journalières ;

Les achats sur place (auxquels pourvoit la caisse de fonds d'avance, pour les mêmes dépenses) ;

Les dépenses d'alimentation (généralement payées à l'entrepreneur) ;

La comptabilité de la pharmacie (c'est-à-dire la justification de l'emploi des produits) ;

Les dépenses du personnel fixe et des journaliers.

Le fonctionnement administratif de ces divers détails est, sous la rubrique « exécution du service », exposé dans le règlement du 3 novembre 1909, et il serait aisé d'extraire de ce règlement tout ce qu'il conviendrait d'appliquer à l'administration des établissements sanitaires locaux, provinciaux ou municipaux.

Quel que soit le rattachement budgétaire de l'établissement, les principes d'administration et de comptabilité doivent être les mêmes.

Mais toutes ces modifications à apporter dans le fonctionnement administratif des établissements d'assistance ne peuvent donner les résultats qu'on est en droit d'en attendre que si l'assistance est dotée d'un budget autonome.

Ce budget pourrait être alimenté :

1° Par le prélèvement d'une somme fixe sur l'impôt de capitation payé annuellement par chaque indigène ;

2° Par les remboursements des frais de traitement dans les formations sanitaires, des frais de certaines cessions (médicaments, etc...), dont la liste serait établie par arrêté ;

3° Par les dons volontaires.

Je ne crois pas que le développement des diverses possessions qui constituent l'Union indochinoise soit suffisamment égal partout pour permettre la création d'un budget d'assistance de l'Indochine, mais je crois que chaque colonie du groupe, et non plus chaque province, pourrait avoir son budget d'assistance, voté au même titre que celui des travaux publics, et proportionné à la densité de sa population.

Le Résident supérieur ordonnateur répartirait les crédits entre les divers établissements et les médecins ou les comptables seraient responsables de la gestion de ces crédits.

De cette façon, les affectations par chapitre (matériel et personnel) ne seraient plus passibles de virements. Cependant, justement à cause de l'inégalité du développement et des ressources de chaque pays de l'Union, certains de ces pays, le Laos par exemple, ne réuniraient pas les fonds nécessaires à la marche régulière de l'assistance.

Or ce sont justement ces pays dans lesquels l'œuvre de propagation de la civilisation est intimement liée à l'assistance médicale. Il conviendrait, à mon avis, pour parer à ces inconvénients, de créer, auprès du gouvernement général, une caisse centrale spéciale alimentée par des prélèvements obligatoires sur les divers budgets autonomes, caisse qui serait destinée à venir en aide aux pays les moins riches ou à subventionner passagèrement certaines œuvres d'assistance d'une utilité incontestable pour l'indigène.

Avec les budgets autonomes, chaque administration locale centraliserait la gestion, la surveillance et le contrôle de ses services d'assistance médicale.

Il serait utile au plus haut point que toutes les mesures tant d'ordre administratif que technique soient prises après avis du directeur local et du médecin inspecteur des services sanitaires et médicaux.

La création auprès de ce dernier d'un bureau administratif, auquel seraient affectés un comptable et un médecin adjoint, bureau centralisateur qui, ainsi que vous l'indiquez, serait chargé du contrôle des différentes questions d'ordre administratif et financier concernant l'assistance (marchés, constructions, approvisionnements, matériel, médicaments, etc...), me paraît devoir être envisagée.

Le jour où le personnel de l'assistance le permettrait, un médecin de ce service pourrait être détaché dans les fonctions administratives du bureau ci-dessus. Mais ce personnel est encore beaucoup trop insuffisant comme nombre, trop étranger aux principes d'administration et de comptabilité, fonctions auxquelles il n'était pas destiné, et sa présence est de beaucoup plus utile, pour le moment, dans les divers hôpitaux et postes de l'intérieur.

Je crois qu'il y a lieu, dans les circonstances actuelles, de conserver encore comme adjoint le médecin des troupes coloniales qui remplit ces fonctions.

Je dois, à propos du budget de l'assistance, faire ressortir que les divers budgets autonomes ne devront viser que les dépenses d'assistance médicale proprement dites, les dépenses d'hygiène et de police sanitaire étant inscrites à un autre chapitre du budget local.

La laïcisation définitive des quelques établissements de l'assistance où servent encore des religieuses est du ressort des Résidents ou Administrateurs des provinces et doit être poursuivie. Le nombre de ces établissements est d'ailleurs très restreint.

Mais je me permets d'attirer votre attention sur l'importance, aujourd'hui reconnue par tous, de la présence d'une femme dans les formations sanitaires, pour surveiller le personnel infirmier indigène, ainsi que la propreté des salles et l'entretien du matériel (literie, lingerie, etc...).

Il y aurait intérêt, semble-t-il, à ce que (ainsi que cela a eu lieu pour l'hôpital de Cholon) l'administration locale demande à l'assistance publique de Paris des infirmières ou dames surveillantes pour chaque grand établissement hospitalier. Ces infirmières sont, avant leur départ, examinées par le Conseil supérieur de Santé au double point de leur résistance physique et de leur valeur professionnelle, et l'on se trouve en présence d'un personnel muni de références sérieuses.

La solde d'environ 3.000 francs avec logement et nourriture serait, comme la solde de tout le personnel de l'assistance, inscrite au budget autonome de chaque pays de l'Union au titre de la province les employant.

Si on jette un coup d'œil d'ensemble sur le fonctionnement de ces services, on constate que le principal but de l'assistance a été perdu de vue, et par les administrations locales, et par les médecins.

Ces derniers, et c'est très légitime, heureux dans les centres de se consacrer à la clientèle hospitalière qui offre au praticien amoureux de son art, des satisfactions nombreuses, insistent sur l'extension qu'il y aurait lieu de donner à ce groupe de formations. A la tête d'un établissement largement doté, ils se trouvent dans la situation que nombre de leurs confrères d'Europe envieraient ; salles de malades très confortables, salles d'opérations dotées des derniers perfectionnements...S'ils ont l'habileté et le tempérament tant soit peu chirurgical, ils acquièrent une réputation dans la région qui alimente l'hôpital en clients ; ils sont dès lors attachés d'une façon étroite au chef-lieu qu'ils n'abandonnent plus parce qu'il faudrait laisser sans soins la clientèle hospitalière à laquelle ils se doivent.

Dans ces conditions, le nha-qué, le villageois (et je l'ai constaté non seulement en matière d'hygiène, mais à l'occasion de tout autre détail ou progrès), est sacrifié à l'indigène des villes ou chefs-lieux, pour lesquels les sacrifices que coûte le progrès européen sont libéralement consentis. Or ces sacrifices sont supportés par le villageois, aussi bien que par le citadin. Le nha-qué, c'est la majorité des contribuables et c'est la minorité des bénéficiaires...

Le nha-qué n'ira pas à l'hôpital qui est loin de chez lui, le nha-qué n'a pour toute eau potable (?) que sa mare, piscine, fontaine et dépotoir ; le nha-qué n'a pas d'électricité, pas de caniveaux, etc., etc...

Dans la sphère qui nous intéresse, il est le premier exposé aux atteintes des grandes endémies, précisément parce que les conquêtes de l'hygiène n'ont pas encore pénétré dans le village. Aussi, une épidémie vient-elle à sévir, le village aujourd'hui paie un tribut plus lourd que la collectivité urbaine.

Il ne faut pas espérer que le médecin d'assistance, à l'égal d'un médecin de campagne en France, sera appelé au chevet de l'indigène atteint des mille et une misères banales qui affligent l'humanité. Avant nous, celles-ci, chez les indigènes comme chez nous, ont guéri sans le secours du médecin, avec son concours et quelquefois malgré son concours. Ce n'est donc pas comme guérisseur que le médecin de l'assistance devrait jouer le principal rôle : aujourd'hui mieux vaut prévenir que guérir ; c'est surtout pour la préservation des endémies que son intervention sera prépondérante. Combattre la variole, la peste, le choléra, le paludisme, toutes affections qui déciment à certaines périodes, les régions du delta, doit être sa principale occupation.

Donc au lieu de multiplier les centres d'hospitalisation, où le médecin n'a qu'une action limitée au périmètre de sa renommée, il serait à désirer qu'on ouvrît dans chaque village un dispensaire local, ou bureau d'hygiène, où serait présent à des époques déterminées le médecin provincial. Chaque village pourrait être visité deux fois par mois ou plus souvent selon l'étendue de la circonscription médicale.

Au cours de ces visites, le médecin aurait l'occasion de vulgariser les principales mesures de prophylaxie à la portée du villageois, distribuerait les médicaments pour les affections sporadiques, dirigerait sur l'hôpital du chef-lieu les malades justiciables d'une intervention chirurgicale, et continuerait ainsi sa pérégrination autour de la province, en véritable commis voyageur de la santé publique, dont le retour périodique serait ardemment désiré par les villages qu'il aurait utilement traversés.

Il conviendrait de restreindre les dépenses pour les édifices hospitaliers, et de multiplier les dispensaires et le personnel des médecins mobiles.

Une circulaire du Gouverneur général exige des administrateurs la connaissance de la langue annamite pour pouvoir prétendre à l'avancement. Autant, sinon plus que les administrateurs, les médecins de l'assistance sont en contact avec l'indigène. Ils sont, surtout dans les provinces de l'intérieur, les véritables agents de la pénétration pacifique, les pionniers de la civilisation européenne. A notre avis, la connaissance de la langue annamite doit être également pour eux une condition *sine qua non* d'avancement.

Crédits prévus aux divers budgets pour le fonctionnement des services d'assistance en Indochine pendant l'année 1909.

Personnel et matériel.

Budget colonial	2.474.350 francs
Budget général de l'Indochine	236.467 piastres
Budget local du Tonkin.	8.093 —
Budgets provinciaux et municipaux du Tonkin.	109.786 —
Budget local de l'Annam	88.337 —
Budgets provinciaux et municipaux de l'Annam	77.324 —
Budget local de la Cochinchine	51.215 —

Budgets provinciaux et municipaux de la
  Cochinchine. . . . .   180.878 piastres
Budget local du Cambodge . . . . .   126.187   —
Budgets provinciaux et municipaux du
  Cambodge . . . .   99.955   —
Budget local du Laos. . . . .   55.365   —
              Total général en francs : 4.945.404 francs

Pour les indigènes, la récapitulation des hospitalisations et des consultations enregistrées dans les différents services de l'assistance en Indochine pendant l'année 1909 donne les chiffres suivants :

Nombre des malades hospitalisés. 35.206
Nombre des journées de traitement 615.634
Nombre des malades consultants. 355.292
Nombre des consultations 667.843

CHAPITRE III

Service sanitaire maritime

Police sanitaire maritime, au Tonkin, en Annam, en Cochinchine et au Cambodge. — 1° *Réglementation*. — Les règlements en vigueur qui ont régi la police sanitaire en Indochine pendant l'année 1909 ont été les suivants :

1° La loi du 3 mars 1822 relative à la police sanitaire ;

2° Le décret du 31 mars 1897 modifié par celui du 20 juillet 1899 sur la police sanitaire maritime dans les colonies et pays de protectorat.

Des arrêtés locaux en date du 3 avril 1907 ont ensuite organisé d'une façon générale le service sanitaire maritime au Tonkin et en Annam.

Pour le Cambodge, cette réglementation a fait l'objet de l'arrêté du 28 juin 1909 rendu après avis du Conseil supérieur d'hygiène de l'Indochine.

La Cochinchine était donc le seul pays de l'Union indochinoise où le service sanitaire maritime n'était pas encore réglementé. Mais, à la date du 16 décembre 1909 un nouveau décret portant règlement sur la police sanitaire maritime dans les colonies et pays de protectorat a été signé par le Président de la République.

Ce décret pris à la suite de la conférence internationale signée à Paris le 3 décembre 1903, rendue exécutoire en France par le décret du 26 août 1907 qui a été promulgué en Indochine par arrêté du Gouverneur général du 22 mars 1910, refond toutes les dispositions sanitaires (décrets et arrêtés) qui, jusqu'à ce jour, étaient en vigueur dans la colonie et d'après lesquelles a encore fonctionné en 1909 le service sanitaire.

Promulgué en Indochine, par arrêté du Gouverneur général en date du 3 mars 1910, il n'a été rendu applicable qu'à compter du jour de la signature de l'arrêté précité.

Cet acte est caractérisé par une tendance à rendre moins vexatoires, tout en demeurant très sérieuses, les mesures de protection à prendre contre les voyageurs provenant de pays suspects ou infectés et, en particulier, remplace dans la majorité des cas le séjour quarantenaire dans les lazarets, par la formalité du passeport sanitaire.

En revanche, toutes les mesures protectrices doivent tendre à empêcher, par la désinfection rigoureuse des marchandises, effets, objets de literie, etc... l'introduction dans la colonie des diverses affections endémiques.

Fonctionnement. — Comme en 1908, le service de la reconnaissance et des arraisonnements a fonctionné normalement dans les ports et stations maritimes des quatre pays de l'Union indochinoise. Le personnel européen et indigène concourant au service de la police sanitaire maritime a été en général assez nombreux pour pouvoir en assurer convenablement les charges ; toutefois il serait à désirer que dans les quatre principaux ports de la colonie, où se trouve entreposé un appareil Clayton destiné à la désinfection des navires, ce personnel soit complété par l'adjonction d'un agent technique qui serait chargé du contrôle scientifique de cet appareil.

L'application des mesures quarantenaires vis-à-vis des navires, jonques, etc..., s'est effectuée d'une façon régulière. Les mesures concernant les passagers, en cas de patente brute ou d'absence de patente et qui comprennent la visite à l'arrivée, la délivrance des passeports aux européens, ainsi qu'aux asiatiques ayant des répondants (chefs des congrégations pour les Chinois par exemple), la mise en observation au lazaret maritime des indigènes indigents ou n'ayant pas de références, ont été appliquées régulièrement.

Il convient de signaler que la délivrance des passeports sanitaires, mesure bien anodine en regard de l'internement, de sept à quinze jours dans un lazaret, est cependant, de la part des passagers, l'objet de récriminations parfois des plus incorrectes ; les personnes admises à ce régime de faveur mettent en général peu d'empressement à se présenter à la visite du médecin dans les cinq jours qui suivent l'entrée. En ce qui concerne l'importation des marchandises, vêtements, literie, etc.., ces objets ont été, dans les cas prévus au décret de 1897, soumis à la désinfection, soit par le passage à l'étuve, soit par le claytonage.

Les modifications apportées au cours de l'année 1909 ont consisté dans l'augmentation du matériel de désinfection par l'achat d'appareils Clayton pour les ports de Kouang-Tchéou-Wan, Tourane et Pnom-Penh. Quelques travaux ont été en outre entrepris pour réfectionner les lazarets de Nha-bé en Cochinchine et de Tourane en Annam, mais sous ce rapport il reste encore beaucoup à faire.

Lazarets. — Le port de Haïphong ne dispose pour les quarantaines que du lazaret de Cua-Cam (Binh-Dong). Cet établissement est insuffisant et en mauvais état dans la partie éventuellement réservée aux européens, tant à cause de sa vétusté que par suite des délabrements causés par le typhon de juillet 1909.

Il importe avant tout de le doter d'un débarcadère, de réfectionner le pavillon destiné aux européens qui est presque inutilisable en l'état actuel, de l'entourer d'un mur d'enceinte rendant l'isolement effectif et de construire un nouveau pavillon à deux quarantaines pour asiatiques, ainsi qu'une salle d'autopsie.

Ces deux derniers desiderata ont d'ailleurs fait l'objet d'une étude et de plans spéciaux et le service des Travaux publics se propose d'y donner satisfaction dans le courant de l'année 1910.

Le matériel de désinfection est incomplet et aurait besoin d'être renouvelé ; il se compose de deux étuves à désinfection par la vapeur sous pression. La première : l'étuve « Leblanc » a ses deux orifices situés dans deux compartiments distincts séparés par une cloison ; la deuxième, l'étuve « Vaillard et Besson » ne possède qu'un seul orifice.

Il existe en outre dix appareils « Lingner » à désinfection par le formol ; leur emploi est fort coûteux par suite de la grande quantité d'alcool qu'ils consomment.

Le port de Haïphong dispose d'un Clayton maritime type B.

Lazaret de Tourane. — Ce lazaret est actuellement bien installé, il possède un mobilier suffisant, des locaux en bon état, et une chambre à sulfuration.

Des crédits ont été alloués pour permettre de clôturer les divers pavillons, afin de pouvoir isoler les quarantenaires.

Un crédit a été également accordé pour réparer les dégâts occasionnés par le typhon du 9 novembre 1909.

Toutefois il reste à désirer que l'on puisse isoler les passagers soumis à une quarantaine d'observation pendant la durée des opérations de désinfection des navires contaminés. Le lazaret est trop éloigné et son abord est rendu très difficile par le fait du défaut d'appontement, d'où la nécessité de transporter les passagers à dos d'homme. Les bâtiments inoccupés de l'ancienne gare pourraient compléter avantageusement cette station. Ce vaste local où la surveillance des quarantenaires serait facile, permettrait à ces derniers d'y attendre leur retour à bord et comme il est relié au lazaret par une petite voie ferrée, les malades seraient transportés au lazaret et isolés ainsi des autres passagers.

Le port de Tourane a été doté d'un appareil Clayton type A.

Lazaret du Nhabé à Saïgon. — L'installation de ce lazaret n'a pas subi de modifications au cours de l'année 1909, le programme qui avait été fixé n'ayant pas puêtre exécuté. Les bâtiments sont au nombre de six. On peut y loger 15 européens et environ 400 indigènes.

Les travaux accomplis ont consisté dans le comblement des terrains en contre-bas, mesure qui avait été réclamée pour l'assainissement du lazaret. Les constructions qui avaient été prévues, en particulier la maison du médecin, ainsi que le débarcadère, n'ont pu être entreprises. On a prévu pour 1910 la construction d'une maison pour le gardien du lazaret et quelques constructions de moindre importance. La maison du médecin qui ne semble pas être d'un besoin urgent sera construite plus tard.

On a complété le couchage, la vaisselle et le matériel de cuisine. Le matériel de désinfection comprend deux étuves installées dans une paillote.

Il n'existe pas de vaporisateurs à désinfection et l'appareil Clayton utilisé pour la désinfection des navires est entreposé à l'arsenal de la Marine.

Dans le courant de l'année, 173 Chinois ont été isolés et leurs effets désinfectés.

Police sanitaire au Cambodge et lazaret de Pnom-Penh. — La police sanitaire au Cambodge a été organisée par arrêté du Gouverneur général promulgué à la date du 28 juin 1909. D'une manière générale ce règlement reproduit les dispositions des règlements similaires en vigueur en Annam et au Tonkin.

Le directeur local de la santé au Cambodge possède maintenant toutes les attributions prévues par le décret du 31 mars 1897. L'application de cet arrêté n'a déterminé aucune charge nouvelle, les fonctions d'agents sanitaires ayant continué à être assurées par le personnel en exercice dont les attributions ont été plus nettement fixées et réglementées.

En ce qui concerne le lazaret situé en dehors de la ville, il existait déjà. Il a été complété en 1909 par l'adjonction de locaux aménagés pour y recevoir les passagers soumis aux mesures quarantenaires et auxquels il ne peut être délivré de passeport sanitaire.

Le port de Pnom-Penh a été doté d'un appareil Clayton type A.

Il y a lieu de faire remarquer qu'aujourd'hui la délivrance du passeport sanitaire affranchit les voyageurs suspects du séjour au lazaret. Il y a donc lieu de modifier les dispositions intérieures de ces établissements au moins en ce qui concerne la clientèle européenne et de n'entretenir que les locaux suffisants pour traiter les voyageurs européens ou asiatiques atteints de maladie contagieuse confirmée. Par suite les dépenses à prévoir au budget (chapitre du service sanitaire) doivent être réduites.

Désinfection et dératisation des navires. — La désinfection des navires est effectuée dans les principaux ports de la colonie par des appareils Clayton à anhydride sulfureux.

Dans le courant de l'année 1909, un grand effort a été fait pour assurer d'une façon suffisante la défense sanitaire de la colonie contre l'invasion des affections épidémiques, par l'acquisition d'un certain nombre de ces appareils.

Haïphong disposait déjà d'un appareil Clayton maritime type B, appartenant au Protectorat, mais sans chaland. Les chalands nécessaires aux essais effectués le 9 mars 1909 et le 10 avril 1909 ont été prêtés par l'entrepreneur des transports de l'Intendance. Ces essais ont montré le bon fonctionnement de l'appareil.

Le fonctionnement du Clayton doit être surveillé par un agent technique sachant déterminer utilement les proportions du mélange gazeux nécessaires pour assurer la destruction des microbes et les substances pouvant sans inconvénient, sans risques de détériorations, être soumises à l'action de ces gaz. Cette surveillance technique est en effet de toute utilité si l'on veut avoir la preuve que l'appareil a fonctionné dans des conditions régulières mettant à couvert la responsabilité du service sanitaire au point de vue de la défense du port contre la propagation d'une maladie pestilentielle et celle de l'administration vis-à-vis des armateurs ou des commerçants intéressés.

Les ports de Moncay et de Fort-Bayard possèdent pour la désinfection un appareil Clayton, type M, monté sur roues et facilement transportable, mais dont la puissance n'est pas bien grande.

A *Tourane*, un Clayton, type A, a été reçu et mis en état de fonctionnement. Un chaland a été loué pour transporter cet appareil près des navires à désinfecter et un bâti spécial a été construit pour permettre sa mise en place sur le chaland. Le personnel et les crédits nécessaires pour son entretien et son fonctionnement ont été prévus et un approvisionnement de soufre a été constitué.

A *Saïgon*, l'appareil Clayton utilisé pour la désinfection des navires est à la charge de la Marine qui le conserve à l'arsenal et l'envoie au lazaret lorsque son utilisation est nécessaire ; c'est un appareil type B monté sur chaland.

A Pnom-Penh, le port a été doté d'un appareil Clayton modèle A. Une commission de réception constituée par arrêté du Résident supérieur en date du 5 mai 1909 a conclu à son acceptation après une séance d'essai qui a eu lieu le 18 mai 1909.

Cet appareil monté sur chaland a été pourvu d'un personnel spécial et se trouve constamment prêt à fonctionner pour la désinfection des navires.

Étant donné les relations fréquentes des ports de Haïphong, Tourane, Saïgon et Pnom-Penh, il conviendrait d'imposer aux navires suspects ou contaminés l'emploi obligatoire du procédé mécanique de dératisation consistant à garnir les amarres de ces navires d'entonnoirs en tôle opposés par le sommet, appareils simples, peu coûteux et réellement efficaces contre l'exode des rats pesteux.

Comme desiderata, il reste à signaler la nécessité d'installer à l'hôpital de Haïphong et à Tourane un petit laboratoire de bactériologie qui servirait en même temps aux examens cliniques.

Pour Tourane, cette question est sur le point d'être réglée, car on a inscrit au budget de 1910 des crédits suffisants pour la constitution d'un petit laboratoire de bactériologie, mais à Haïphong le service sanitaire ne possédant aucun instrument, ni aucun des réactifs indispensables pour examiner les liquides et tissus pathologiques en vue d'un diagnostic certain, on est obligé de faire effectuer ces recherches à l'Institut Pasteur de Hanoï ; il serait nécessaire de créer à Haïphong, comme complément des installations sanitaires, un laboratoire dirigé par un médecin compétent.

Ci-joint à titre documentaire la copie d'une circulaire envoyée dans le courant de l'année 1909, par le directeur de la Santé des Philippines et relative à la fumigation des navires faisant escale dans les ports du gouvernement général des îles Philippines.

Circulaire *du directeur de la Santé relative à la fumigation des navires faisant escale dans les ports des îles Philippines.*

« Dans le but de réduire à son minimum le danger de voir la peste se propager par les bateaux, en admettant que ce fléau fasse sa réapparition dans les îles Philippines, tous les navires faisant le cabotage, de même que toutes sortes d'embarcations, telles que *cascos*, chaloupes à vapeur, chalands, etc., et tous les navires étrangers touchant dans les ports ouverts des îles Philippines devront être désinfectés par fumigation au moins deux fois par an afin de détruire les rats et autres vermines qui pourraient se trouver à bord.

« Ces fumigations seront faites aux époques qui seront les plus favorables pour les navires ; et étant donné que les rats et la vermine sont une source d'ennui considérable et de dépenses pour les propriétaires de navires, et que leur présence est peu enviable, il est à espérer que vous apporterez tout votre concours pour l'exécution de cette fumigation. Ce travail sera fait gratuitement. Après la fumigation un certificat sera délivré à tout capitaine qui en fera la demande.

« Les capitaines de navire rendraient service au bureau de la Santé si, après chaque fumigation, ils voulaient bien faire parvenir au service de la quarantaine un court memento indiquant le nombre de rats et de souris détruits par la fumigation.

« Tous les bateaux devront être vidés pour être fumigés, et il est à désirer que, lorsque le déchargement sera terminé et avant qu'un nouveau fret ne soit embarqué, le bureau de la quarantaine soit averti avant midi, le jour où l'on désire qu'il soit procédé à la fumigation, pour que le travail puisse être fait aussi rapidement que possible. »

CHAPITRE IV

Législation sanitaire

Les divers arrêtés réglementant la santé publique dans les territoires de l'Union et dans les municipalités de Hanoï, Haïphong, Saïgon, Cholon et Pnom-Penh, ont continué à recevoir leur stricte application durant l'année 1909.

La colonie est donc actuellement en mesure de se défendre efficacement contre les maladies infectieuses et de combattre les causes d'insalubrité du pays.

M. le Gouverneur Général a approuvé, dans le courant de l'année 1909 et au commencement de 1910, plusieurs arrêtés ci-dessous énumérés et se rapportant tous en général à la protection et à l'amélioration de la santé publique, ainsi d'ailleurs qu'à la défense sanitaire de la colonie.

Ce sont :

1° Arrêté du 8 mars 1910 allouant une prime pour la dératisation dans la ville de Langson et les centres de Dong-Dang, Thé-Khé, Nacham et Thanh-Moï.

2° Arrêté du 19 mars 1907, au sujet de l'organisation de la défense sanitaire de l'Indochine (répartition des appareils Clayton).

3° Arrêté du 19 mars 1909 au sujet des grands travaux d'hygiène se rapportant à l'épuration des eaux.

4° Arrêté du 14 avril 1909 au sujet de la défense sanitaire de l'Indochine.

5° Arrêté du 3 juin 1909 au sujet de l'organisation en Indochine du service de la quinine d'État.

6° Arrêté du 29 mai 1909 nommant une commission à l'effet de fixer le tarif des droits sanitaires à percevoir au Tonkin.

7° Arrêté du 28 juin 1909 réglementant la protection de la santé publique sur les chantiers de la voie ferrée du Sud-Annam.

8° Arrêté du 13 mai 1909 ajoutant la « fièvre récurrente » à la liste des maladies épidémiques dont la déclaration est obligatoire.

9° Arrêté du 31 août 1909 au sujet de la déclaration des maladies épidémiques.

10° Arrêté du 4 décembre 1909 créant un service de quinine d'État.

11° Arrêté du 4 décembre 1909 interdisant aux lépreux de circuler sur les voies et lieux publics.

12° Arrêté du 3 mars 1910 promulguant le décret du 16 décembre 1909 portant règlement sur la police sanitaire dans les colonies et pays de protectorat.

13° Arrêté du 22 mars 1910 promulguant en Indochine le décret du 26 août 1907, rendant exécutoire en France la convention sanitaire internationale signée à Paris le 3 décembre 1903.

Tous ces arrêtés fixent d'une manière précise certains détails administratifs en même temps que les mesures à prendre à l'intérieur en vue d'améliorer la santé et l'hygiène publiques, et pour organiser à l'extérieur une défense sanitaire uniforme dans tous les pays de l'Union ; ils viennent en quelque sorte compléter les diverses réglementations qui ont été adoptées au cours de l'année 1908.

Texte des vœux émis au Congrès biennal tenu a Manille en mars 1910 par la Société de médecine tropicale de cette ville

Tuberculose. — Texte du vœu : «Que l'Association de médecine tropicale d'Extrême-Orient use de son influence pour provoquer la formation de sociétés nationales antituberculeuses dans chaque pays représenté au sein de l'Association.

«Ces sociétés seraient fondées suivant les règles des sociétés

antituberculeuses existant déjà dans les autres parties du
monde, avec les modifications nécessaires pour faciliter leur
fonctionnement selon les coutumes locales et les conditions
des divers pays. »

Lèpre. — Texte du vœu :

1° La lèpre doit être considérée comme une affection dangereuse et transmissible ;

2° Il est essentiel que tous les cas de lèpre soient obligatoirement notifiés aux autorités ;

3° La ségrégation obligatoire de tous les cas de lèpre est
nécessaire, de préférence dans des colonies spéciales, fondées
à cet effet ;

4° L'entrée des étrangers atteints de lèpre doit être interdite sur chaque territoire.

Quarantaines. — Texte du vœu émis par une commission des
quarantaines, et adopté par le Congrès : « Que l'Association de
médecine tropicale d'Extrême-Orient, étant donnés les avantages
qui résulteraient d'une entente sanitaire entre les Gouvernements d'Extrême-Orient, soit officiellement autorisée à intervenir auprès des Gouvernements ci-après désignés : Iles Philippines, Japon, Hong-Kong, Indochine française, Siam, Indes
Hollandaises, Établissements du détroit et Ceylan, dans le but
d'obtenir, si possible, leur concours officiel sur les points suivants :

1° Avoir une définition unique du terme « épidémique » pour
l'établissement des comptes rendus, ou l'application réciproque
des quarantaines.

Nous proposons la définition suivante : « La peste, le choléra, la variole, ou la fièvre jaune seront considérés comme
épidémiques, lorsque, après le compte rendu télégraphique de
leur apparition, le compte rendu hebdomadaire montrera qu'il
se produit une moyenne journalière de trois cas. »

2° Convenir de ne déclarer réciproquement les territoires
comme contaminés que lorsque les maladies infectieuses auront pris des proportions épidémiques (selon la définition ci-
dessus) et de retirer automatiquement la déclaration lorsque
la moyenne des cas pour trois semaines successives sera tombée

au-dessous de « l'état épidémique » tel qu'il est défini plus haut.

3° Se communiquer réciproquement des situations hebdomadaires de la peste, du choléra, de la variole ou de la fièvre jaune, et aussi un avertissement télégraphique de la première apparition d'une de ces affections dans tout port ou territoire indemne.

4° Insister pour que soient pourvus d'une patente de santé tous les navires quittant un pays déclaré contaminé pour se rendre dans un port d'un autre pays contractant. Ces patentes de santé devraient contenir une situation des maladies infectieuses durant les quarante-huit heures précédentes.

5° Prévenir par voie télégraphique le pays intéressé du départ de tout navire contaminé ou suspect (selon la définition de la convention de Paris), à destination d'un des ports du territoire d'un pays contractant, et inscrire sur la patente de santé de ce navire contaminé ou suspect l'énumération complète des mesures prises pour la désinfection, ou de toutes autres mesures prises à l'égard de ce navire.

Peste. — La commission de la peste a émis l'opinion ci-dessous qui a été adoptée par le Congrès :

« La seule mesure pratique qui puisse être recommandée concernant la peste est que chaque pays représenté au Congrès s'engage à aviser les autres pays de l'apparition des cas de peste à l'intérieur de ses frontières, le premier cas par télégramme et les autres par des comptes rendus hebdomadaires. »

Opium. — Le rapport ci-dessous de la commission nommée pour examiner la question de l'opium a été adopté par le Congrès :

« Votre commission nommée pour examiner la question de l'opium regrette que le temps dont elle disposait ne lui ait pas permis de donner à cette question toute l'attention qu'elle nécessitait.

« Elle a relu les travaux faits et les vœux adoptés par la convention internationale de l'opium (Shangai, 1909).

« Votre commission donne son adhésion à ces vœux mais elle regrette que le petit nombre des médecins membres de la commission internationale ait empêché la question d'être complètement examinée au point de vue médical.

« Toutes les mesures qui sont proposées pour le contrôle de l'opium devraient être propres à prévenir le danger de la substitution à l'opium des remèdes secrets contenant de l'opium ou ses dérivés.

« Elle propose de demander aux délégués des divers pays représentés à cette conférence de vouloir bien soumettre au prochain congrès de l'association, en 1912, les règlements pour le contrôle de la vente et de la consommation de l'opium dans leurs pays respectifs, ainsi que toutes les observations qu'ils pourraient avoir l'occasion de faire à ce sujet. »

Béribéri. — Texte du vœu : « L'Association pense que des preuves suffisantes ont été fournies aujourd'hui à l'appui de cette conception que le béribéri est lié à la consommation continuelle de riz blanc (décortiqué), comme denrée principale et base de la nourriture, et l'Association désire en conséquence que ce point soit porté à la connaissance des divers gouvernements intéressés [1]. »

Ce bref exposé démontre mieux que toute argumentation la nécessité pour l'Indochine de ne pas se désintéresser de ces congrès biennaux où se traitent des questions dont certaines pourraient être qualifiées de vitales pour notre colonie.

---

1. La consommation du riz blanc décortiqué comme denrée principale et comme base de la nourriture n'est pas une cause efficiente de béribéri ; il faut que ce riz mal protégé du fait de sa décortication ait subi des altérations mal déterminées jusqu'ici.

CHAPITRE V

Établissements d'hygiène

Les établissements divers de l'Indochine ressortissant à l'hygiène sont :

1° Les Instituts Pasteur de Nhatrang et Saïgon ;

2° L'Institut bactériologique et antirabique de Hanoï ;

3° L'Institut vaccinogène de Thai-Hà-Ap ;

4° Le Parc vaccinogène de Xieng-Khouang ;

5° Le Laboratoire d'hygiène de l'Indochine ;

6° Les Laboratoires de chimie du Service général.

Il convient aussi de mentionner dans cette énumération le laboratoire de bactériologie de Pnom-Penh qui est actuellement en voie d'organisation comme établissement autonome ; jusqu'ici ce laboratoire avait fonctionné comme service annexe de l'hôpital mixte de Pnom-Penh.

1° INSTITUTS PASTEUR DE NHATRANG ET SAÏGON

La direction de ces établissements a continué à être exercée par le médecin principal de 2° classe H. C. Yersin, mandataire de l'Institut Pasteur de Paris, qui a eu pour adjoint à Saïgon un médecin-major de 2° classe et un pharmacien-major de 2° classe et à Nhatrang un médecin-major de 1° classe.

Les services antirabique et vaccinogène ont fonctionné régulièrement, 137 personnes ont été durant l'année soumises au traitement antirabique à Saïgon.

94.221 tubes de vaccin représentant un total de 2.115.560 doses, soit 6.787 grands tubes, 56.252 moyens et 31.482 petits ont été fournis pendant l'année aux divers postes et services de la colonie par l'Institut Pasteur de Saïgon, ainsi d'ailleurs qu'aux établissements des colonies étrangères voisines.

Pendant l'année 1909 ces Instituts ont délivré les quantités de sérums indiquées ci-après :

Sérum antidiphtérique. . .	254	doses
— antitétanique . . .	1.652	—
— antistreptococcique .	360	—
— antivenimeux . . .	440	—
— antipesteux	4.309	—
— antipestique. . . .	13.510	—
Malléine	87	—
Tuberculine	47	—
Vaccins charbonneux . . .	10	—
Vaccin de Haffkine	5.750	—

Statistique du service antirabique de Saïgon

Nombre de personnes qui ont suivi le traitement antirabique complet : 137 dont 30 européens et 107 indigènes.

Animaux mordeurs : 1 fois le cheval ; 5 fois le chat ; 131 fois le chien.

Inoculations expérimentales positives : 8.

Décès : 1.

2° INSTITUT ANTIRABIQUE ET BACTÉRIOLOGIQUE DU TONKIN

Cet établissement, dirigé par M. le médecin-major de 2ᵉ classe Mathis, a, pendant l'année 1909, fonctionné d'une manière très active et justifié une fois de plus les espérances que l'on était en droit de fonder sur une institution de ce genre, étant donné la nature du milieu et le vaste champ qu'offre aux recherches bactériologiques un domaine si remarquablement riche en espèces pathogènes, où le parasitisme intestinal surtout joue un rôle si important.

Aussi l'année 1909 a-t-elle donné lieu à des études très fructueuses de la part du D' Mathis et de son collaborateur le D' Leger. Les communications nombreuses qu'ils ont faites à diverses sociétés savantes attestent un effort méthodique et soutenu qui fait ressortir l'excellente organisation scientifique du laboratoire d'Hanoï. Mais, en dehors de ces travaux originaux, il convient de signaler l'appui précieux qu'a apporté aux médecins ce centre de renseignements auquel la pratique hospitalière fait journellement appel. C'est ainsi qu'au cours de l'année 1909, le laboratoire a procédé à 3.219 examens ou recherches microscopiques cliniques, lesquels joints aux examens de divers ordres effectués à l'occasion de travaux spéciaux, portent à 10.148 le total de ces opérations.

Les hématozoaires du paludisme rencontrés dans 336 frottis se sont présentés surtout sous la forme tropicale (66,1 °/₀ chez les européens, 76,9 °/₀ chez les indigènes), la forme tierce venant ensuite, avec 27,5 °/₀ chez les européens et 12,6 °/₀ chez les indigènes, enfin la forme quarte avec, respectivement, 6,2 et 10,3 °/₀.

Les parasites les plus fréquemment observés dans les selles des malades sont les trichocéphales (276) et les ascaris (212), puis les ankylostomes (121) et les amibes (108), enfin les douves (60) et autres variétés parasitaires. Fait assez remarquable, l'oxyure n'a été rencontré qu'une seule fois et chez un européen récemment arrivé dans la colonie. Des œufs de schistosomum ont été trouvés dans les selles d'un malade, originaire de la Guadeloupe, et atteint de bilharziose intestinale.

.˙.

Les vaccinations antirabiques sont pratiquées dans le même établissement. Le bilan de l'année 1909 est exprimé par les chiffres suivants :

205 personnes se sont présentées à l'Institut antirabique et ont commencé le traitement ;

14 personnes ont suspendu volontairement le traitement ;

11 personnes ont été renvoyées, l'animal mordeur ayant été reconnu sain, après observation suffisante ;

5 décès se sont produits.

Ces derniers ayant eu lieu moins de quinze jours après la fin du traitement, c'est-à-dire avant que l'immunité ait pu s'établir, doivent être défalqués, conformément aux règles de l'Institut Pasteur de Paris. La statistique s'établit donc ainsi, d'après cette convention :

Personnes traitées ayant subi le traitement complet . 175

Décès. 0

Parmi les 175 personnes mordues, il y a eu 63 Européens et 112 indigènes.

Les mordeurs ont été, par ordre de fréquence : chiens 153, chats 12, singes 4, homme 1. A ajouter une inoculation professionnelle et 4 expérimentales.

Les 5 personnes mortes en deçà du délai d'immunisation avaient toutes été mordues à la face, à la main et au poignet.

C'est Hanoï qui a fourni le plus grand nombre de sujets : 66. Puis viennent Nam-Dinh 19, Ha-Dong 11, etc... 23 personnes provenaient du Tonkin même, quelques autres sont venues de l'Annam et du Yunnam.

3° INSTITUT VACCINOGÈNE DU TONKIN

Les premières vaccinations ont été effectuées au Tonkin en 1888, la première tournée de vaccine mobile a eu lieu en 1889. Pendant plusieurs années, les inoculations ont été pratiquées de bras à bras, puis à l'aide de pulpe glycérinée provenant de l'Institut Pasteur de Saïgon, enfin, à dater de 1904, avec le vaccin fabriqué à l'Institut vaccinogène de Thai-Hà-Ap, dont la création permit d'effectuer, dès les premières années, un nombre beaucoup plus considérable d'inoculations, en même temps que la pulpe employée, affranchie du transfert difficile de Saïgon à Hanoï, acquérait une virulence bien plus énergique. Ce nouveau service, inauguré par le médecin-major Gauducheau, est dirigé, depuis janvier 1909, par le médecin-major Leger.

L'animal qui fournit la pulpe est le buffle ou la bufflesse. Une heureuse amélioration des locaux permet, d'une part, grâce à l'apposition de treillis métalliques à toutes les ouvertures, d'opérer sans être importuné par les mouches qui, entre autres inconvénients, faisaient courir aux animaux parqués dans les stalles le risque d'une inoculation fortuite et précoce, partant, d'une immunisation avant la lettre; d'autre part, grâce à la cimentation du sol de deux stalles, de procéder à la fois à l'inoculation de 6 à 10 bufflons, ce qui n'était guère possible quand, au lieu de travailler à même le sol, on se servait des tables confectionnées à cet usage. Il en résulte un gain de temps considérable et, en outre, l'avantage de pouvoir différer l'application du bandage protecteur, celui-ci risquant d'essuyer une partie de la pulpe trop récemment déposée sur les scarifications.

Quatre provinces (Bac-Ninh, Ha-Dong, Ha-Nam et Phuc-Yen) sont successivement appelées à fournir les vaccinifères. Les éleveurs ne se font, du reste, pas prier pour amener leurs bêtes au laboratoire, sachant qu'il ne leur en coûtera aucun dommage et qu'ils toucheront 2 $ pour la location de chaque buffle.

La quantité de pulpe que peut fournir un bufflon est de 50 grammes en moyenne. Une très bonne éruption peut donner de 1.000 à 1.200 doses de pulpe vaccinale, celle-ci étant préparée sous forme de pulpe glycérinée, composée d'une partie de glycérine pour une partie de produits de raclage (croûte et lymphe).

Le laboratoire a fabriqué, en 1909, environ 1.000.000 de doses de vaccin et en a expédié 746.780 dans des directions diverses, soit :

Tonkin.	406.160
Annam	311.230
Quang-Tchéou-Wan	13.820
Chine (postes consulaires) . . .	15.570
	746.780

Selon les estimations du D' Leger, plus des deux tiers de ces envois ont été utilisés.

On est fondé à admettre que la pulpe glycérinée donnant, à sa sortie du laboratoire, 95 % de succès, peut, si elle est soustraite aux influences de la température et de la lumière, accuser encore, au bout d'un ou deux mois, un pourcentage de succès d'au moins 75 %. Mais différentes circonstances sont susceptibles de compromettre le succès des opérations, les unes dépendant du milieu, les autres de fautes de technique ou de la hâte opératoire imposée au médecin par l'empressement des populations à répondre à son appel : c'est ainsi que le médecin vaccinateur dut inoculer, dans la province de Ha-Dong, 27.537 enfants, en vingt jours, cependant le pourcentage fut très satisfaisant, puisque les primovaccinés donnèrent 80 % de succès et les revaccinés 65 %. Dans la province d'Yen-Bay, on a obtenu 90 % de succès chez les primovaccinés.

Malgré la malpropreté habituelle des indigènes, il n'a été signalé aucun cas de phlegmasie importante consécutive aux inoculations.

* *
*

Tout en apportant une attention vigilante aux diverses manipulations concernant le fonctionnement proprement dit de l'Institut Vaccinogène, le D' Leger a entrepris, au laboratoire de Thai-Hà-Ap, diverses recherches scientifiques touchant au même objet, et dont nous nous bornerons à signaler la nature :

1° Étude comparative de diverses souches vaccinales ;

2° Détermination de la valeur des pulpes vaccinales pour la numération des éléments virulents ;

3° Recherches sur la durée de la virulence des pulpes conservées au laboratoire ;

4° Recherche des germes adventices associés au virus vaccinal ;

5° Recherche sur la sensibilité de divers animaux ;

6° Recherche sur l'immunité d'animaux préalablement vaccinés ;

7° Recherche sur l'immunité par hérédité chez le lapin ;

8° Inoculations successives pratiquées sur le bufflon ;

9° Essai de vaccination par vaccin placé en sac de collodion dans le péritoine du lapin ;

10° Recherche sur l'anaphylaxie vaccinale ;

11° Recherche des cellules à granulations métachromatiques ;

12° Modifications hématologiques chez les bufflons vaccinés ;

13° Examen du sang des bufflons soumis à la vaccination.

4° STATION VACCINOGÈNE DE XIENG-KHOUANG

Cet établissement installé dans un des bâtiments de l'ambulance n'a pas de personnel spécial. Le service est assuré par le médecin de l'ambulance avec un infirmier indigène de l'assistance et deux coolies.

Il a été inoculé à la station 12 bufflons et 2 génisses et il a été récolté 816 grammes de pulpe. Cette pulpe a permis de faire 2.625 tubes de vaccin dont une partie a été envoyée dans les ambulances de Vientiane et de Luang-Prabang, ainsi que dans les commissariats avoisinants. Une réserve de pulpe a été en outre constituée à la station dans le but de parer aux besoins urgents.

Le vaccin de Xieng-Khouang a été utilisé concurremment avec celui provenant de l'Institut Pasteur de Saïgon. Les deux ont donné des résultats à peu près identiques : le pourcentage des succès a été de 92 % pour le vaccin de Saïgon et de 88 % pour celui de Xieng-Khouang.

Quelques modifications sont à apporter à la station, notamment il serait urgent de recouvrir le bâtiment en tuiles et de l'agrandir, ou de lui en adjoindre un autre dans lequel on pourrait aménager des cages pour les animaux d'expériences et un magasin pour les instruments et appareils nécessaires à la station, mais le crédit accordé est si minime qu'il suffit à peine à couvrir les dépenses courantes (location ou achat d'animaux vaccinifères).

C'est ainsi que la station vit actuellement sur un approvision-

nement de tubes datant de 1908 qu'il faudra prochainement
renouveler. Dans ces conditions, le médecin n'ose proposer de
trop grosses dépenses.

Malgré la pauvreté de ses ressources, le service de la station
vaccinogène a continué à fonctionner pendant l'année 1909 de
la façon la plus satisfaisante possible.

5° Laboratoire de bactériologie de Pnom-Penh

Il existe à Pnom-Penh un laboratoire de bactériologie qui a
pratiqué un total de 1.650 analyses diverses (bactériologiques
et chimiques) dans le courant de l'année 1909, mais il ne peut
être classé sous la rubrique « Établissement scientifique » étant
un service annexe de l'hôpital mixte de Pnom-Penh et toutes
les dépenses nécessitées par son fonctionnement et son entretien étant couvertes par le budget de cet établissement (budget local, chapitre X, article 5, matériel).

Cependant la constitution de ce laboratoire en service autonome va être prochainement réalisée et la désignation d'un
médecin qui en sera spécialement chargé, permettra de faire
de cette institution un établissement scientifique d'une très
grande utilité et qui pourra, après un certain laps de temps,
rivaliser avec le laboratoire de bactériologie d'Hanoï.

6° Laboratoire d'hygiène de l'Indochine

Pendant l'année 1909, M. le pharmacien-major de 2° classe
des troupes coloniales, directeur du laboratoire d'hygiène, a
procédé à l'analyse chimique et bactériologique de 25 échantillons d'eau d'alimentation, prélevés dans les localités les plus
diverses du Tonkin et de l'Annam et dans quelques stations de
la voie ferrée du Yunnam.

Sur ces 25 échantillons, 10 provenaient de puits, anciennement
ou récemment forés ; pour la plupart d'entre eux on ne trouve

pas au laboratoire de renseignement sur la façon dont ils sont établis. A l'analyse, l'eau de neuf de ces puits s'est révélée chimiquement et bactériologiquement mauvaise, riche en matières organiques et en bactéries suspectes.

L'analyse d'échantillons d'eau de cinq sources situées à Lao-Kay, à Hô-Kéou, à Cao-Bang et à Ha-Tinh, a montré que toutes sont potables par leur composition chimique, mais qu'inversement, l'analyse bactériologique a classé trois d'entre elles comme mauvaises.

Au sujet des résultats fournis par l'analyse des eaux de ces puits et sources, il importe de faire remarquer que si l'eau ne provient pas d'une nappe ayant traversé un sol suffisamment filtrant ou bien, si, après une bonne filtration par le sol, elle n'est pas puisée ou captée de façon à lui éviter les contaminations, elle perd les qualités qu'elle possédait dans la nappe souterraine et cesse d'être potable à l'état de nature.

Quand on désire capter pour les besoins de l'alimentation l'eau d'une source ou d'un puits, la première étude qui s'impose est celle de la constitution géologique du sol d'où l'eau tire son origine; l'analyse bactériologique ne doit venir qu'en second lieu, comme moyen de contrôle. Le sol, selon la nature et l'épaisseur de ses éléments constituants, peut être ou n'être pas un bon filtre naturel; il est donc de première importance de l'apprécier à ce point de vue. C'est la tâche du géologue, tâche capitale puisqu'elle renseigne sur la valeur du filtre: s'il est bon, on peut en conclure à la possibilité de consommer l'eau crue; s'il est défectueux, quel qu'en soit le motif, la nécessité s'impose de faire subir à l'eau, pour la rendre potable, une filtration artificielle ou la stérilisation.

Toutes les eaux de surface analysées : Fleuve Rouge et Nam-Thi à Lao-Kay, canal de Nam-Dinh, sont naturellement souillées. Les analyses chimique et bactériologique n'ont fait que vérifier les constatations qu'on peut faire chaque jour sans l'intervention des réactifs chimiques ou des cultures microbiennes. Ces eaux sont les plus fortement contaminées puisqu'elles reçoivent, outre les eaux météoriques qui ont lavé le sol sur lequel elles ont ruisselé, tous les déchets de la vie humaine qui proviennent des riverains pratiquant le tout à la rivière et de la nombreuse population flottante, au sens vrai du mot, qui vit dans les embarcations.

Pour les eaux de cette nature, le seul problème qui se pose est le choix d'un procédé d'épuration.

M. le pharmacien-major de 2ᵉ classe Lambert a étudié un projet d'alimentation en eau potable à l'aide du filtre Miquel pour Phu-Lang-Thuong et au moyen d'un procédé chimique (procédé Lambert) pour les agglomérations de Dap-Cau et de Bach-Ninh. Ce procédé consiste dans l'addition à l'eau d'une quantité déterminée de permanganate, dont l'excès est réduit par la fonte ou le fer et dans la filtration de l'eau ainsi traitée par le sable.

La question des eaux d'alimentation, d'une solution déjà difficile en Europe, se présente en Indochine avec un caractère particulier de complexité en raison de l'ignorance où on est de la nature du terrain dans la plupart des cas, sinon dans tous, et en raison des habitudes agricoles de la population qui pratique partout l'épandage d'engrais humain. Il faut reconnaître que s'il est possible d'alimenter en eau potable les quelques grosses agglomérations européennes et indigènes de la colonie, le problème se présente avec des difficultés bien plus grandes à tous les points de vue pour la majorité de la population indigène dispersée en groupes d'effectifs trop restreints pour qu'on puisse leur appliquer les procédés d'alimentation en eau potable en usage dans les localités importantes ; les ressources pécuniaires manqueraient le plus souvent. Pour tous ceux-là la solution la plus pratique et la plus efficace en matière de prophylaxie des affections d'origine hydrique consistera encore pendant longtemps dans la stérilisation de l'eau d'alimentation pratiquée chaque jour à domicile par les intéressés. C'est une méthode sûre, peu coûteuse, facilement réalisable partout.

Pour tous ces motifs, il y aurait grand profit pour la colonie à ce que le Laboratoire d'hygiène, concurremment avec la question des eaux potables, s'attache à la prophylaxie des autres maladies probablement d'origine alimentaire, comme le béribéri, ou d'origine cutanée comme le paludisme et la filariose, la fièvre récurrente, transmise par la piqûre d'insectes. Le *paludisme* est une affection au moins aussi meurtrière que le choléra ou la fièvre typhoïde ; malgré qu'il opère souvent d'une façon moins impressionnante, la répétition de ses coups aboutit au même résultat qu'une atteinte de choléra ou de fièvre typhoïde. Il sévit particulièrement dans les moyennes et hautes régions dont le sol et le sous-sol sont riches d'espérances au point de vue économique ; il en empêche le peuplement par la population civile et occasionne une morbidité et une mortalité considérables dans les groupes militaires. Il est d'autant plus encourageant d'entrer en lutte contre lui que la science possède un arsenal d'armes reconnues efficaces, dont il importe seulement de faire un choix approprié suivant les circonstances.

La filariose, très commune dans le delta, quoique rarement mortelle, mérite qu'on s'intéresse à elle en raison des nombreux accidents qu'elle occasionne dans l'organisme humain.

Pour elle comme pour le paludisme, le concours des pouvoirs publics est nécessaire à l'œuvre de prévention, l'individu ne possédant ni les connaissances indispensables, ni le plus souvent les moyens pécuniaires pour faire seul et à coup sûr sa prophylaxie. C'est ce qu'on a compris dans nombre de pays d'Europe, d'Afrique et d'Asie où la lutte est engagée contre le paludisme et les moustiques qui le propagent.

7°. LABORATOIRES DE CHIMIE

Il existe actuellement deux laboratoires de chimie en Indochine, situés l'un à Hanoï, l'autre à Saïgon. Celui de Hanoï appartient au service général et celui de Saïgon dépend de l'Institut Pasteur de cette ville.

1° *Laboratoire de Hanoï*. — Les fonctions de directeur de ce laboratoire ont été exercées, pendant l'année 1909, par le pharmacien principal de 2° classe, chef de la pharmacie principale de l'Annam-Tonkin. Un arrêté du Gouverneur général en date du 10 mai 1909 en supprimant l'emploi de pharmacien adjoint au laboratoire de bactériologie, alloue désormais au pharmacien du service général, chef du laboratoire de chimie, pour les analyses nécessitées par le contrôle des denrées et des boissons du service local, une indemnité annuelle.

Pendant l'année 1909, 61 analyses intéressant la santé publique et l'hygiène ont été effectuées au laboratoire de chimie, à la demande des colons, des divers services militaires, de la Direction générale des Douanes, etc...

Les substances ainsi examinées au point de vue de leur composition, des altérations subies ou des falsifications dont elles auraient pu être l'objet, ont donné lieu aux remarques suivantes :

Parmi les aliments et produits de consommation : un lait adressé par un colon a été reconnu additionné d'amidon ; les farines livrées aux subsistances militaires contenaient une proportion suffisante de gluten pour fabriquer un pain de bonne qualité ; les sucres cristallisés étaient riches en saccharose, ne contenant par suite qu'un taux des plus minimes en sucre interverti.

En général les vins destinés aux corps de troupe renferment presque tous de nombreux germes de maladie qui exigent leur consommation rapide ; c'est pour avoir négligé cette recommandation des chimistes que le service de l'intendance a été mis dans l'obligation de détruire, à la fin de 1909, 4.000 litres de vins cassés qu'il avait été impossible de régénérer en les mélangeant avec deux tiers de vin sain.

La Direction générale des Douanes a envoyé à examiner un échantillon d'alcool provenant de la distillation de vin dans la colonie, le produit obtenu constituait un alcool de bon goût, livrable à la consommation.

Parmi les échantillons de soudure d'étain destinés à l'étamage des ustensiles divers à l'usage des corps de troupe, l'un d'eux a été refusé comme contenant 7 % de plomb.

Enfin les autres analyses et recherches qui ont été effectuées se rapportent à l'hygiène publique.

2° *Laboratoire de Saïgon*. — Le laboratoire de chimie est rattaché à l'Institut Pasteur de Saïgon. Pendant l'année 1909 un certain nombre d'examens et d'analyses ont été effectués également pour les services militaires et les administrations diverses.

DÉCRETS, ARRÊTÉS, RÈGLEMENTS ET CIRCULAIRES

concernant

L'exercice de la médecine, la protection de la santé publique, le fonctionnement des services d'assistance, etc.

ORGANISATION DE LA DIRECTION GÉNÉRALE DE LA SANTÉ EN L'INDOCHINE

(*20 janvier 1904.*)

Rapport au Gouverneur général.

Par arrêté du 7 décembre 1903, le médecin inspecteur, directeur du service de santé de l'Indochine, a été appelé à centraliser et à diriger les services médicaux et sanitaires qui relèvent de l'autorité du Gouverneur général : cette organisation nouvelle ne pourra donner les résultats qu'on est en droit d'en attendre, que si elle est dotée des ressources et des moyens d'action indispensables à la bonne exécution du service. Jusqu'à ce jour, les services de protection de la santé publique, d'hygiène et d'assistance, n'ont pas reçu, en Indochine, le même développement que les directions administratives et financières ; l'arrêté que nous avons l'honneur de vous soumettre a pour objet de combler cette lacune.

L'économie générale de cet arrêté qui concorde avec les dispositions du décret du 4 novembre 1903, relatif au fonctionnement du service de santé aux colonies, est la suivante :

1° Le directeur du service de santé, directeur général de la santé, est chargé, sous votre haute autorité, de veiller à l'exécution des lois et des règlements sanitaires, ainsi qu'au bon fonctionnement des services sanitaires ; il a, en ces matières, l'initiative des propositions qu'il estime utiles, il centralise, ordonne et dirige les efforts de tout le personnel placé sous ses ordres et des diverses administrations responsables de la santé et de l'hygiène publiques.

Les directeurs locaux continuent à exercer les fonctions qui leur sont dévolues, dans la limite des attributions qui leur sont déléguées par le directeur général ; ils présentent à l'approbation de l'autorité supérieure dont ils relèvent, les mesures à prendre, en application des règlements et des circulaires préparées par la direction générale, en conformité de vos instructions ; ils en rendent compte au directeur général qui doit vous en informer et à qui il appartiendra de proposer les modifications reconnues utiles.

Les lazarets et stations sanitaires sont des annexes du service de la police sanitaire ; à ce titre, le directeur y exerce la même action que dans les établissements hospitaliers du service général.

2° En ce qui concerne l'assistance donnée aux fonctionnaires des divers services civils et celle qui éventuellement peut être donnée au colons et aux indigènes, soit à domicile, soit dans les établissements hospitaliers des services locaux et municipaux, son action est toute de contrôle technique.

3° Le directeur général de la santé contrôle, au point de vue technique, les laboratoires bactériologiques et chimiques ; il inspecte les écoles de médecine indigène.

Il demeure entendu que ce haut fonctionnaire devra se concerter avec le Secrétaire général de l'Indochine, pour toutes les mesures d'ordre administratif ou financier concernant le service sanitaire.

C'est dans ces conditions que nous avons l'honneur de soumettre à votre signature le projet d'arrêté ci-joint qui a pour objet de déterminer le mode de fonctionnement en Indochine, des parties du service de santé se rapportant à la police sanitaire, ainsi qu'à l'hygiène et à la santé publique.

Hanoï, le 20 janvier 1901.

Le Secrétaire général
de l'Indochine,
BRONI.

Le Directeur général de la santé
de l'Indochine,
GRALL.

ARRÊTÉ :

ARTICLE PREMIER. — Il est institué une direction générale de la santé, au gouvernement général de l'Indochine.

Ce service comprend :

A) Les services de police sanitaire, tant à l'intérieur qu'aux frontières maritimes et terrestres, le service des épidémies, celui de l'hygiène et de la salubrité publiques ;

B) L'assistance à domicile du personnel des divers services civils et éventuellement celle des malades de toutes catégories, quand l'assistance ne peut être assurée par des médecins spécialement affectés à ces besoins ;

C) La direction supérieure et le contrôle scientifique des laboratoires de recherches bactériologiques et chimiques, à la charge des divers budgets de l'Indochine ;

D) L'inspection des écoles de médecine indigène entretenues par les divers budgets ;

E) Le contrôle technique des établissements hospitaliers, asiles, dispensaires, léproseries et autres établissements sanitaires rétribués par les budgets locaux, régionaux, provinciaux ou municipaux et dont les médecins relèvent directement des autorités civiles.

ART. 2. — Ce service est dirigé, sous l'autorité directe du Gouverneur général, par le médecin-inspecteur, directeur du service de santé de l'Indochine.

Art. 3. — Le directeur général de la santé reçoit du Gouverneur général communication des instructions ministérielles concernant le fonctionnement et l'exécution des services énumérés à l'article 1er ; il prépare la correspondance et les instructions y relatives ; il prépare les arrêtés et règlements à intervenir et les soumet à l'approbation du Gouverneur général.

Il étudie et traite toutes les questions qui intéressent ces services ; il centralise tous les renseignements relatifs à l'hygiène et à la santé publiques.

Il établit les prévisions de dépenses à inscrire au budget général, pour les divers services sanitaires et médicaux qui relèvent de son autorité directe, ainsi que les demandes d'outillage et de matériel à la charge du budget général.

Art. 4. — Le directeur général de la santé est assisté, dans l'exercice de ses fonctions, par les directeurs locaux, placés sous l'autorité du Lieutenant-gouverneur et des Résidents supérieurs. Ces directeurs assurent l'exécution des services dont ils sont chargés, en conformité des instructions techniques qu'ils reçoivent du directeur général ; ils lui fournissent, sur sa demande, tous les états, situations et rapports utiles.

Art. 5. — Le directeur général de la santé est consulté sur les prévisions budgétaires à inscrire aux divers budgets locaux et provinciaux pour le fonctionnement des services sanitaires ; sur les demandes d'outillage, de matériel et de personnel formulées par les directeurs locaux ; sur les modifications à apporter dans le fonctionnement des services et établissements ; sur les travaux à exécuter et les décisions administratives à prendre, dans l'intérêt de l'hygiène et de la salubrité publiques.

Art. 6. — Sont abrogées toutes les dispositions des arrêtés antérieurs contraires aux présentes dispositions.

Art. 7. — Le Secrétaire général, les chefs des administrations locales et le médecin-inspecteur, directeur général de la santé de l'Indochine, sont chargés, chacun en ce qui le concerne, de l'exécution du présent arrêté.

Hanoï, le 20 janvier 1904.

Signé : Beau.

Circulaire *n° 53 du 22 décembre 1906 au sujet de l'arrêté du 10 décembre 1906, relatif à la déclaration obligatoire des épidémies.*

J'ai l'honneur de vous adresser ci-joint une copie de l'arrêté de M. le Gouverneur général du 10 décembre 1906, relatif à la déclaration des maladies épidémiques.

J'attire d'une manière toute particulière votre attention sur l'esprit de ce texte dont le but essentiel est de permettre aux directeurs locaux d'être informés sans retard de tous les cas de maladies épidémiques et d'exercer sans difficultés les fonctions dont ils sont investis.

Vous devrez vous tenir en relations constantes avec les autorités provinciales; rien de ce qui touche à la santé publique ne doit vous échapper et il est de toute nécessité que les différentes prescriptions nécessaires soient exécutées sur vos indications et sous votre contrôle technique.

Cet arrêté supprime toute cause d'incertitude et donne les moyens d'action qui, fréquemment, ont jusqu'alors fait défaut aux autorités sanitaires.

En ce qui concerne les carnets à souche et les instructions sanitaires, vous devrez adresser aux chefs d'administrations locales les demandes nécessaires pour être pourvus d'un approvisionnement suffisant et pour être en mesure de donner satisfaction aux demandes qui vous seront adressées.

MM. les Médecins de l'assistance continueront, bien entendu, à se conformer strictement aux instructions de M. le Gouverneur général du 22 septembre 1906, paragraphe III, et à vous tenir minutieusement au courant de tous les faits intéressant la santé publique.

Signé : CLAVEL.

Arrêté *du 10 décembre 1906 relatif aux déclarations des maladies épidémiques.*

ARTICLE PREMIER. — Les déclarations de maladies épidémiques doivent être adressées par les docteurs en médecine, officiers de santé, médecins indigènes et sages-femmes au maire de la commune ou à l'administrateur de la province dans laquelle ils exercent et au chef de l'administration locale.

ART. 2. — Le maire ou l'administrateur de la province avise par les voies les plus rapides de la déclaration qu'il a reçue, le directeur local de la santé qui propose d'urgence les mesures de défense sanitaire nécessaires et en surveille l'application : le chef de l'administration locale transmet un double de la déclaration au directeur général de la santé chargé d'informer le Gouverneur général de tous les faits intéressant la santé publique.

ART. 3. — Des carnets à souche, conformes au modèle annexé à l'arrêté ministériel du 7 janvier 1902, seront mis à la disposition des docteurs en médecine, officiers de santé, médecins indigènes et sages-femmes qui en feront la demande aux directeurs locaux de la santé.

ART. 4. — Les instructions pour empêcher la propagation des maladies transmissibles (2° annexe à l'arrêté ministériel du 7 janvier 1902) seront adressées par les soins des directeurs locaux de la santé aux maires des communes et aux administrateurs des provinces qui en feront la demande.

En présence de la déclaration d'une maladie épidémique ces fonctionnaires se reporteront aux dites instructions et, par tous les moyens dont ils disposent, ils s'efforceront de faire exécuter les prescriptions qu'elles contiennent.

Art. 5. — Les frais d'impression des carnets à souche et des instructions seront supportés par les budgets locaux.

Art. 6. — Sont et demeurent abrogés les arrêtés des 7 septembre 1902 et 3 janvier 1903 susvisés.

Art. 7. — Le Secrétaire général de l'Indochine, le Lieutenant-gouverneur de la Cochinchine, les Résidents supérieurs au Tonkin, en Annam, au Cambodge et au Laos, le Gouverneur des colonies, chargé de l'administration du territoire de Quang-Tchéou et le médecin-inspecteur, directeur général de la santé, sont chargés, chacun en ce qui le concerne, de l'exécution du présent arrêté.

Hanoï, le 10 décembre 1906.

Signé : BRONI.

Décret *promulguant la loi du 15 février 1902 sur la protection de la santé publique.*

ARTICLE PREMIER. — Sont rendues applicables en Indochine les dispositions du chapitre II du titre Ier et celles du titre IV de la loi du 15 février 1902 sus-visée, sauf les modifications ci-après :

Art. 2. — Les dispositions des articles 11, § 1er, 18 et 27, § 1er, de la loi précitée sont remplacées par les dispositions suivantes :

Article 11, § 1er. — Dans les agglomérations de 20.000 habitants et au-dessus, aucune habitation ne peut être construite sans un permis du maire constatant que, dans le projet qui lui a été soumis, les conditions de salubrité prescrites par les règlements sanitaires locaux sont observées.

Article 18. — Lorsque l'insalubrité est le résultat de causes extérieures et permanentes ou lorsque les causes d'insalubrité ne peuvent être détruites que par des travaux d'ensemble, les propriétés comprises dans le périmètre des travaux pourront être revendues aux enchères publiques sans que les anciens propriétaires ou leurs ayants droit puissent demander l'application des articles 64 et 65 du décret du 16 février 1878, 61 et 62 du décret du 14 juin 1893.

Article 27, § 1er. — Sera puni des peines portées à l'article 471 du Code pénal quiconque aura commis une contravention aux prescriptions des règlements sanitaires prévus à l'article 2 et à celles de l'article 14.

Art. 3. — Les attributions dévolues aux préfets, aux maires, aux conseils départementaux d'hygiène et aux commissions sanitaires seront exercées en Indochine respectivement par le Lieutenant-

Gouverneur de la Cochinchine et les Résidents supérieurs, par les maires, les inspecteurs et administrateurs des services civils, chefs de province ou remplissant les fonctions de maire et par des comités et commissions d'hygiène institués par des arrêtés locaux. Le recours prévu à l'article 13 de la loi du 15 février 1902 précitée sera, dans les délais qui seront fixés par arrêté du Gouverneur général, porté devant le conseil du contentieux compétent.

Art. 4. — Est rapporté le décret du 11 avril 1881 rendant applicable en Cochinchine la loi du 13 avril 1850 relative à l'assainissement des logements insalubres.

Art. 5. — Le ministre des Colonies est chargé de l'exécution du présent décret.

Fait à la Bégude-du-Mazenc le 13 mai 1905.

Signé : Emile Loubet.

Arrêté *concernant l'application du décret du 13 mai 1905 relatif à la protection de la santé publique en Indochine.*

Hanoï, le 19 septembre 1905.

Par arrêté du 6 septembre courant a été promulgué le décret du 13 mai 1905 relatif à la protection de la santé publique en Indochine.

Pour faciliter l'application de ce texte, qui a mis en vigueur dans la colonie, sous réserve de quelques modifications, les parties essentielles de la loi du 15 février 1902, relative à la protection de la santé publique dans la Métropole, il m'a paru nécessaire de préparer, d'accord avec le directeur général de la santé, un acte réglementaire fixant, d'une part, les dispositions de détail qui ne pouvaient naturellement trouver place dans le décret, notamment en ce qui concerne les règlements sanitaires locaux et l'administration sanitaire, et édictant, d'autre part, dans la limite des pouvoirs du Gouverneur général, certaines prescriptions complémentaires, telles que la vaccination antivariolique, la désinfection dans les cas de maladies épidémiques, la protection des eaux potables, les mesures sanitaires spéciales aux maladies pestilentielles, etc...

Tel est l'objet du projet d'arrêté ci-joint que j'ai l'honneur de prier Monsieur le Gouverneur général, s'il en approuve la teneur, de vouloir bien revêtir de sa signature, après consultation de la Commission permanente du Conseil Supérieur de l'Indochine.

CHAPITRE PREMIER

Mesures sanitaires générales

ARTICLE PREMIER. — Dans les villes de l'Indochine organisées en municipalités, le maire ou administrateur-maire est tenu, afin de protéger la santé publique, de déterminer, après avis du conseil ou de la commission municipale et sous forme d'arrêtés portant règlement sanitaire :

1° Les précautions à prendre pour prévenir ou faire cesser les maladies transmissibles visées à l'article 5 du présent arrêté, spécialement les mesures de désinfection ou même de destruction des objets à l'usage des malades ou souillés par eux, et généralement des objets quelconques pouvant servir de véhicules à la contagion.

2° Les prescriptions destinées à assurer la salubrité des maisons et de leurs dépendances, des voies privées, closes ou non à leurs extrémités, des logements loués en garni ou des autres agglomérations quelle qu'en soit la nature, notamment les prescriptions relatives à l'alimentation en eau potable et à l'évacuation des matières usées.

Dans les autres parties du territoire de l'Indochine, ces ordonnances sanitaires sont arrêtées, sur la proposition de l'administrateur chef de province, par le chef de l'administration locale (Lieutenant-gouverneur ou Résident supérieur), le comité local d'hygiène entendu.

ART. 2. — Les règlements sanitaires municipaux sont approuvés par le Lieutenant gouverneur ou Résident supérieur, après avis du comité local d'hygiène.

Ils ne font pas obstacle au droit du chef de l'administration locale de prendre, dans tous les cas où il n'y aurait pas été pourvu par les autorités municipales, toutes mesures relatives à la protection de la santé publique. Ce droit ne pourra être exercé qu'après une mise en demeure au maire ou administrateur maire, restée sans résultat.

Si dans le délai de six mois après la publication du présent arrêté, une des villes désignées à l'article 1er n'a pas de règlement sanitaire, il en sera imposé un d'office par un arrêté du Lieutenant-gouverneur ou Résident supérieur, le comité local d'hygiène entendu.

ART. 3. — Les règlements sanitaires prévus aux deux articles précédents sont soumis à l'approbation du Gouverneur général, le conseil supérieur d'hygiène de l'Indochine consulté.

ART. 4. — En cas d'urgence, c'est-à-dire en cas d'épidémie ou d'un autre danger imminent pour la santé publique, le Lieutenant-gouverneur ou Résident supérieur peut ordonner l'exécution immédiate, tous droits réservés, des mesures prescrites par les règlements sanitaires prévus à l'article 1er.

L'urgence doit être constatée : dans les villes désignées au dit article, par un arrêté de l'autorité municipale ou, à son défaut, par un arrêté du Lieutenant-gouverneur ou du Résident supérieur, et dans les autres parties du territoire, par un arrêté du chef de l'administration locale, que l'arrêté déclarant l'urgence s'applique, dans les deux cas, à une ou plusieurs personnes ou à tous les habitants de la localité.

ART. 5. — Les dispositions du présent arrêté sont applicables aux maladies dont la liste est dressée par arrêté du Ministre des Colonies.

Les déclarations des dites maladies ont lieu suivant le mode fixé par le même arrêté ministériel et sont obligatoires pour tout médecin civil ou militaire, pour tout officier de santé et pour toute sage-femme exerçant en Indochine. Elles sont également obligatoires pour les médecins et sages-femmes indigènes, dans les conditions déterminées par les arrêtés locaux, relatifs à l'exercice de la médecine en Indochine.

ART. 6. — Le Gouverneur général détermine par arrêté, après avis du conseil supérieur d'hygiène de l'Indochine, les mesures de protection à prendre à l'égard des personnes atteintes de lèpre.

ART. 7. — Dans les villes désignées à l'article 1er la vaccination antivariolique est obligatoire pour les enfants au cours de la première année de la vie, ainsi que la revaccination vers la onzième année.

Les parents ou tuteurs sont tenus personnellement responsables de l'exécution de la dite mesure.

L'obligation de la vaccination peut être étendue, par arrêté du Gouverneur général, à toutes les catégories d'indigènes et asiatiques assimilés, dans tout ou partie du territoire de l'Indochine.

Le Gouverneur général fixe également par arrêté les mesures nécessitées par l'application du présent arrêté.

ART. 8. — La désinfection est obligatoire pour tous les cas des maladies prévues à l'article 4, les procédés de désinfection doivent être approuvés par le Gouverneur général, après avis du conseil supérieur d'hygiène de l'Indochine

Les mesures de désinfection sont mises à exécution par le service sanitaire, suivant des arrêtés de l'autorité municipale ou provinciale, approuvés par le chef de l'administration locale compétent.

Les dispositions de la loi du 21 juillet 1856 concernant les contraventions aux règlements sur les appareils à vapeur sont applicables aux appareils de désinfection.

Un arrêté du Gouverneur général, rendu après avis du conseil supérieur d'hygiène de l'Indochine, déterminera les conditions que devront remplir les appareils de désinfection, au point de vue de l'efficacité des opérations à effectuer.

Art. 9. — Lorsque dans une localité quelconque du territoire de l'Indochine, le nombre des décès dépasse sensiblement le chiffre de la mortalité moyenne du pays, le chef de l'administration locale est tenu de faire procéder à une enquête sur les conditions sanitaires de cette localité.

Les résultats de cette enquête, soumis à la commission d'hygiène de la localité, s'il en existe une, sont transmis avec les observations de cette commission au chef de l'administration locale, qui, après avis du comité d'hygiène, met l'autorité compétente en demeure de dresser le projet et de procéder aux travaux d'assainissement, s'il y a lieu.

Dans les villes désignées à l'article 1er, si, dans les trois mois qui suivent cette mise en demeure, l'autorité municipale n'a pris aucune mesure en vue de l'exécution des travaux, un arrêté du Gouverneur général, rendu sur la proposition du chef de l'administration locale, ordonne ces travaux dont il détermine les conditions d'exécution.

Art. 10. — L'arrêté du Gouverneur général déclarant d'utilité publique le captage d'une source ou de toute autre eau d'alimentation pour le service d'une ville ou autre localité, détermine, après avis du conseil supérieur d'hygiène de l'Indochine, en même temps que les terrains à acquérir en pleine propriété, s'il y a lieu, un périmètre de protection ; il réglemente le captage, l'adduction et la canalisation de cette eau et prescrit les mesures nécessaires en vue d'en éviter la pollution.

L'indemnité qui pourra être due aux propriétaires des terrains acquis, sera déterminée suivant les formes prescrites par les règlements en vigueur sur l'expropriation pour cause d'utilité publique en Indochine.

CHAPITRE II

Mesures sanitaires spéciales aux maladies pestilentielles

(Choléra, peste, etc.)

Art. 11. — Lorsqu'une épidémie de maladie pestilentielle (choléra, peste, etc...) menace tout ou partie du territoire de la colonie ou s'y développe et que les moyens de défense locaux sont reconnus insuffisants, un arrêté du Gouverneur général détermine, après avis du conseil supérieur d'hygiène de l'Indochine, les mesures propres à empêcher la propagation de cette épidémie.

Il règle les attributions, la composition et le ressort des autorités et administrations chargées de l'exécution de ces mesures, ainsi que de celles prévues au présent titre et leur délègue pour un temps déterminé le pouvoir de les exécuter dans les localités ou portions du territoire contaminées ou menacées.

Art. 12. — En cas d'urgence, le Gouverneur général peut prescrire l'exécution immédiate des mesures qui lui semblent nécessaires pour supprimer les causes de contamination et assurer l'assainissement des habitations et des localités.

Art. 13. — La déclaration de tout cas suspect d'être un cas de maladie pestilentielle (choléra, peste, etc...) est obligatoire dans un délai de vingt-quatre heures pour les personnes énumérées à l'article 5 ci-dessus, qui en ont constaté l'existence, et dans les conditions déterminées au dit article.

Cette obligation est étendue aux chefs de famille, aux personnes qui ont soigné les malades, aux logeurs et, pour les indigènes et asiatiques assimilés, aux chefs de quartier et de village.

Art. 14. — Les malades atteints de maladie pestilentielle devront, lorsque l'autorité sanitaire le jugera nécessaire, être isolés dans les locaux affectés à cet usage.

Cet isolement pourra être, en outre, imposé aux personnes qui se sont trouvées en contact avec les malades.

Les groupes suspects seront disséminés sur place ou dans le voisinage immédiat.

Art. 15. — Les vêtements, le linge, le mobilier et le logement des personnes atteintes de maladie pestilentielle seront soumis obligatoirement à la désinfection.

L'évacuation des maisons contaminées pourra être ordonnée.

Les corps seront inhumés à part, loin des maisons habitées, la fosse sera désinfectée.

Art. 16. — Quand il y aura danger immédiat pour la santé publique et impossibilité matérielle d'assurer la désinfection complète, les vêtements, le linge, le mobilier, le logement pourront être détruits et brûlés, sans obligation d'en rembourser la valeur.

La nécessité de ces mesures sera constatée par des procès-verbaux de l'autorité sanitaire.

Art. 17. — Dans les cas où certaines eaux servant à l'alimentation seront considérées comme contaminées ou suspectes, l'autorité sanitaire aura le droit d'en interdire l'usage et d'ordonner le comblement des puits, fosses, mares, tranchées de captation, etc...

Art. 18. — Les voyageurs de l'intérieur partant des points contaminés seront obligatoirement soumis, au départ, à la visite médicale et pourront être retenus, en cas de symptômes suspects, et en cas de conditions hygiéniques dangereuses. Les bagages seront soumis à la désinfection.

La sortie hors des lieux contaminés, des drilles, chiffons, objets de literie usagés et, d'une manière générale, de tous les articles particulièrement sujets à suspicion pourra être interdite.

Art. 19. — Les arrêtés et les actes administratifs qui prescrivent l'application des mesures prévues au présent titre, sont exécutoires dans les vingt-quatre heures à partir de leur publication au *Journal officiel* de l'Indochine.

Ils sont, en outre, publiés et affichés dans les villes ou autres localités qui doivent y être soumises et sont portés à la connaissance de la population indigène, par la voie des affiches et publications réglementaires.

CHAPITRE III

Administration sanitaire

Art. 20. — Le service de contrôle et d'inspection sanitaire destiné à assurer l'exécution du présent arrêté est placé dans les attributions du directeur général de la santé de l'Indochine et des sous-directeurs du service de santé.

Art. 21. — Des arrêtés du Gouverneur général, pris sur la proposition du chef de l'administration locale et du directeur général de la santé, fixeront l'organisation et le fonctionnement tant à l'intérieur qu'aux frontières terrestres, des services de la police sanitaire, des épidémies, de l'hygiène et de la salubrité publique.

Les services de la police sanitaire maritime sont assurés dans les conditions déterminées par les décrets du 31 mars 1897 et du 20 juillet 1899 et par les arrêtés locaux pris en exécution de ces actes.

Art. 22. — Il est institué, auprès du Gouverneur général un conseil supérieur d'hygiène publique, composé des membres de la commission permanente du conseil supérieur de l'Indochine, du directeur général de la santé, du président de la chambre d'agriculture, du sous-directeur du service de santé, du directeur de l'École de médecine et du chef du service pharmaceutique.

Art. 23. — Les chefs des administrations locales sont assistés d'un comité d'hygiène institué par arrêté du Gouverneur général.

Il est institué, dans la même forme, des commissions d'hygiène auprès des autorités municipales des villes et autres localités dont l'importance paraît justifier cette mesure.

CHAPITRE IV

Pénalités

Art. 24. — Les contraventions aux dispositions inscrites au chapitre II du présent arrêté seront punies d'un emprisonnement de 1 à 5 jours et d'une amende de 5 à 15 francs, ou de l'une de ces deux peines seulement.

CHAPITRE V

Dispositions diverses

Art. 25. — Sont abrogées toutes les dispositions des arrêtés antérieurs contraires à celles du présent acte.

Est rapporté notamment l'arrêté du 25 juillet 1895, fixant les mesures sanitaires obligatoires en cas d'épidémie.

Art. 26. — Le Secrétaire général de l'Indochine, les chefs des administrations locales, le procureur général de l'Indochine et le directeur général de la santé de l'Indochine sont chargés, chacun en ce qui le concerne, de l'exécution du présent arrêté.

Hanoï, le 19 septembre 1905.

Signé : Broni.

Arrêté *déterminant les mesures à prendre pour la protection de la santé publique au Tonkin*

Article premier. — Indépendamment des mesures sanitaires générales prescrites par l'arrêté du 19 septembre 1905, les dispositions qui suivent sont applicables aux diverses parties du territoire du Tonkin autres que les villes de Hanoï et Haïphong.

Titre premier

Dispositions générales.

Prophylaxie des maladies transmissibles. — Déclarations

Art. 2. — Indépendamment de la déclaration obligatoire imposée aux médecins et sages-femmes européens et indigènes pour toute maladie prévue dans l'arrêté ministériel du 7 janvier 1902, les notables sont tenus de signaler immédiatement au résident ou à son délégué tout cas de maladie suspecte qui se produirait dans leur circonscription ainsi que le nom du médecin appelé à donner ses soins.

Vaccine et vaccinations.

Art. 3. — Dans tous centres pourvus de médecins de l'assistance, européens ou indigènes, ou traversés par des médecins vaccinateurs, la vaccination antivariolique est obligatoire au cours de la première année de la vie, ainsi que la revaccination au cours de la onzième et de la douzième année.

Les parents ou tuteurs sont tenus personnellement responsables de l'exécution de ladite mesure.

Le service de la vaccine mobile est assuré par des médecins des troupes coloniales hors cadres, des médecins de l'assistance et des médecins indigènes diplômés.

Le programme de la vaccine mobile est préparé par le directeur local de la santé après entente avec les résidents et avec le directeur de l'Institut vaccinogène ; il est arrêté par le Résident supérieur.

Le droit de pratiquer des vaccinations est exclusivement réservé aux médecins européens et indigènes et aux sages-femmes diplômés.

ART. 4. — La variolisation est interdite.

ART. 5. — Le directeur de l'Institut vaccinogène tient la statistique des vaccinations et centralise tous les renseignements relatifs aux opérations de la vaccine.

Isolement.

ART. 6. — Tout individu atteint de l'une des maladies prévues par l'arrêté ministériel du 7 janvier 1902 sera isolé de telle sorte qu'il ne puisse propager cette maladie par lui-même ou par ceux qui sont appelés à le soigner.

L'isolement sera appliqué soit à domicile, soit dans les lazarets, soit dans une formation sanitaire.

ART. 7. — Il est formellement interdit aux lépreux de circuler sur les voies publiques.

Des arrêtés spéciaux détermineront les conditions dans lesquelles sera pratiqué leur isolement.

Désinfection.

ART. 8. — Il est interdit de déverser aucune déjection (crachats, matières fécales, matières vomies, etc...) provenant d'un malade atteint de maladie transmissible, sur les voies publiques ou privées, dans les cours, dans les jardins ou sur les fumiers.

Ces déjections ou excrétions seront recueillies dans des vases spéciaux et enterrées profondément après avoir été désinfectées à la chaux vive.

ART. 9. — Tous les objets et effets contaminés ou souillés, avant d'être rendus à l'usage courant ou soumis au blanchissage, seront obligatoirement désinfectés.

A cet effet, le chef-lieu de chaque province sera muni, dans la mesure du possible, d'appareils ou de moyens de désinfection.

Les linges contaminés ne doivent en aucun cas être lavés dans un cours d'eau.

Art. 10. — Les locaux occupés par le malade seront désinfectés aussitôt après son transport en dehors de son domicile, sa guérison ou son décès. S'ils sont en paillotes, la destruction peut en être ordonnée, en cas de besoin, par le résident ou par son délégué, sur simple avis du médecin.

Art. 11. — Le malade guéri devra, avant de sortir, prendre un bain savonneux et se vêtir de linge et d'habits désinfectés.

Les enfants ne sont réadmis à l'école que sur le vu d'un certificat médical, et, à défaut de médecin, d'une autorisation du résident ou de son délégué.

Art. 12. — Les cadavres des personnes mortes de maladies transmissibles sont, le plus promptement possible, placés dans un cercueil étanche contenant une épaisse couche de sciure de bois. Ils sont inhumés dans une fosse profonde de 2 mètres, dans laquelle est jetée de la chaux vive et qui est creusée en un lieu éloigné de toute habitation, cours d'eau, puits ou fontaines, que désigne le résident ou son délégué sur la proposition du médecin.

Art. 13. — Les différentes opérations de désinfection sont exécutées conformément aux instructions de la deuxième annexe à la circulaire ministérielle du 7 janvier 1902, sous la surveillance d'un médecin chaque fois que la chose est possible, ou, selon ses prescriptions, par les soins des autorités locales.

Constatation des décès. — Inhumations.

Art. 14. — Tous les décès doivent être constatés par les médecins européens ou indigènes de l'assistance dans les centres qui en sont pourvus et, dans les autres localités, par les médecins présents sur les lieux.

L'inhumation ne peut avoir lieu en principe que vingt-quatre heures après le décès. Toutefois dans certaines circonstances, elle pourra être faite plus tôt après avis du médecin.

Art. 15. — Il est défendu d'inhumer, près des cours d'eau, canaux, sources, puits et fontaines publics ou privés.

Partout où la nature du terrain ne s'y oppose pas, les inhumations doivent être faites dans des fosses ayant au minimum 1 m. 50 de profondeur.

Protection des cours d'eau.

Art. 16. — Il est interdit de déverser directement ou indirectement dans les cours d'eau aucune matière excrémentitielle.

Il est de même interdit de jeter les animaux morts dans les arroyos et de les enterrer au voisinage des sources, puits, citernes et des habitations.

Marchés publics.

ART. 17. — Les marchés et leurs alentours sont minutieusement surveillés, ils sont fréquemment lavés et désinfectés.

Le contrôle des denrées, viandes, poissons, fruits, légumes est assuré par le vétérinaire-inspecteur du secteur, et, à son défaut, par le vétérinaire de l'armée, les médecins de l'assistance, les médecins de l'armée, les vétérinaires indigènes diplômés ou les représentants de l'autorité administrative.

Tous les produits avariés sont détruits.

TITRE II

Dispositions spéciales applicables aux centres urbains et aux agglomérations importantes.

Salubrité, habitations.

ART. 18. — Les habitations seront aérées et éclairées largement ; elles seront maintenues, tant à l'intérieur qu'à l'extérieur, dans un état constant de propreté. Celles en briques seront blanchies à la chaux, au moins tous les deux ans.

ART. 19. — Les habitants devront balayer chaque matin les parties des rues, trottoirs, caniveaux, fossés s'étendant devant leur maison ou dépendances, ainsi que leurs cours intérieures.

ART. 20. — Les cours devront être nivelées.

L'écoulement des eaux pluviales et ménagères doit être assuré par des caniveaux.

Vidanges et matières usées.

ART. 21. — Dans les centres urbains, sur arrêté spécial de l'autorité locale, les vidanges sont reçues dans des fosses fixes ou des fosses mobiles.

Les fosses fixes doivent être rendues imperméables soit au moyen d'une couche de ciment, soit au moyen d'une couche extérieure d'argile bien foulée d'au moins 50 centimètres d'épaisseur. Elles sont vidées fréquemment et, en cas d'épidémie, désinfectées chaque jour.

Les fosses mobiles sont enlevées chaque jour et vidées au dépotoir dont l'emplacement a été déterminé par l'autorité locale.

Le transport des matières fécales devra être effectué dans des récipients fermés.

ART. 22. — Dans les centres urbains, sur arrêté spécial de l'autorité locale, les ordures ménagères, immondices et détritus divers, pouvant répandre des odeurs malsaines, doivent être jetés au dépotoir et incinérés à époques fixes.

Écuries.

Art. 23. — Toutes les fois que l'installation d'une écurie, porcherie ou étable présentera des dangers pour la santé publique, le résident ou son délégué pourra l'interdire après avis du médecin.

Art. 24. — Le dépôt de fumiers en des lieux insuffisamment éloignés des locaux d'habitations peut être interdit par l'autorité locale.

Réservoirs d'eau potable. Puits.

Art. 25. — Dans les centres urbains, les réservoirs d'eau potable auront leurs parois formées de matières qui ne puissent être altérées par les eaux : le plomb en sera exclu.

Ils seront hermétiquement clos à leur partie supérieure de façon que les poussières n'y puissent pénétrer ; ils seront tenus en état constant de propreté.

Art. 26. — Aucun puits ne pourra être utilisé pour l'alimentation privée ou publique s'il n'est situé à une distance convenable des fosses d'aisances, fumiers, dépotoirs et des cimetières.

Art. 27. — Les puits seront tenus en état constant de propreté ; il pourra être procédé à leur nettoyage ou à leur désinfection sur ordre du résident ou de son délégué après avis de la commission sanitaire provinciale.

Art. 28. — Les puits inutilisés seront fermés ; ceux dont l'usage a été reconnu dangereux par la commission sanitaire, seront comblés jusqu'au niveau du sol.

Immeubles insalubres.

Art. 29. — Lorsqu'un immeuble, bâti ou non, attenant ou non à la voie publique, aura été signalé par la police ou par les particuliers comme dangereux pour la santé des occupants ou des voisins, le résident ou son délégué invitera la commission sanitaire à donner son avis sur les mesures qu'il y aurait lieu de prendre vis-à-vis de cet immeuble en vue de protéger la santé publique.

Il sera procédé en cette matière, comme il est dit aux articles 12 et suivants de la loi du 15 février 1902.

Permis de constructions.

Art. 30. — Aucune maison de pierres, briques, ciment ou tous autres matériaux durables et résistants et couverte de tuiles, ardoises, métal, etc.... ne pourra être construite si elle ne satisfait pas aux conditions énumérées au présent arrêté.

Les propriétaires, architectes et entrepreneurs présenteront à cet effet, avant tout commencement des travaux, un plan au résident ou à son délégué. Il en sera donné récépissé.

Si les prescriptions réglementaires sont observées, l'autorisation sera délivrée dans le plus bref délai.

Si des modifications sont reconnues nécessaires ou s'il y a lieu de refuser l'autorisation, la déclaration sera notifiée dans vingt jours.

TITRE III

Autorités sanitaires. — Commissions sanitaires provinciales.

ART. 31. — Le service de contrôle et d'inspection sanitaires destiné à assurer l'exécution du présent arrêté est placé sous la haute autorité du médecin-inspecteur, directeur général de la santé, dans les attributions du médecin-principal de première classe, directeur local de la santé au Tonkin.

Ce fonctionnaire est en relations directes avec les résidents et les médecins provinciaux, il centralise tous les renseignements relatifs à l'hygiène et à la santé publique et constitue le dossier sanitaire de chaque province.

Il adresse toutes propositions utiles au Résident supérieur et au directeur général de la santé.

Il signale à l'autorité supérieure les personnes qui lui paraissent constituer, par leurs interventions ou leurs médications, un danger pour la santé publique.

ART. 32. — Au chef-lieu de chaque province fonctionne une commission sanitaire provinciale composée de sept membres au moins, de onze au plus.

Elle est constituée par décision du résident et présidée par lui ; elle comprend obligatoirement le médecin, le fonctionnaire chargé des travaux publics, un ou deux colons ou négociants européens et des notables indigènes dans la proportion du tiers des membres.

Cette commission se réunit au moins une fois par trimestre. Elle est chargée de veiller à l'exécution du présent arrêté et peut faire toutes propositions relatives à l'hygiène et à la salubrité de la province.

Une copie du procès-verbal de chacune des séances est adressée, par les soins du résident, au directeur local de la santé.

Pénalités.

ART. 33. — Les contraventions aux dispositions du présent règlement seront passibles d'un emprisonnement de un à cinq jours et d'une amende de 1 à 15 francs, ou de l'une de ces deux peines seulement sans préjudice de l'application, s'il y a lieu, des pénalités prévues aux articles 27, 28, 29 et 30 de la loi du 15 février 1902.

ART. 34. — Les arrêtés de voirie particuliers à chaque province demeurent en vigueur dans la partie de leurs dispositions non contraires à celles du présent règlement.

ART. 35. — Le directeur local de la santé et les résidents ou leurs délégués sont chargés, chacun en ce qui le concerne, de l'exécution du présent arrêté.

Hanoï, le 2 avril 1907.

Signé : GROLEAU.

Les mêmes mesures ont été rendues applicables au Cambodge (arrêté du 31 décembre 1907); en Annam (arrêté du 10 août 1907); au Laos (20 octobre 1907).

Arrêté *déterminant les mesures à prendre pour la protection de la santé publique dans la ville d'Hanoï.*

ARTICLE PREMIER. — Indépendamment des mesures sanitaires générales prescrites par l'arrêté du 19 septembre 1905 susvisé, sont applicables, dans la ville de Hanoï, les dispositions du présent règlement.

TITRE PREMIER

Règles générales de la salubrité des habitations.

ART. 2. — Les habitations seront aérées et éclairées largement. Leurs revêtements intérieurs seront maintenus en état de propreté parfaite.

Une fois par an au moins, les maisons seront blanchies à la chaux.

ART. 3. — Les cours devront être nivelées et empierrées et leur niveau établi de façon à permettre l'écoulement des eaux pluviales et ménagères.

Dans les rues non munies d'égouts, les aménagements nécessaires seront faits par les propriétaires pour y assurer l'évacuation des eaux.

ART. 4. — Des cheneaux et gouttières étanches de dimensions appropriées recevront les eaux pluviales à la partie basse des ouvertures de façon à les diriger rapidement sans stagnation vers les orifices des tuyaux de descente.

ART. 5. — Il est interdit de projeter les eaux usées de quelque nature qu'elles soient dans les cheneaux et gouttières.

Écuries, etc...

ART. 6. — Les écuries et étables seront convenablement éclairées et aérées, elles auront leur sol imperméable dans la partie qui doit recevoir les urines. Celles-ci devront s'écouler par une rigole ayant une pente suffisante.

Les caniveaux devront être lavés plusieurs fois par jour et les écuries tenues dans le plus grand état de propreté.

ART. 7. — Partout où les fumiers ne pourront être conservés sans compromettre la salubrité, ils seront enlevés chaque jour.

ART. 8. — Il est interdit d'avoir dans l'intérieur de la ville des animaux vivants, des volailles. etc., devant être mis en vente, à moins d'enclos et de locaux spéciaux.

Pièces destinées à l'habitation.

ART. 9. — Toute pièce destinée à l'habitation de jour ou de nuit devra avoir une capacité d'au moins 30 mètres cubes. Elle sera aérée et éclairée directement sur rue ou sur cour par une ou plusieurs baies. L'ensemble de celles-ci présentera une surface d'au moins 3 mètres carrés et au moins 1 mètre carré en plus pour chaque fois 30 mètres cubes. Ces dimensions pourront avoir une surface de 1 m. 30 par chaque fois 20 mètres cubes pour les pièces habitables à l'étage le plus élevé.

ART. 10. — Les jours de souffrance ne pourront jamais être considérés comme baie d'aération.

ART. 11. — Tout local destiné à l'habitation aura une capacité d'au moins 18 mètres cubes par personne.

ART. 12. — Dans les bâtiments, de quelque nature qu'ils soient, destinés à l'habitation de jour ou de nuit, la hauteur des pièces ne sera pas inférieure aux dimensions suivantes mesurées sous plafond ; 2 m. 60 pour le sous-sol ; 3 mètres pour le rez-de-chaussée et les étages.

La profondeur des pièces habitées ne pourra dépasser le double de la hauteur, sauf s'il existe des ouvertures suffisantes dans le sens de la longueur.

ART. 13. — Le sol du rez-de-chaussée, s'il n'est pas établi sur voûtes, devra être surélevé de 30 centimètres au moins au-dessus du niveau extérieur ; quand il repose immédiatement sur terreplein, le dallage, le carrelage ou le parquet devra être placé sur terrain tassé.

ART. 14. — Les carrelages ou planchers des pièces servant à l'habitation seront tenus en bon état d'entretien ; les toitures des bâtiments seront entretenues en bon état afin d'éviter des gouttières ou toutes autres infiltrations d'eau dont les occupants auraient à souffrir.

Art. 15 — Il est interdit de conserver dans l'intérieur des pièces servant à l'habitation, des amas d'os, de peaux, de chiffons, détritus, objets et matières quelconques pouvant répandre des exhalaisons malsaines.

Art. 16. — Lorsqu'un immeuble, bâti ou non, attenant ou non à la voie publique, aura été signalé par la police ou par les particuliers comme dangereux pour la santé des occupants et des voisins, l'administrateur-maire invitera la sous-commission d'hygiène à donner son avis sur les mesures qu'il y a lieu de prendre vis-à-vis de cet immeuble en vue de protéger la santé publique.

Fondations et sous-sols.

Art. 17. — Dans toutes les constructions destinées à l'habitation, les fondations et les murs jusqu'à 0 m. 30 au-dessus du sol devront être construits en matériaux durs.

Cours et courettes.

Art. 18. — Les cours sur lesquelles prennent jour et air des pièces pouvant servir à l'habitation, soit de jour, soit de nuit, auront une surface d'au moins 30 mètres carrés.

Art. 19. — Les cours dites courettes, sur lesquelles sont exclusivement aérées et éclairées des pièces qui ne peuvent être destinées à l'habitation, auront une surface de 15 mètres carrés au moins.

Art. 20. — Au dernier étage des bâtiments, les pièces servant à l'habitation de jour et de nuit peuvent exceptionnellement prendre jour et air des courettes.

Hôtels, logements d'ouvriers.

Art. 21. — Les logeurs d'ouvriers devront tenir dans le plus grand état de propreté les salles où couchent leurs clients. Afin d'empêcher l'agglomération dans les dortoirs, les logeurs, pour obtenir la patente à laquelle ils sont astreints, devront faire viser par la sous-commission d'hygiène le nombre maximum de clients qu'ils pourront recevoir.

La patente qui leur sera délivrée, fera mention de ce nombre, qui ne devra jamais être dépassé. En cas de contravention, outre les pénalités encourues par le propriétaire, l'établissement pourra être fermé.

Des lieux d'aisances devront être ménagés en nombre suffisant, en raison de la quantité de passagers que la maison peut recevoir.

Mares.

Art. 22. — Il est interdit de creuser des mares dans l'intérieur de la ville.

Les mares et fossés à eaux stagnantes seront comblés s'ils sont nuisibles à la santé publique.

Il est défendu d'étaler les vases provenant de ces mares auprès des habitations.

Art. 23. — En ce qui concerne les mares et les terrains en contre-bas, les propriétaires devront veiller à ce qu'il n'y soit jeté aucun immondice et devront les enclore.

Alimentation d'eau.

Art. 24. — Tout appareil de puisage ou de prise d'eau sera établi de telle sorte qu'il ne devienne pas une cause d'humidité pour la construction.

Art. 25. — Les réservoirs d'eau potable auront leurs parois formées de matières qui ne puissent être altérées par les eaux. Le plomb en sera exclu.

Ils seront hermétiquement clos à leur partie supérieure de façon à ce que les poussières, les liquides, les insectes ou toutes autres matières étrangères n'y puissent pénétrer.

Ils seront éloignés des conduits d'évacuation des eaux ménagères et des matières usées.

Ils seront tenus en état constant de propreté.

Art. 26. — Aucun puits ne pourra être utilisé pour l'alimentation privée ou publique s'il n'est situé à une distance convenable des cabinets et fosses d'aisance, des fumiers ou dépôts d'immondices et des cimetières.

Une autorisation administrative devra toujours être demandée ; une analyse chimique et bactériologique pourra être exigée.

Art. 27. — Les parois des puits seront étanches. Ils seront fermés à leur orifice et protégés contre toute infiltration d'eau superficielle, par l'établissement d'une aire en maçonnerie bétonnée, large d'environ 2 mètres, hermétiquement rejointe aux parois des puits et légèrement inclinée du centre vers la périphérie.

Art. 28. — Les puits seront tenus en état constant de propreté. Il sera procédé en outre à leur nettoyage ou à leur désinfection sur l'injonction de l'administrateur-maire, après avis conforme de la sous-commission d'hygiène.

Art. 29. — Il sera fait usage de pompes pour le puisage de l'eau d'alimentation.

Art. 30. — Les puits hors d'usage seront fermés et ceux dont l'usage est interdit d'une façon définitive seront comblés jusqu'au niveau du sol. La fermeture ou le comblement devront être exécutés dans un délai d'un an à dater de la promulgation du présent arrêté.

Art. 31. — En cas d'usage de l'eau de citerne pour l'alimentation, les parois de cette citerne et les tuyaux d'amenée seront imperméables.

L'orifice des citernes sera clos et l'eau ne pourra y être puisée qu'à l'aide d'une pompe ou d'un robinet, suivant le cas.

Les dispositions seront prises pour que les premières eaux de pluie ne soient pas versées dans les citernes.

Art. 32. — Une surveillance spéciale sera exercée, au point de vue de la qualité de l'eau potable, sur les établissements ouverts au public tels que cafés, restaurants ou débits.

L'eau qui sera distribuée aux consommateurs dans ces divers établissements devra être filtrée, et de préférence purifiée par la stérilisation ou par tout autre moyen reconnu efficace. Les filtres devront être entretenus dans un état constant de propreté et de bon fonctionnement.

Titre II

Prophylaxie des maladies transmissibles

Maladies transmissibles.

Art. 33. — Toutes les maladies dont la déclaration a été rendue obligatoire par l'arrêté ministériel du 7 janvier 1902, seront, sauf en ce qui concerne la dysenterie, l'infection puerpérale et l'ophtalmie des nouveau-nés, l'objet de mesures d'isolement du malade et de désinfection.

Isolement.

Art. 34. — Tout individu atteint d'une des maladies prévues à l'article précédent sera isolé de telle sorte qu'il ne puisse propager cette maladie par lui-même ou par ceux qui sont appelés à le soigner.

L'isolement sera pratiqué soit au lazaret, soit à l'hôpital, soit à domicile.

L'isolement à domicile sera autorisé par le médecin traitant ; le médecin des épidémies se rendra sur place et jugera de l'opportunité de l'isolement à domicile.

Art. 35. — Jusqu'à la disparition complète de tout danger de transmission, on ne laissera approcher du malade que les personnes appelées à le soigner. Celles-ci devront se soumettre à toutes les précautions convenables pour éviter la contagion et la propagation du mal.

Art. 36. — Le médecin des épidémies pourra ordonner le transport, soit au lazaret, soit à l'hôpital, des malades isolés chez eux par lui, si les précautions prescrites ne sont pas observées.

Transport des malades.

ART. 37. — Le transport des individus atteints d'affections contagieuses sera fait dans des voitures ou sur des brancards spéciaux, désinfectés après chaque voyage.

Dans le cas où, à défaut de voiture spéciale, il serait fait usage d'une voiture publique ou privée, ce véhicule devra être désinfecté immédiatement après le transport, sous la responsabilité de ses propriétaires et conducteurs, qui devront se faire délivrer un certificat de désinfection.

ART. 38. — Il est interdit à toute personne atteinte d'une des maladies transmissibles visées aux articles précédents, de pénétrer dans une voiture, une chaloupe, un wagon de chemin de fer affectés au transport en commun.

Sortie des malades.

ART. 39. — Après guérison, le malade ne sortira qu'après autorisation du médecin traitant ou, à son défaut, du médecin chargé du service des épidémies.

Cette autorisation sera donnée par écrit et mentionnera que les précautions de propreté et de désinfection ont été prises.

ART. 40. — Les enfants ne pourront être réadmis dans une école, soit publique, soit privée, que munis de l'autorisation mentionnée à l'article précédent et après avis favorable du médecin chargé de l'inspection de cette école.

Désinfection.

ART. 41. — Il est interdit de déverser aucune déjection ou excrétion (crachats, matières fécales, etc...) provenant d'un malade atteint d'une des affections transmissibles visées par les articles précédents, sur les voies publiques ou privées, dans les cours, dans les jardins, les mares ou fumiers.

Ces déjections ou excrétions seront recueillies dans des vases spéciaux, désinfectés, et exclusivement projetées dans les cabinets d'aisance.

ART. 42. — Pendant toute la durée d'une maladie transmissible, les objets à usage personnel ou domestique du malade et des personnes qui l'assistent, de même que les objets contaminés ou souillés, seront désinfectés.

ART. 43. — Il est interdit, sans désinfection préalable, de jeter, secouer ou exposer, aux portes et aux fenêtres, aucun linge, vêtement, objets de literie, etc..., ayant servi au malade ou provenant de locaux occupés par lui.

Il est interdit de transporter hors d'un local contaminé des linges, vêtements, objets de literie, meubles, etc..., sans désinfection préalable.

Art. 14. — Le nettoyage de la pièce et des objets qui la garnissent se fera exclusivement, pendant toute la durée de la maladie, à l'aide de linges, étoffes, tissus ou substances imprégnés de liquides antiseptiques.

Art. 15. — Il est interdit d'envoyer, sans désinfection préalable, aux blanchisseries, des linges et effets à usage contaminés ou souillés.

Dans le cas où le lavage y aurait été néanmoins pratiqué, la blanchisserie sera soumise à la désinfection prescrite par l'autorité sanitaire.

Art. 16. — Les locaux occupés par les malades seront désinfectés aussitôt après leur transport en dehors de leur domicile, leur guérison ou leur décès.

Un certificat de désinfection sera délivré gratuitement à la demande des intéressés.

Procédés de désinfection.

Art. 17. — La désinfection sera pratiquée par les soins du service sanitaire municipal, dans les conditions prescrites par le médecin chargé du service des épidémies. Les résultats des désinfections seront contrôlés par le laboratoire d'hygiène. La destruction par le feu ne sera pratiquée qu'exceptionnellement et après avis motivé, dans les conditions prévues par l'arrêté du 19 septembre 1905.

Les établissements possédant des appareils de désinfection reconnus efficaces assureront la désinfection de leurs locaux et de leurs malades sous la responsabilité du chef de l'établissement et rendront compte des mesures prises au directeur local de la santé.

Art. 18. — Les appareils de désinfection employés dans les hospices, asiles, infirmeries, crèches, n'appartenant pas à un service public, seront soumis à une surveillance permanente de la sous-commission d'hygiène, qui pourra en faire vérifier le fonctionnement par le laboratoire d'hygiène.

L'emploi de ces appareils sera suspendu, à titre temporaire ou définitif, s'il est établi qu'ils ne fonctionnent plus dans les conditions prévues par le certificat de mise en service ou que les détériorations constatées ne permettent plus leur fonctionnement normal.

Vaccinations. Revaccinations.

Art. 19. — Conformément à l'article 7 de l'arrêté du 19 septembre 1905, il sera fait, une fois par semaine, des séances de vaccination gratuite. Les dates en seront déterminées par l'administrateur qui en avisera la population en temps opportun.

Cadavres. Exhumations.

ART. 50. — Les cadavres des personnes mortes de maladies transmissibles seront isolés le plus promptement possible.

L'administrateur-maire devra, sur l'avis du médecin de l'état civil, prescrire la mise en bière immédiate après la constatation officielle du décès ; il pourra ordonner la sépulture avant l'expiration du délai fixé par l'article 77 du Code civil.

Le transport hors de la ville de ces corps est interdit.

ART. 51. — Les inhumations des corps des indigènes devront être faites dans des fosses ayant au minimum 2 mètres de profondeur, 0 m. 80 de largeur. Les fosses seront distantes de 0 m. 30 au minimum ; il ne sera mis qu'un cadavre par fosse.

ART. 52. — Les indigènes pourront être autorisés à conserver chez eux, pendant plusieurs jours, les corps des personnes décédées (sauf le cas de maladies contagieuses) ; l'autorisation sera délivrée par l'administrateur-maire, après avis du médecin de l'état civil.

Le cadavre devra être placé, au bout de vingt-quatre heures, dans un cercueil en bois dur, de 6 centimètres au moins d'épaisseur, doublé d'une feuille de zinc de 2 millimètres. La soudure du couvercle en zinc sera faite hermétiquement et la fermeture du cercueil aura toujours lieu en présence du commissaire de police ou de son délégué.

Refuges et asiles.

ART. 53. — Les établissements publics ou privés recueillant à titre temporaire ou permanent des personnes sans asile, des malades, des infirmes abandonnés, etc..., etc..., seront tenus dans un état constant de propreté et soumis à la surveillance de la sous-commission d'hygiène.

La sous-commission pourra ordonner toutes les mesures qu'elle jugera nécessaires pour la désinfection, soit des locaux, soit des vêtements et effets à l'usage des personnes recueillies, elle en surveillera et contrôlera l'exécution. Le directeur de l'établissement sera responsable de la non-exécution de ces mesures.

Blanchisseries.

ART. 54. — Toute personne qui voudra exercer la profession de blanchisseur devra, au préalable, en faire la déclaration à la mairie et désigner le lieu où elle a l'intention de s'établir.

ART. 55. — La blanchisserie devra toujours être tenue dans le plus grand état de propreté; la maison sera blanchie à la chaux deux fois par an.

Le linge sale sera mis, dès son arrivée, dans une caisse hermétiquement close et facile à désinfecter par les solutions antiseptiques. La lessiveuse devra être de capacité suffisante pour que le lavage soit pratiqué dans le plus bref délai possible.

ART. 56. — Il est absolument interdit de laver le linge dans les mares ou d'employer de l'eau de mare pour cet usage.

ART. 57. — Le linge ne devra jamais être mis à sécher sur le sol; il devra être suspendu.

ART. 58. — Les blanchisseurs ne devront jamais accepter du linge provenant d'une personne qu'ils savent être atteinte d'une maladie infectieuse, si ce linge n'a préalablement été soumis à la désinfection.

ART. 59. — Ne pourra, en aucun cas, être autorisé l'isolement, dans une blanchisserie, d'individus atteints de maladies contagieuses.

Boucheries, charcuteries, triperies, etc...

ART. 60. — Toute personne qui voudra exercer la profession de boucher, de charcutier, de tripier, devra au préalable en faire la déclaration à la mairie et désigner le lieu où elle a l'intention de s'établir.

ART. 61. — L'étal ou boutique devra toujours être tenu en grand état de propreté. Il est défendu d'y rien faire ou laisser faire qui soit contraire à la propreté et à la conservation de la viande; les murs en seront blanchis à la chaux au moins deux fois par an. Les portes en devront être ouvertes à la réquisition des officiers publics, du vétérinaire chargé de l'inspection des viandes et des membres de la sous-commission d'hygiène.

ART. 62. — Il est expressément défendu de conserver ou de mettre en vente des viandes insalubres ou corrompues.

ART. 63. — Toute boucherie devra être aérée transversalement et fermée à l'aide de barreaudages en bois ou grilles en fer permettant la circulation constante de l'air.

ART. 64. — Aucune nouvelle boucherie ne pourra s'ouvrir à l'avenir sans qu'il ait été constaté, au préalable, que les conditions d'hygiène et de salubrité prévues aux articles ci-dessus sont parfaitement remplies.

Les propriétaires des boucheries déjà existantes devront se conformer aux prescriptions de ces mêmes articles dans le délai de deux mois à dater de la promulgation du présent règlement.

Marchés publics.

ART. 65. — Les marchés et leurs alentours seront constamment surveillés par la police; ils seront lavés et désinfectés le plus souvent possible.

Les viandes, poissons, fruits et légumes avariés seront détruits sans que les propriétaires puissent réclamer une indemnité quelconque.

ART. 66. — Tout individu désirant vendre du lait devra en demander l'autorisation à l'administrateur-maire, qui s'assurera si les conditions prescrites par l'article 1er de l'arrêté municipal du 11 septembre 1903 sont observées.

Vidanges, gadoues, etc...

ART. 67. — Des dépôts de vidanges, gadoues, immondices, pailles, balles, feuilles en putréfaction, etc... sont interdits s'ils sont de nature à compromettre la santé publique.

Il est également interdit de déverser les vidanges dans les cours d'eau, les égouts, etc...

ART. 68. — Dans toute maison, il y aura un cabinet d'aisance en bois ou en maçonnerie; ce cabinet sera éclairé et aéré directement; il sera tenu en état constant de propreté; le sol en sera cimenté ou dallé.

ART. 69. — Les tinettes seront fréquemment désinfectées par le flambage ou les solutions antiseptiques.

ART. 70. — Le transport des vidanges et autres matières répandant des exhalaisons insalubres ne peut être fait qu'aux heures fixées et à l'aide de voitures complètement fermées dans le genre de celles imposées à l'adjudicataire des bouages et vidanges.

ART. 71. — Il est formellement interdit de transporter des matières fécales ou putrides dans des seaux ou des paniers, soit à la main, soit à l'aide d'un fléau.

ART. 72. — Les récipients destinés à contenir de pareilles matières seront en métal facilement désinfectable et hermétiquement clos; ces récipients seront fréquemment désinfectés comme il est prescrit pour les tinettes.

Animaux morts.

ART. 73. — Il est interdit de jeter les animaux morts dans les mares, rivières, abreuvoirs, ou de les enterrer dans le voisinage des habitations, des puits, des abreuvoirs.

Pénalités.

ART. 74. — Les contraventions aux dispositions du présent règlement seront passibles d'un emprisonnement d'un à cinq jours et d'une amende de 1 à 15 francs, ou de l'une de ces deux peines seulement, sans préjudice de l'application, s'il y a lieu, des pénalités prévues aux articles 27, 28, 29 et 30 de la loi du 15 février 1902.

ART. 75. — Les règlements de police et de voirie restent en vigueur, en ce qu'ils n'ont pas de contraire aux dispositions du présent arrêté.

ART. 76. — Le directeur local de la santé et l'administrateur-maire de la ville de Hanoï sont chargés, chacun en ce qui le concerne, de l'exécution du présent arrêté.

Hanoï, le 22 novembre 1907.

Un arrêté du **22** novembre 1907 a rendu ces mesures applicables à la ville d'Haïphong.

Arrêté *déterminant les mesures à prendre pour la protection de la santé publique dans la ville de Pnom-Penh.*

ARTICLE PREMIER. — Indépendamment des prescriptions des articles 1, 2, 3, 4, 5, 6, 7, 8 et 9 de l'arrêté du 10 juillet 1901, les dispositions suivantes sont applicables à la ville de Pnom-Penh.

TITRE PREMIER

Dispositions générales. — Prophylaxie des maladies transmissibles.

Déclarations.

ART. 2. — Les médecins et sages-femmes européens et indigènes, les chefs de quartiers cambodgiens, les chefs de quartiers annamites, les chefs des congrégations chinoises, les agents de la force publique, les parents, patrons ou voisins sont tenus de signaler immédiatement au résident-maire tout cas de maladie suspecte qui se produirait sur un point quelconque de la ville.

Vaccination.

ART. 3. — La vaccination antivariolique est obligatoire au cours de la première année de la vie ainsi que la revaccination au cours de la onzième et de la vingt et unième année.

Les parents ou tuteurs sont tenus personnellement responsables de la dite mesure.

Le droit de pratiquer des vaccinations est exclusivement réservé aux médecins européens et indigènes et aux sages-femmes diplômés.

ART. 4. — La variolisation est interdite.

Isolement.

ART. 5. — Tout individu atteint de l'une des maladies prévues à l'arrêté ministériel du 7 janvier 1902 sera isolé de telle sorte qu'il ne puisse propager cette maladie par lui-même ou par ceux qui sont appelés à le soigner.

Le malade pourra, sur l'avis du médecin, être transporté d'urgence au lazaret de la ville ou subir l'isolement à domicile.

Art. 6. — Jusqu'à la disparition complète de tout danger de contamination, aucune personne ne devra approcher le malade si ce n'est celles qui le soignent, lesquelles prendront toutes les précautions pour empêcher la propagation du mal.

Toute maison qui abritera une ou plusieurs personnes atteintes de maladie contagieuse devra être indiquée au public par un rameau vert suspendu extérieurement auprès de la porte d'entrée.

Désinfection.

Art. 7. — Les linges et effets à usage, contaminés ou souillés, seront obligatoirement désinfectés dans l'étuve de la résidence-mairie avant d'être rendus à l'usage courant ou soumis au blanchissage. En aucun cas les linges, effets et objets contaminés ou souillés ne pourront être lavés dans un cours d'eau, dans une mare ou à une fontaine publique ou privée.

L'étuve sera expédiée sur les lieux, accompagnée du personnel nécessaire.

Les frais de désinfection sont fixés à cinq piastres par jour.

Remise totale ou partielle de ces frais pourra être faite par le résident-maire aux indigents ou aux personnes pour lesquelles cette dépense ne serait pas en proportion avec leurs ressources.

Art. 8. — Il est interdit de déverser aucune déjection (crachats, matières fécales, matières vomies, etc.) provenant d'une personne atteinte de maladie transmissible sur les voies publiques ou privées, dans les cours, dans les jardins ou sur les fumiers.

Ces déjections seront recueillies dans des vases spéciaux et enterrées profondément après avoir été désinfectées à la chaux vive.

Art. 9. — Les locaux occupés par le malade seront désinfectés aussitôt après son transport en dehors de son domicile, sa guérison ou son décès. S'ils sont en paillotes, la destruction pourra en être ordonnée par le résident-maire, sur simple avis du médecin.

Art. 10 — Avant de sortir, le malade guéri devra prendre un bain au savon et se vêtir de linge et d'habits désinfectés.

Les enfants ne seront admis à réintégrer l'école que sur le vu d'un certificat du médecin.

Décès. Constatation. Inhumation.

Art. 11. — Les décès doivent être constatés par le médecin.

Les cadavres des personnes mortes de maladies transmissibles seront placés, le plus rapidement possible, dans un cercueil étanche contenant une couche de chaux vive et de sciure de bois. Les cadavres devront, en outre, y être complètement environnés de l'une ou l'autre de ces deux matières.

Le cercueil des personnes mortes dans ces conditions ne pourra, sous aucun prétexte, être gardé à domicile. L'inhumation aura lieu, après avis du médecin, dans une fosse dont la profondeur ne sera pas moindre de deux mètres. Aucune inhumation ne sera admise ailleurs que dans les cimetières.

L'incinération pourra être pratiquée comme par le passé, c'est-à-dire après que l'autorisation en aura été demandée au résident-maire. Elle aura lieu, elle aussi, dans le délai fixé par le médecin, aux endroits servant habituellement à cette cérémonie.

Les morts devront y être transportés dans leur cercueil, après y avoir été ensevelis comme il est dit ci-dessus, et le cercueil sera incinéré sans avoir été ouvert.

Les frais d'incinération des indigents cambodgiens seront supportés par la ville, dans ce cas comme dans les cas ordinaires.

Animaux.

ART. 12. — Il est interdit de déverser directement ou indirectement dans le fleuve ou dans les mares aucune matière excrémentitielle. Il est également interdit de jeter les animaux morts dans le fleuve et dans les mares ou de les enterrer dans le voisinage des habitations. Les animaux morts devront être brûlés dans la partie ouest de la ville, encore inoccupée.

Ceux atteints de maladie contagieuse seront conduits au lazaret de la ville. Ils seront soignés et entretenus par les soins des propriétaires et abattus, s'il y a lieu, après avis du vétérinaire.

TITRE II

Salubrité. **Règles générales sur la salubrité des habitations.**

Marchés.

ART. 13. — Les marchés et leurs abords seront tenus constamment dans un état de propreté irréprochable.

Toutes les mesures prescrites à cet effet, par l'article 9 de l'arrêté du 10 juillet 1901, leur seront strictement applicables.

Habitations.

ART. 14. — Au point de vue du genre de construction des maisons, la ville est divisée en deux zones. La première zone se trouve comprise, d'une part, entre la rue située au Nord du groupe scolaire, le boulevard de Champeaux, la rue de la Milice, le quai de

Verneville, du pont du Pétrole au quai Lagrandière et le quai Lagrandière ; d'autre part, entre le quai Piquet prolongé jusqu'au pont du Pétrole, l'avenue de Kampot, le boulevard Doudart de Lagrée, la rue de la Glacière et le quai Norodom. Dans cette zone, il ne sera admis que des constructions en briques couvertes en tuiles.

La deuxième zone est comprise, d'une part, entre le canal de Ceinture, la rue Badens, la rue de la Milice, le boulevard de Champeaux et la rue située au nord du groupe scolaire ; d'autre part, entre la rue de la Glacière, le boulevard Doudart de Lagrée et le Tonlé-Sap.

Dans cette zone pourront être autorisées temporairement et sauf en bordure des boulevards, des constructions, soit européennes, soit cambodgiennes, en bois et couvertes en tuiles, ainsi que des paillotes.

La troisième zone est réservée aux paillotes.

Art. 15. — Les maisons situées dans la première zone ainsi que les maisons en briques construites dans la deuxième zone sont soumises aux prescriptions générales et particulières ci-après énoncées.

Art. 16. — Les maisons en briques devront être construites de façon à recevoir le plus d'éclairage et d'aération possible.

Lorsqu'elles ne seront pas indépendantes les unes des autres, elles devront avoir des murs mitoyens de 15 centimètres d'épaisseur. Dans les immeubles dits *compartiments*, un mur de cette épaisseur séparera chaque groupe de trois compartiments.

Leurs revêtements intérieurs, faits de mortier à la chaux, seront badigeonnés au lait de chaux teinté ou non et tenus en état de propreté constante. Le sol sera carrelé.

Les moyens d'évacuation des eaux ménagères, des eaux pluviales et des eaux et matières usées devront y être assurés.

Les prescriptions de l'article 8 de l'arrêté du 10 juillet 1901 leur sont strictement applicables.

Art. 17. — Les pièces servant à l'habitation seront aérées et éclairées directement sur cour ou sur rue par une ou plusieurs baies. Celles-ci devront avoir, au total, une surface de 3 mètres carrés. La capacité de chaque pièce devra être d'au moins 10 mètres cubes.

Les jours de souffrance ne pourront jamais être considérés comme baies d'aération.

Art. 18. — Dans toutes les constructions destinées à l'habitation les fondations et les murs, jusqu'à 30 centimètres au-dessus du sol, devront être en matériaux durs et mortier de ciment.

Art. 19. — Dans les mêmes constructions et dans les bâtiments de toute nature, la hauteur des rez-de-chaussée ne devra pas être inférieure à 3 m. 50 sous plafond. Cette hauteur pourra être de 3 mètres aux étages.

Cours. Courettes. Passages. Corridors.

ART. 20. — Il n'est rien modifié aux prescriptions de l'article 8 de l'arrêté du 10 juillet 1901 concernant les courettes, les passages et les corridors des habitations. Il n'y sera admis aucun encombrement de matières ou de marchandises détériorées ou susceptibles de l'être. Les dépôts de bois y sont formellement interdits, de même que les dépôts d'huiles et de matières grasses. Les courettes et passages devront être entretenus en état constant de propreté.

Évacuation des eaux et matières usées.

ART. 21. — L'aménagement des cheneaux et gouttières destinés à recevoir et à évacuer les eaux pluviales devra être fait de telle sorte que ces eaux seront amenées directement aux caniveaux situés en bordure des trottoirs. Ils devront être étanches et de dimensions appropriées aux bâtiments qu'ils desserviront.

ART. 22. — Les dites eaux ne devront, sous aucun prétexte, être amenées aux puisards.

ART. 23. — Les puisards restent régis, quant à leur mode d'évacuation, par les dispositions de l'article 5 de l'arrêté du 10 juillet 1901.

ART. 24. — A compter de la signature du présent arrêté, aucune fosse à fond perdu ne sera admise dans la ville de Pnom-Penh. Toutes celles qui existent seront obligatoirement remplacées par des fosses du système septic tank.

ART. 25. — Les eaux qui en proviendront s'écouleront par caniveau couvert et seront dirigées vers le plus prochain égout. Dans les parties de la ville où il n'existe pas d'égout, aucune fosse de l'un ou de l'autre système ne sera admise. La tinette mobile y sera obligatoire.

ART. 26. — Tout propriétaire au domicile duquel il est fait usage de la fosse à fond perdu devra s'être conformé à la prescription de l'article 25 dans les trois mois qui suivront l'approbation du présent arrêté. Faute par lui de se conformer à ladite prescription, il sera procédé d'urgence et à ses frais à la transformation de la fosse en usage chez lui.

ART. 27. — Les fosses système Mouras ou septic tank ne seront autorisées que dans les immeubles occupés par des européens.

Il pourra être accordé aux indigènes et aux asiatiques étrangers des autorisations spéciales à titre exceptionnel.

ART. 28. — Aucun propriétaire ne pourra installer chez lui une fosse système Mouras ou septic tank sans en avoir, au préalable, demandé et obtenu l'autorisation du résident-maire.

ART. 29. — Il est formellement interdit de sceller les plaques de couverture des fosses de l'un ou de l'autre système sans que le propriétaire ait avisé la résidence-mairie, qui fera procéder à un examen de ladite fosse afin de s'assurer que la quantité d'eau à y verser, préalablement à tout usage, est proportionnée au nombre de personnes qui habitent l'immeuble.

ART. 30. — Les dimensions des fosses doivent être calculées de façon qu'elles puissent recevoir journellement une quantité d'eau proportionnée au nombre d'habitants.

Lorsque ces fosses ne pourront être alimentées d'eau en quantité suffisante pour assurer leur fonctionnement, l'autorisation de les établir sera formellement refusée.

ART. 31. — Aucune fosse ne pourra être construite si le plan des lieux et de ladite fosse n'a été approuvé par le résident-maire.

ART. 32 — Les fosses seront rigoureusement étanches et fermées hermétiquement. La conduite d'arrivée sera munie, à l'origine, d'une cuvette avec occlusion hermétique et permanente, celle d'évacuation ira directement à l'égout et sera siphonée de telle façon qu'aucun reflux d'air de l'égout ne puisse se faire dans l'habitation. L'une et l'autre auront des revêtements intérieurs lisses et imperméables et seront installées de telle sorte qu'aucune matière n'y puisse séjourner; les joints seront hermétiques.

ART. 33. — Jusqu'à la construction des grands égouts, les tinettes mobiles continueront à être admises, conformément aux dispositions de l'article 7 de l'arrêté du 10 juillet 1901.

Chaque immeuble devra être pourvu d'une tinette par six habitants, domestiques compris. Les tinettes seront enlevées dans les conditions suivantes : tous les trois jours au moins dans les habitations isolées ; obligatoirement tous les deux jours dans les immeubles agglomérés habités par moins de six personnes, domestiques compris; tous les jours dans les immeubles occupés par un nombre supérieur d'habitants.

En cas d'épidémie, et sur simple avis du résident-maire, les tinettes devront être vidées et désinfectées tous les jours sans distinction de catégorie.

Entretien des habitations.

ART. 34. — Le badigeonnage extérieur des habitations au lait de chaux teinté ou non reste soumis aux prescriptions de l'article 8 de l'arrêté du 10 juillet 1901.

En cas d'épidémie ou par mesure préventive, le badigeonnage intérieur sera obligatoire. Il sera prescrit par arrêté du résident-maire.

ART. 35. — Le nettoyage des cabinets d'aisance reste entièrement soumis aux prescriptions de l'article 6 de l'arrêté du 10 juillet 1901.

ART. 36. — Dans le cas où il se trouverait dans l'intérieur des pièces servant de logement ou de dépôt de marchandises ou de comptoir, des objets ou matières quelconques répandant des odeurs désagréables dont se plaindraient les voisins, le propriétaire devra les enlever à première réquisition de la police et les transporter dans une partie de la ville où ils n'auront pas le même inconvénient.

Art. 37. — Les carrelages ou les planchers des pièces servant à l'habitation ou au commerce devront être en bon état d'entretien.

Art. 38. — Les toitures des bâtiments seront également entretenues en bon état.

Les cheneaux, les gouttières, les cuvettes d'eaux ménagères, les tuyaux de toute nature seront tenus constamment en état d'entretien et de propreté.

Permis de construction.

Art. 39. — A partir de la publication du présent arrêté, aucun immeuble destiné à l'habitation de jour et de nuit ne pourra être construit s'il ne satisfait aux prescriptions ci-dessus.

Les mêmes dispositions sont applicables, en cas de grosses réparations, aux immeubles existants.

Les plans des immeubles à construire seront présentés, comme par le passé, par les propriétaires et l'autorisation ne sera délivrée que si lesdites prescriptions sont observées.

L'autorisation ou le refus de construire sera délivré quinze jours après la présentation des plans.

Art. 40. — Lorsqu'un immeuble, bâti ou non, attenant ou non à la voie publique, aura été signalé par la police ou des particuliers comme dangereux pour la santé et pour la sécurité des occupants ou des voisins, le résident-maire invitera, dans le premier cas la commission d'hygiène à donner son avis sur les mesures qu'il y aurait lieu de prendre, concernant cet immeuble, en vue de protéger la santé publique; dans le second cas, il prendra toutes les mesures que commandera la sécurité des habitants.

Art. 41. — Toutes les fois que l'installation d'une écurie, porcherie ou étable, présentera des dangers pour la santé publique, elle pourra être interdite après avis du médecin.

Le dépôt des fumiers est interdit dans les limites des deux premières zones de la ville, il est particulièrement interdit de les brûler dans les dites limites. Ils devront être transportés, par les soins des propriétaires, au delà de ces deux zones.

Lépreux.

Art. 42. — Il est formellement interdit aux lépreux de circuler sur les voies publiques. Tous ceux qui seront rencontrés seront dirigés sur la léproserie de Cu-Lao-Rong.

Titre III

Commission d hygiène.

Art. 43. — La Commission d'hygiène de la ville est composée de la manière suivante, conformément aux prescriptions de l'arrêté de M. le Gouverneur Général, en date du 1er juin 1902, et celles de l'arrêté de M. le Résident Supérieur en date du 4 mars 1904,

MM. Le Résident-Maire, président,

Le Commandant d'armes ou un officier désigné par lui,

Un délégué de la commission municipale,

Le médecin municipal,

Le pharmacien civil,

Le vétérinaire principal,

Le chef de la voirie municipale.

ART. 44. — Cette Commission se réunit conformément aux instructions de l'article 6 de l'arrêté du 1er juin 1902 précité.

Pénalités.

ART. 45. — Les contraventions au présent arrêté seront, de même que les contraventions à l'arrêté du 10 juillet 1901, déférées aux tribunaux compétents et les contrevenants poursuivis conformément à la loi. Ils seront punis des peines de simple police, sans préjudice des mesures administratives qu'il y aurait lieu de prendre d'office.

ART. 46. — Sont et demeurent abrogées toutes les dispositions de l'arrêté du 10 juillet 1901 qui seraient contraires au présent arrêté.

Pnom-Penh, le 5 juillet 1907.

Arrêté *déterminant les mesures à prendre pour la protection de la santé publique en Cochinchine.*

ARTICLE PREMIER. — Indépendamment des mesures sanitaires générales prescrites par l'arrêté du 17 septembre 1905, les dispositions qui suivent sont applicables aux diverses parties du territoire de la Cochinchine autres que les villes de Saïgon et de Cholon.

TITRE PREMIER

Prophylaxie des maladies transmissibles. Déclaration.

ART. 2. — Indépendamment de la déclaration imposée aux médecins et sages-femmes, européens ou indigènes, par l'article 5 de l'arrêté du 17 septembre 1905, pour les maladies transmissibles ou épidémiques, les notables sont tenus de signaler immédiatement à l'administrateur, chef de province, tout cas de maladie suspecte qui se produirait dans leur commune, ainsi que le nom du médecin qui aurait été appelé à soigner le malade.

Isolement.

Art. 3. — Tout individu atteint de l'une des maladies prévues à l'arrêté ministériel du 7 janvier 1902 susvisé sera isolé de telle sorte qu'il ne puisse propager cette maladie par lui-même ou par ceux qui sont appelés à le soigner.

L'isolement sera pratiqué soit à domicile, soit dans le local spécialement aménagé à cet effet, soit à l'hôpital.

Art. 4. — Jusqu'à la disparition complète de tout danger de contamination, on ne laissera approcher du malade que les personnes qui le soignent. Celles-ci prendront toutes les précautions pour empêcher la propagation du mal.

Désinfection.

Art. 5. — Il est interdit de déverser aucune déjection (crachats, matières fécales, matières vomies, etc...), provenant d'un malade atteint de maladie transmissible, sur le sol des voies publiques ou privées, des cours, des jardins, ou dans les cabinets d'aisances, cours d'eau, puits, etc...

Ces déjections, recueillies dans des vases spéciaux, seront enterrées profondément, mais seulement après avoir été désinfectées à la chaux vive.

Art. 6. — Pendant toute la durée d'une maladie transmissible les objets à usage personnel du malade et des personnes qui l'assistent, de même que tous objets contaminés ou souillés seront désinfectés.

Les linges et effets à usage contaminés ou souillés seront également désinfectés, avant d'être lavés ou blanchis. L'immersion pendant un quart d'heure, des linges dans l'eau en ébullition constitue un bon procédé de désinfection.

Art. 7. — Les locaux occupés par le malade seront désinfectés, après sa guérison ou son décès ; s'ils sont en paillotes, ils seront détruits par le feu.

Art. 8. — Lorsque le malade sera guéri, il ne sortira qu'après avoir pris les précautions convenables de propreté et de désinfection.

Les enfants ne seront réadmis à l'école que sur le vu d'un certificat médical.

Art. 9. — Les cadavres des personnes mortes de maladie transmissible seront isolés immédiatement ; ils seront inhumés, le plus promptement possible, dans une fosse, profonde de deux mètres au moins, éloignée de toute habitation, cours d'eau, puits ou fontaine, et dans laquelle de la chaux vive aura été préalablement placée.

TITRE II
Salubrité. Habitations.

ART. 10. — Les habitations seront, autant que possible, séparées les unes des autres ; elles seront aérées et éclairées largement ; elles seront maintenues tant à l'intérieur qu'à l'extérieur, dans un état constant de propreté. Celles en briques doivent être blanchies à la chaux au moins tous les deux ans.

ART. 11. — Les habitants devront faire balayer, chaque matin, les parties des rues, trottoirs, caniveaux, fossés, s'étendant devant leur maison ou dépendances, ainsi que leurs cours intérieures, les caniveaux seront lavés par leur soins.

ART. 12. — Les cours doivent être nivelées et empierrées et leur niveau établi en contre-haut de la route, afin de permettre l'écoulement des eaux pluviales et ménagères. Des caniveaux communiquant avec les égouts ou les fossés des rues devront être construits.

Écuries.

ART. 13. — Les propriétaires d'écuries, porcheries ou étables devront s'établir hors des centres, à moins d'une autorisation spéciale de l'administrateur, donnée après avis conforme de la Commission sanitaire prévue à l'article 27 du présent arrêté.

ART. 14. — Les écuries et étables seront convenablement éclairées et aérées ; elles auront leur sol imperméable dans la partie qui doit recevoir les urines ; celles-ci devront s'écouler par une rigole ayant une pente suffisante.

Les fumiers et purins seront enlevés chaque jour.

Évacuation des eaux et matières usées.

ART. 15. — Dans toute maison en briques et couverte en tuiles, il y aura un cabinet d'aisances, en bois ou en maçonnerie, installé dans un local éclairé et aéré directement ; ce cabinet devra être tenu dans un état constant de propreté ; le sol en sera cimenté.

L'ouverture destinée à l'enlèvement des tinettes sera munie d'une porte tenue fermée.

ART. 16. — Les tinettes devront être vidées le plus loin possible des habitations et des cours d'eau, puits et fontaines ; elles seront désinfectées fréquemment par le flambage ou par les solutions antiseptiques.

ART. 17. — Les dépôts de vidanges, immondices, pailles, balles, feuilles sèches en putréfaction, sont interdits s'ils sont de nature à compromettre la santé publique.

Les maires des villages feront réserver, en dehors du périmètre du centre habité, un emplacement pour le dépôt public des ordures ménagères ; ils feront incinérer, à époques fixes, ces résidus.

Art. 18. — Il est interdit de déverser directement ou indirectement, dans les cours d'eau, aucune matière excrémentitielle.

Il est de même interdit de jeter des animaux morts dans les arroyos ou de les enterrer au voisinage des sources, puits et citernes et des habitations.

Inhumations.

Art. 19. — Il est défendu d'inhumer près des cours d'eau, canaux, sources, puits et fontaines publiques ou privées.

Les inhumations doivent être faites dans des fosses ayant au minimum deux mètres de profondeur.

Alimentation d'eau.

Art. 20. — Les réservoirs d'eau potable auront leurs parois formées de matières qui ne puissent être altérées par les eaux ; le plomb en sera exclu.

Ils seront hermétiquement clos à leur partie supérieure, de façon que les poussières n'y puissent pénétrer ; ils seront tenus en état constant de propreté et soustraits, autant que possible, au rayonnement solaire.

Art. 21. — Aucun puits ne pourra être utilisé pour l'alimentation privée ou publique s'il n'est situé à une distance convenable des cabinets et fosses d'aisances, et des cimetières.

Art. 22. — Les puits seront tenus en état constant de propreté ; il sera procédé, en outre, à leur nettoyage ou à leur désinfection, sur l'injonction de l'administrateur, chef de la province, après avis conforme de la Commission sanitaire, dans les conditions prévues à l'article 12 de la loi du 15 février 1902.

Art. 23. — Les puits hors d'usage seront fermés et ceux dont l'usage est interdit seront comblés jusqu'au niveau du sol.

Marchés publics.

Art. 24. — Les marchés et leurs alentours seront constamment surveillés par la police ; ils seront lavés et désinfectés le plus souvent possible. Les viandes, poissons, fruits et légumes avariés seront détruits.

Immeubles insalubres.

Art. 25. — Lorsqu'un immeuble, bâti ou non, attenant ou non à la voie publique, aura été signalé, par la police ou par les particuliers, comme dangereux pour la santé des occupants ou des voisins, l'administrateur invitera la Commission sanitaire à donner son avis sur les mesures qu'il y a lieu de prendre, vis-à-vis de cet immeuble, en vue de protéger la santé publique.

Il sera procédé en cette matière comme il est dit aux articles 12 et suivants de la loi du 15 février 1902.

Permis de construction.

ART. 26. — A dater de la promulgation du présent règlement aucune maison en briques et couverte en tuiles ne pourra être construite, dans les chefs-lieux de province, à Poulo-Condore et au Cap-Saint-Jacques, si elle ne satisfait pas aux prescriptions qui précèdent.

Les propriétaires, architectes ou entrepreneurs, présenteront, à cet effet, avant tout commencement de travaux, un plan à l'administrateur. Il en sera donné récépissé.

Si les prescriptions réglementaires sont observées, l'autorisation sera délivrée dans le plus bref délai possible. Un double du permis et du plan sera conservé à l'Inspection.

Si des modifications sont reconnues nécessaires, ou s'il y a lieu de refuser l'autorisation, la décision sera notifiée dans un délai de vingt jours.

TITRE III

Dispositions générales. Commission sanitaire.

ART. 27. — Il y aura dans chaque province, une Commission sanitaire composée de sept membres au moins et de onze au plus; elle sera instituée par décision de l'administrateur, chef de province, et comprendra obligatoirement l'administrateur, président, le docteur, l'agent-voyer et un conseiller d'arrondissement élu par ses collègues.

Cette Commission se réunira au moins tous les deux mois. Elle est chargée de veiller à l'application des dispositions du présent arrêté ; elle sera appelée à donner son avis sur toutes les questions intéressant la santé publique, et aura qualité pour formuler, en cette matière, toutes propositions qu'elle jugera utiles.

Pénalités.

ART. 28. — Les contraventions aux dispositions du présent règlement seront passibles d'un emprisonnement de un à cinq jours et d'une amende de 1 à 15 francs ou de l'une de ces deux peines seulement, sans préjudice de l'application, s'il y a lieu, des pénalités prévues aux articles 27, 28, 29 et 30 de la loi du 15 février 1902.

En cas de récidive, la peine de l'emprisonnement sera toujours prononcée.

ART. 29. — L'article 463 du Code pénal est applicable dans tous les cas prévus par le présent arrêté.

ART. 30. — Les arrêtés de voirie particuliers à chaque province demeurent en vigueur dans la partie de leurs dispositions non contraires à celles du présent règlement.

ART. 31. — Les administrateurs, chefs de province, et le directeur des îles et du pénitencier de Poulo Condore sont chargés, chacun en ce qui le concerne, de l'exécution du présent arrêté.

Saïgon, le 20 janvier 1906.

Arrêté *déterminant les mesures à prendre pour la protection de la santé publique dans la ville de Saïgon.*

ARTICLE PREMIER. — Au point de vue de l'application du présent arrêté sur la protection de la santé publique, la ville de Saïgon est divisée en deux zones telles qu'elles résultent de l'arrêté municipal du 1er mars 1907.

ART. 2. — Les dispositions des arrêtés des 19 septembre 1905, et 20 janvier 1906 sont applicables sans restriction à tout le territoire de la ville de Saïgon; toutefois, en ce qui concerne l'agglomération de la première zone et dans certains cas spécialement prévus pour la deuxième zone, elles sont complétées comme suit :

TITRE PREMIER

Prophylaxie des maladies transmissibles

Déclaration.

ART. 3. — Les médecins et sages-femmes européens ou indigènes, les chefs de quartier, les agents de la force publique, parents, patrons ou voisins sont tenus de signaler immédiatement au maire ou au commissariat de police le plus rapproché, tout cas de maladie suspecte qui se produirait sur un point quelconque de la ville.

ART. 4. — Tout individu, atteint de l'une des maladies prévues à l'arrêté ministériel du 10 décembre 1906 susvisé, sera isolé soit à domicile, soit à l'hôpital, soit dans les locaux d'isolement de telle sorte qu'il ne puisse propager cette maladie par lui-même ou par ceux qui sont appelés à le soigner.

Le malade pourra, sur l'avis du médecin de l'état civil, être transporté d'urgence dans un hôpital ou dans un local d'isolement municipal.

ART. 5. — Jusqu'à la disparition complète de tout danger de contamination, on ne laissera approcher du malade que les personnes qui le soignent, qui prendront toutes précautions pour empêcher la propagation du mal.

Un rameau vert, suspendu extérieurement à côté de la porte d'entrée, indiquera qu'il se trouve dans l'immeuble une ou plusieurs personnes atteintes de maladie contagieuse.

Ce rameau pourra être remplacé par un écriteau.

Désinfection.

ART. 6. — Les précautions prescrites par les articles 5, 6, 7, 8 et 9 de l'arrêté du 20 janvier 1906 seront prises dans tous les cas de maladie suspecte.

En outre, les linges et effets à usage, contaminés ou souillés, seront passés à l'étuve à désinfection de la municipalité.

Elle se rendra sur les lieux avec le personnel nécessaire, contre remboursement des frais fixés à cinq piastres par jour, quel que soit le nombre de chauffes.

Dans tous les cas, le maire pourra accorder remise totale ou partielle de ces frais aux indigents ou aux personnes pour lesquelles cette dépense constituera une charge trop lourde pour leurs ressources.

TITRE II

Salubrité

Règles générales de la salubrité des habitations.

ART. 7. — Dans la deuxième zone, des constructions permanentes en paillotes pourront être autorisées conformément aux prescriptions de l'arrêté municipal du 1er mars 1907.

ART. 8. — Les habitations situées dans la première zone, ainsi que celles édifiées en briques dans la deuxième zone, sont soumises aux prescriptions générales et particulières ci-après énoncées.

ART. 9. — Les habitations en briques seront, autant que possible, séparées les unes des autres; elles seront éclairées et aérées largement.

Lorsque la séparation ne pourra se faire, l'épaisseur des murs mitoyens ne pourra être inférieure à quarante-cinq centimètres; pour les immeubles à compartiments, un mur de même dimension, dit *parafeu*, sera édifié par chaque groupe de trois compartiments.

Leurs revêtements intérieurs faits de mortier à la chaux seront badigeonnés au lait de chaux teinté ou non et tenus en état constant de propreté. Le sol sera carrelé.

Elles seront munies de moyens d'évacuation des eaux pluviales, des eaux ménagères et des matières usées.

Pièces destinées à l'habitation.

ART. 10. — Toute pièce pouvant servir à l'habitation, c'est-à-dire dans laquelle le séjour peut être habituel de jour ou de nuit, aura une capacité d'au moins 40 mètres cubes pour celle située au rez-de-chaussée, et 30 mètres cubes pour celle située aux divers étages.

Elle sera aérée et éclairée directement sur une rue ou sur une cour par une ou plusieurs baies. L'ensemble de celles-ci présentera une surface d'au moins 3 mètres carrés en plus, pour chaque fois 30 mètres cubes ; ces dimensions pourront avoir une surface de 1 m. 50 pour chaque fois 20 mètres cubes pour les pièces habitables de l'étage le plus élevé.

ART. 11. — Les jours de souffrance ne pourront jamais être considérés comme baies d'aération.

ART. 12. — Tout local destiné à l'habitation aura une capacité d'au moins 18 mètres cubes par personne.

Fondations et sous-sols.

ART. 13. — Dans toutes les constructions destinées à l'habitation, les fondations et les murs jusqu'à 30 centimètres au-dessus du sol devront être construits en matériaux durs et mortier de ciment.

ART. 14. — Le terrain sur lequel on voudra élever une construction, sera examiné aussitôt le dépôt des plans à la mairie, et s'il est constaté que le sol est contaminé, les terres ou matières quelconques extraites pour l'établissement des fondations ou pour toute autre cause seront immédiatement arrosées au lait de chaux.

Hauteur des maisons, rez-de-chaussée et étages.

ART. 15. — La hauteur des maisons, mesurée entre le niveau du trottoir et la ligne de faîte de l'immeuble sur le point milieu de la façade, ne pourra excéder la largeur de la voie.

Toutefois, les propriétaires qui voudront excéder cette hauteur devront faire construire leur maison en retrait de l'alignement d'un nombre de mètres égal à la moitié de la différence entre la hauteur de leur maison et la largeur de la voie.

La partie de terrain, comprise entre l'alignement de la rue et celui de la construction, pourra être transformée en avant-cour ou en jardin par le propriétaire.

ART. 16. — Dans les bâtiments de quelque nature qu'ils soient, la hauteur des rez-de-chaussée ne pourra jamais être inférieure à 3 m. 50 sous plafond et jusqu'à hauteur des murs façades ; pour les étages, cette hauteur pourra être réduite à 3 mètres.

Cours, courettes et dépendances.

Art. 17. — Les prescriptions des articles 11 et 12 de l'arrêté du 20 janvier 1906 sont strictement applicables sur tout le territoire de la ville de Saïgon.

Alimentation d'eau.

Art. 18. — L'abonnement à l'eau de la ville demeure facultatif.

Exception aux dispositions ci-dessus est faite, toutefois, en ce qui concerne la première zone de la ville. Dans cette zone, l'emploi exclusif de l'eau potable distribuée par la ville est obligatoire et tous les puits existant actuellement seront condamnés. Dans la deuxième zone, l'alimentation en eau potable sera faite soit aux bornes-fontaines publiques, soit aux puits des particuliers dont l'eau aura été reconnue, après analyse, propre à la consommation.

Art. 19. — Dans les points où il n'existe pas de canalisation d'eau, et sauf dans la première zone, ainsi qu'il est stipulé ci-dessus, les puits et citernes pourront être utilisés après avis de la commission d'hygiène qui s'assurera de la salubrité de l'eau par les moyens qu'elle jugera utiles.

Les tuyautages en plomb ne devront plus, en aucun cas, être employés, et les propriétaires d'immeubles seront tenus de prendre les dispositions nécessaires pour remplacer définitivement par des tuyaux en fonte ou de toute autre substance non nuisible à la santé publique, les conduites en plomb, dès que celles-ci auront besoin d'une réparation.

Art. 20. — Les parois des puits autorisés seront étanches, ils seront fermés à leur orifice et protégés contre toute infiltration d'eau superficielle par l'établissement d'une aire bétonnée d'un diamètre supérieur à celui du puits, hermétiquement rejointe aux parois de celui-ci et légèrement inclinée du centre vers la périphérie.

Art. 21. — Les puits seront tenus en état constant de propreté.

Il sera, en outre, procédé à leur désinfection sur injonction du maire après avis de la commission ou de l'autorité sanitaire.

Art. 22. — Aucun puits ne pourra être mis en service sans une autorisation administrative.

Art. 23. — Les puits hors d'usage seront fermés, et ceux dont l'usage est interdit à titre définitif seront comblés jusqu'au niveau du sol.

Art. 24. — Les citernes dont l'eau sera employée pour l'alimentation auront leurs parois et leurs tuyaux d'amenée imperméables.

L'orifice des citernes sera clos et l'eau ne pourra y être puisée qu'à l'aide d'une pompe ou d'un robinet siphonné suivant le cas.

Évacuation des eaux et matières usées.

ART. 25. — Des cheneaux et gouttières étanches de dimensions appropriées recevront les eaux pluviales à la partie basse des couvertures, de façon à les diriger rapidement, sans stagnation, vers les orifices des tuyaux de descente.

ART. 26. — Il est interdit de projeter des eaux usées, de quelque nature qu'elles soient, dans les cheneaux et gouttières.

ART. 27. — Dans les rues munies d'égouts, les propriétaires sont tenus de prendre les dispositions nécessaires pour y assurer l'évacuation rapide des eaux pluviales, ménagères et industrielles. Dans les rues non pourvues d'égouts, les propriétaires doivent prendre toutes dispositions utiles pour que les eaux pluviales et ménagères aient un écoulement constant, rapide, jusqu'à la voie publique, de manière qu'elles ne puissent séjourner dans les cours, ni dans les allées, les gargouilles, caniveaux ou ruisseaux.

Les caniveaux seront toujours tenus dans le plus grand état de propreté et ils seront, en outre, désinfectés lorsque besoin sera.

ART. 28. — Les puits et puisards absorbants sont interdits ; toutefois, en cas de force majeure dûment constatée par le service de la voirie, ils pourront être tolérés. Ils devront être parfaitement étanches et fermés hermétiquement ; les eaux n'y parviendront que par des conduits siphonnés.

Ils seront désinfectés aussi souvent que besoin sera.

Dès qu'un égout sera construit à moins de cent mètres des puits et puisards absorbants, ceux-ci seront comblés et les eaux seront envoyées à l'égout.

ART. 29. — Toutes les maisons en maçonnerie ou simplement couvertes en tuiles, situées sur le territoire de la ville de Saïgon, devront être pourvues de cabinets d'aisances, conformément à l'arrêté municipal du 5 avril 1900.

ART. 30. — Les cabinets d'aisances non pourvus de sièges siphonnés avec chasse d'eau ne pourront être construits qu'en dehors de la maison d'habitation ; ils seront munis de revêtements lisses et imperméables susceptibles d'être lavés ou blanchis à la chaux. Le sol sera cimenté.

Tous les cabinets pour les habitations en bois ou paillotes seront toujours tenus dans le plus grand état de propreté.

ART. 31. — L'usage des tinettes mobiles reste admis jusqu'à l'inauguration d'un système plus pratique et plus conforme aux règles d'hygiène.

Elles seront transportées, dans les conditions prescrites par l'arrêté du 9 octobre 1903, au dépotoir municipal ou tout autre dépotoir particulier autorisé après enquête *de commodo et incommodo*. Elles seront fréquemment désinfectées par le flambage et par les solutions antiseptiques.

ART. 32. — L'installation de fosses septiques sera autorisée sous les réserves qui suivent (articles 31 et 35) pour tous les immeubles situés à proximité d'un réseau d'égouts dans lequel seront envoyées les eaux résiduaires.

ART. 33. — Les fosses seront rigoureusement étanches et fermées hermétiquement. La conduite d'arrivée sera munie à l'origine d'une cuvette avec occlusion hermétique et permanente ; celle d'évacuation ira directement à l'égout et sera siphonnée de telle sorte qu'aucun reflux d'air de l'égout ne puisse se faire dans l'habitation. L'une et l'autre auront des revêtements intérieurs lisses et imperméables et seront installées de telle sorte qu'aucune matière n'y puisse séjourner ; les joints seront hermétiques. Les tuyaux d'évent seront prolongés au-dessus des parties les plus élevées de la construction.

ART. 34. — Les dimensions des fosses septiques seront proportionnées au volume des matières qu'elles reçoivent d'après le nombre d'habitants appelés à en faire usage.

ART. 35. — Aucune fosse septique ne pourra être installée sans autorisation préalable du maire qui sera donnée après enquête du service de la voirie.

ART. 36. — L'autorisation sera toujours refusée si la fosse ne peut être alimentée d'eau en quantité suffisante pour assurer son fonctionnement.

ART. 37. — Tous les ouvrages appelés à recevoir les matières usées avec ou sans mélange d'eau pluviale, d'eaux ménagères ou de tous autres liquides tels qu'égouts, conduites, tinettes, fosses, urinoirs, etc., auront leurs revêtements intérieurs lisses et imperméables.

Leurs dimensions seront proportionnelles au volume d'eau qu'ils reçoivent. Leurs communications avec l'extérieur seront établies de telle sorte qu'aucun reflux de liquide, de matière ou de gaz nocifs, ne puisse se produire dans l'intérieur des habitations.

ART. 38 — Il est interdit de jeter dans les ouvrages destinés à la réception ou à l'évacuation des eaux pluviales, des eaux ménagères, des matières usées, des objets quelconques capables de les obstruer.

Entretien des habitations.

ART 39 — Les façades sur rues seront blanchies à la peinture ou au badigeon tous les cinq ans au moins ; celles sur cours ou courettes seront maintenues en état de propreté, ainsi que les cours ou courettes elles-mêmes.

Chaque année, le maire déterminera, par un arrêté spécial, la section de la ville à laquelle ces mesures seront applicables, et les propriétaires seront tenus de s'y conformer sans autre injonction dans les délais et dans les conditions prescrites par le même arrêté.

ART. 40. — Les murs, plafonds et boiseries des cabinets d'aisances, à usage commun, seront lessivés à la chaux chaque année.

Art. 41. — Les carrelages ou planchers des pièces servant à l'habitation seront tenus en bon état d'entretien.

Les toitures des bâtiments seront entretenues en bon état afin d'éviter des gouttières ou toutes infiltrations d'eau dont les occupants auraient à souffrir.

Art. 42. — Les cheneaux, les gouttières, les cuvettes d'eaux ménagères, les tuyaux de toute nature, les cabinets d'aisances à usage commun, les gargouilles, caniveaux, les sols des dépendances communes telles que cours, courettes, couloirs, les caniveaux des tinettes mobiles, etc..., seront tenus constamment en bon état d'entretien et de propreté.

Art. 43. — Il est interdit de conserver dans l'intérieur des pièces servant à l'habitation, des amas d'os, de peaux, de chiffons, détritus, objets et matières quelconques pouvant répandre des exhalaisons malsaines.

Art. 44. — Tout dépôt d'amas d'os, de peaux, de chiffons et d'immondices ou de matières quelconques pouvant entretenir l'humidité ou donner des mauvaises odeurs, est formellement interdit dans les dépendances d'une habitation.

Ils ne pourront être autorisés que dans les lieux fixés par la municipalité.

Immeubles insalubres.

Art. 45. — On se conformera strictement aux dispositions de l'article 25 de l'arrêté du 20 janvier 1906, en ce qui concerne les immeubles insalubres.

Permis de construction.

Art. 46. — A dater de la publication du présent arrêté, aucun immeuble destiné à l'habitation de jour et de nuit ne pourra être construit s'il ne satisfait aux prescriptions qui précèdent.

Les mêmes dispositions seront applicables en cas de grosses réparations.

Les propriétaires, architectes ou entrepreneurs présenteront, à cet effet, et avant tout commencement des travaux, un ou plusieurs plans en double exemplaire.

Si les prescriptions réglementaires sont observées, l'autorisation sera délivrée dans le plus bref délai possible. Un double du permis et des plans sera conservé aux archives de la voirie municipale.

Si les modifications sont reconnues nécessaires ou s'il y a lieu de refuser l'autorisation, la décision sera notifiée dans un délai de vingt jours.

Écuries.

ART. 47. — L'installation des écuries, porcheries ou étables dans la ville de Saïgon, reste soumise aux dispositions des arrêtés municipaux des 15 janvier 1870, 1er septembre 1871, 19 juin 1874 et 19 août 1892.

Inhumations.

ART. 48. — Les inhumations sur le territoire de la ville de Saïgon ne pourront avoir lieu que dans les lieux spécialement affectés à cet usage.

Marchés.

ART. 49. — Les marchés et leurs abords seront tenus constamment dans le plus grand état de propreté. Toutes les mesures de salubrité prescrites par les articles 1, 2, 3 et 4 de l'arrêté municipal du 3 avril 1900 leur sont strictement applicables.

Rues, voies publiques et cours d'eau.

ART. 50. — Les ordures ménagères et détritus de toutes sortes pouvant provenir des habitations seront recueillis dans des récipients spéciaux qui seront portés par les locataires ou propriétaires sur les trottoirs et accotements des rues et routes pour être enlevés par le service des bouages.

Il est interdit de conserver dans les cours et courettes les fumiers provenant des écuries particulières, ils devront être transportés en un lieu éloigné de toute habitation en vertu d'une autorisation accordée par le maire après enquête.

ART. 51. — Les animaux morts seront enfouis par les soins des propriétaires au lazaret de la ville de Cholon établi par arrêté du maire de cette ville le 15 janvier 1903 et il est formellement interdit de les jeter dans les fleuves, les arroyos, les canaux ou les égouts.

ART. 52. — Les animaux atteints de maladies contagieuses seront conduits au lazaret commun des villes de Cholon et de Saïgon ; ils seront soignés et entretenus par les soins des propriétaires et abattus, s'il y a lieu, après avis du vétérinaire chargé du service des épizooties.

Dispositions diverses.

ART. 53. — Une surveillance spéciale est exercée, au point de vue de la qualité de l'eau potable, sur les établissements ouverts au public tels que cafés, restaurants ou débits. L'usage de toute eau malsaine est interdit par arrêté du maire.

ART. 54. — En cas d'épizootie, les abreuvoirs publics pourront être interdits par arrêté du maire.

ART. 55. — Les matières de vidanges ne pourront être employées pour les cultures ; on se conformera, pour l'usage des engrais, à l'arrêté municipal du 9 octobre 1903.

TITRE III

Dispositions générales. Commission municipale d'hygiène.

ART. 56. — La Commission municipale d'hygiène se composera :

1° Du maire ou d'un adjoint, président ;

2° Du commandant d'armes ou d'un officier délégué par lui ;

3° D'un membre européen du conseil municipal ;

4° D'un membre annamite du conseil municipal ;

5° D'un médecin ou d'un pharmacien de l'Institut Pasteur ;

6° De l'ingénieur agronome, directeur du Laboratoire de chimie de la Cochinchine ;

7° Du médecin de l'état civil ;

8° Du médecin chargé du dispensaire ;

9° D'un chef ou d'un sous-chef de la congrégation chinoise ;

10° De l'ingénieur de la ville, chef du service de la voirie ;

11° Du vétérinaire de la municipalité.

ART. 57. — Cette commission se réunira conformément à l'article 27 de l'arrêté du 20 janvier 1906.

Pénalités.

ART. 58. — Les pénalités prévues aux articles 28 et 29 de l'arrêté du 20 janvier 1906 sont applicables à toutes les contraventions du présent arrêté.

Application des arrêtés antérieurs.

ART. 58. — Les arrêtés municipaux de voirie demeurent en vigueur dans la partie de leurs dispositions qui ne sont pas contraires à celles du présent arrêté et de celui du 20 janvier 1906.

Saïgon, le 1er avril 1907.

Les mêmes mesures ont été rendues applicables à la ville de Cholon par arrêté du 15 juin 1907.

Saïgon, le 31 janvier 1907.

Instructions *du Gouverneur Général de l'Indochine relatives au développement des mesures d'hygiène et de protection de la santé publique.*

Au moment où l'assistance médicale est en pleine organisation et où la colonie fait de gros sacrifices pour assurer aux européens et aux indigènes les secours médicaux dont ils peuvent avoir besoin, il m'a paru utile d'attirer votre attention sur l'importance des questions d'hygiène et de vous signaler la nécessité de lutter par tous les moyens contre les maladies contagieuses, en vue d'assainir le pays, de permettre au colon une exploitation moins meurtrière du sol et de donner à l'indigène des garanties de bien-être et de santé qu'il n'a encore pas rencontrées.

Pendant ces dernières années, l'hygiène a réalisé des progrès considérables ; aux idées vagues d'autrefois se sont substituées les notions précises des agents de propagation et des procédés capables de les détruire. Grâce à cette évolution, la lutte a pu être entreprise contre la fièvre typhoïde, le paludisme, la peste, le choléra ; les résultats obtenus ne permettent pas de douter de l'efficacité des moyens employés. L'Indochine doit aujourd'hui, plus que jamais, persévérer dans la voie qui a déjà été tracée et qui intéresse au plus haut degré l'avenir du pays.

Pour éviter tout tâtonnement et obtenir le maximum de rendement, une condition est indispensable : la collaboration constante des deux éléments administratif et technique. Aucune mesure concernant la salubrité publique ne doit être ordonnée sans une étude préalable et sans l'avis de l'autorité sanitaire ; les examens bactériologiques, chimiques ou autres qui peuvent être nécessaires sont effectués par ses soins et c'est ainsi, avec des données certaines et réellement scientifiques, que nous devons accomplir ce vaste programme d'assainissement.

Dans chacun des pays de l'Union, la direction des services sanitaires est assurée, sous la haute autorité du directeur général de la santé, par un directeur local (Tonkin, Annam, Cochinchine) ou par un chef du service de l'assistance (Cambodge, Laos) qui en remplit les fonctions ; conseiller technique des chefs d'administration, son rôle, dans l'un comme dans l'autre cas, est déterminé par le décret du 31 mars 1897 ainsi que par les arrêtés du 19 septembre 1905 et du 10 décembre 1906. Il est en relations permanentes avec les autorités administratives et est consulté *obligatoirement* sur toutes les mesures qui ont trait à l'hygiène des individus, à la salubrité des immeubles et à l'assainissement des localités ; il centralise tous les renseignements relatifs à la santé publique, les complète par des enquêtes, des analyses chimiques et biologiques et établit le dossier sanitaire des différentes provinces ; par des statistiques régulièrement tenues, il suit la marche de la population ; en cas d'élévation de la mortalité moyenne, il en recherche les causes et provoque toutes mesures utiles pour l'enrayer.

Les questions de son ressort peuvent être classées de la manière suivante :

1° Mesures sanitaires concernant les individus. Maladies transmissibles et contagieuses : prophylaxie, désinfection, isolement, lazarets terrestres ; variole, et vaccine, lèpre, léproseries, rage et service antirabique ; hygiène alimentaire, surveillance des marchés et des abattoirs ; hygiène des établissements publics, prisons, chantiers de travaux, etc... ; hygiène scolaire, inspection médicale des écoles ; surveillance de la prostitution.

2° Mesures sanitaires concernant les immeubles : immeubles et établissements insalubres ; permis de constructions ; évacuation des matières usées.

3° Mesures sanitaires concernant les localités : assainissement du sol ; eaux potables, égouts, voirie ; géographie médicale.

4° Démographie et statistique : naissances, décès, accroissement de la population ; statistique des maladies contagieuses.

Dans tous les cas où des examens bactériologiques et chimiques sont nécessaires, soit qu'il s'agisse d'adduction d'eaux potables ou de travaux similaires, le directeur local de la santé doit avoir recours aux laboratoires institués à cet effet et qui appartiennent à la colonie ou sont subventionnés par elle. En Annam, les analyses seront pratiquées à l'hôpital de Hué toutes les fois qu'il sera possible ; en cas de besoin, elles seront demandées aux laboratoires de Hanoï. Au Cambodge et au Laos, elles seront confiées à l'Institut Pasteur de Saïgon par l'intermédiaire du directeur de la santé de la Cochinchine.

Je n'ai pas besoin d'attirer votre attention sur les questions si importantes pour l'hygiène des centres urbains, de l'eau potable, des matières usées et des moustiques ; j'insiste sur la nécessité d'entretenir des lazarets intérieurs destinés à l'isolement des contagieux. Dans mes instructions du 5 janvier 1904, je vous prescrivais notamment l'achat d'appareils à désinfection. Les mesures prescrites par cet arrêté doivent autant que possible être généralisées et la pratique de la désinfection doit devenir absolument courante. Les différents procédés employés varieront suivant les ressources des provinces, mais dans tous les cas leur efficacité devra être contrôlée par le directeur local de la santé et fera l'objet d'un rapport au comité d'hygiène.

En raison de la rapidité avec laquelle sont installées des paillotes, il est peu utile, sauf dans les grands centres, d'entretenir en permanence des locaux d'isolement. Ce qui, *en tout temps*, doit être prévu et arrêté d'accord avec les autorités administrative et sanitaire, c'est l'emplacement des lazarets, les conditions dans lesquelles ils seront édifiés, le mode de transport des malades, le personnel qui sera préposé à leurs soins, les mesures de désinfection qui seront appliquées ; etc..., *véritable plan de mobilisation sanitaire* où le rôle de chacun sera tracé à l'avance et qui permettra de prendre *instantanément*, automatiquement pour ainsi dire, les dispositions de défense nécessitées par les circonstances.

Toutes les questions de principe seront soumises par les directeurs locaux de la santé à l'examen des comités d'hygiène institués par arrêté du 1er juin 1902. Ces comités, conformément aux prescriptions de l'article 131 du décret du 31 mars 1897, ont à connaître de tout ce qui concerne la salubrité publique, l'hygiène des agglomérations et des groupes, l'hygiène générale, la prophylaxie des maladies épidémiques. Ils sont réunis obligatoirement au commencement de chaque trimestre et, sur convocation de leur président, toutes les fois qu'une circonstance de nature à intéresser la santé publique paraît l'exiger. Une copie des procès-verbaux de chacune des séances est adressée sans retard au directeur général de la santé, chargé de rendre compte au Gouverneur général.

Dans les villes érigées en municipalité, fonctionnent des Commissions d'hygiène. Toutes les questions intéressant l'hygiène et la salubrité leur sont obligatoirement soumises ; mais, conformément à l'article 2 de l'arrêté du 19 septembre 1905, aucun règlement municipal ne peut être approuvé par le chef de l'Administration locale sans l'avis du comité d'hygiène et la proposition conforme du directeur local de la santé. Ils sont rendus exécutoires par le Gouverneur général après avis du conseil supérieur d'hygiène. Des sous-commissions formées de trois membres dont le médecin municipal, un pharmacien ou médecin délégué du directeur local de la santé et un membre de la municipalité, sont chargées de veiller à l'exécution des règlements et ordonnances sanitaires ; elles inspectent plus particulièrement les logements et établissements insalubres, vérifient le bon fonctionnement du service des eaux potables et de celui des matières usées, contrôlent la qualité des denrées et boissons alimentaires ; les expertises et analyses nécessaires sont demandées au directeur local de la santé qui les fait effectuer dans les conditions prévues par l'arrêté du 31 décembre 1902.

Dans les provinces, sont instituées des commissions analogues dites « commissions provinciales d'hygiène ». Elles sont composées de 7 membres au moins, 11 au plus dont 1 3 de notables indigènes ; elles comprennent obligatoirement le médecin et un représentant des travaux publics. Elles étudient les questions d'hygiène qui leur sont confiées, peuvent prendre toute initiative pour les propositions qui se rattachent à la protection de la santé publique et contrôlent l'application des règlements sanitaires.

L'article 21 de l'arrêté du 19 septembre 1905 a prévu que dans chacun des pays de l'Union, des arrêtés spéciaux fixeraient l'organisation générale et le fonctionnement des services de la police sanitaire, des épidémies, de l'hygiène et de la salubrité publique. Celui de la Cochinchine a été promulgué à la date du 18 avril 1906, celui du Tonkin est en ce moment soumis à l'examen du Conseil supérieur d'hygiène; il importe que ceux des autres pays soient présentés sans retards aux comités d'hygiène et me soient adressés au plus tôt. Les dispositions qu'ils renferment doivent offrir toute la souplesse désirable afin d'en permettre l'application dans les différents milieux ruraux et urbains ; il appartiendra aux autorités provinciales de régler les détails d'exécution des ordonnances spéciales appropriées aux provenances de chaque localité et aux conditions sociales de leurs habitants. Dans les agglomérations urbaines, par exemple, la réglementation devra surtout s'adresser à la collectivité, viser l'hygiène des rues, des maisons et des quartiers ainsi que l'alimentation en eau et l'évacuation des matières usées; dans les campagnes, elle devra être beaucoup plus large, et n'aura guère à se préoccuper que de l'individu.

La plupart des municipalités ont omis jusqu'alors de déterminer les mesures prescrites par l'article 1er de l'arrêté du 19 septembre 1905 pour protéger la santé publique. Cette lacune devra être réparée dans le plus bref délai ; les directeurs locaux de la santé devront adresser des propositions à cet effet aux chefs d'administration locale et les règlements qu'ils auront élaborés seront soumis d'urgence au Comité d'hygiène et transmis au Conseil supérieur. Ces règlements doivent être aussi complets que possible et renfermer toutes les prescriptions qui touchent à l'hygiène et à la protection de la santé: prophylaxie des maladies transmissibles, salubrité des maisons, alimentation en eau potable, évacuation des matières usées, service médical de l'état civil, surveillance des abattoirs, des marchés, inhumations, exhumations, prostitution, etc., etc.

Pour mener à bien une telle entreprise, les mesures administratives ne sauraient suffire. Il est indispensable que l'éducation des populations indigènes soit dirigée dans ce sens et que, par tous les moyens, les notions de prophylaxie et en même temps les devoirs de solidarité sanitaire pénètrent chaque jour davantage dans les divers pays placés sous notre domination ou notre protectorat.

Les médecins indigènes formés à l'Ecole de médecine de l'Indochine seront à ce point de vue nos agents de propagande les plus efficaces; préparés par des démonstrations, des exercices pratiques, des voyages d'études, ils seront admirablement armés pour prendre la tête de cette campagne, pour expliquer à leurs compatriotes les effets de la vaccine ou la nécessité des désinfections, leur apprendre comment se propagent la dysenterie, la fièvre typhoïde, le choléra, leur dire le danger de l'eau souillée et leur faire connaître comment ils peuvent la purifier. Aux mères de famille, ils serviront de guides pour élever les enfants, ils leur apprendront à éviter l'entérite, le tétanos et tant de maladies entretenues par l'ignorance, les préjugés, la superstition et qui déciment la première enfance. Ils aideront ainsi à accroître la population, à préparer des générations vigoureuses et saines et ils contribueront pour une large part au développement économique de leur pays et à sa prospérité.

L'enseignement pourra être également d'une aide précieuse. Dans toutes les écoles primaires, des cours d'hygiène élémentaire seront faits aux enfants. Les instituteurs annamites seront spécialement dressés à cet effet et ils deviendront ainsi les meilleurs auxiliaires des médecins. Les chefs de service de l'enseignement et les chefs de service de la santé s'entendront pour que, soit dans les écoles normales, soit dans des réunions d'instituteurs, un certain nombre de conférences, accompagnées de démonstrations pratiques, soient faites par des médecins.

Dans les corps de troupes, je serais heureux de voir poursuivre la même propagande : avec le concours de nos officiers et de nos médecins, le service militaire doit devenir pour les indigènes, en particulier pour les gradés, une véritable école d'hygiène d'où ils sortiront pour répandre dans les campagnes les notions qu'ils auront acquises et appliquer ce qu'ils auront vu. Des conférences pourraient leur être faites dans cette vue, des instructions élémentaires en Quôc Ngu pourraient même être mises entre leurs mains, et feraient l'objet de véritables théories, de leçons pratiques dont le résultat aurait, j'en suis convaincu, une portée considérable.

Pour réaliser une œuvre aussi importante et remplir un programme aussi vaste, je fais appel à tous les concours, à toutes les bonnes volontés. Les autorités administratives, à tous les degrés de la hiérarchie, devront se pénétrer de l'importance de ces questions, s'efforcer d'appuyer les efforts des médecins, des instituteurs et de tous ceux qui poursuivront le même but. Une fois de plus, nos médecins militaires seront sur la brèche et mettront leur science, leur zèle et leur dévouement au service du pays ; quant aux médecins de l'assistance, leurs cadets en Indochine, ils ne failliront pas à leur tâche et rivaliseront avec leurs camarades de l'armée dans cette lutte contre la routine, l'ignorance et les préjugés.

Afin de pouvoir suivre minutieusement les efforts de chacun et surtout de faire converger tous les moyens d'action vers le but commun, je vous serai obligé de vouloir bien me faire parvenir avant le 1er août prochain, un rapport détaillé dans lequel vous me rendrez compte des mesures prises, des mesures à prendre et des résultats obtenus. Un rapport d'ensemble me sera en outre adressé en fin d'année.

Signé : BEAU.

Instruction provisoire relative aux attributions des médecins de l'assistance.

Une grande partie des postes médicaux du service de l'assistance étant occupée aujourd'hui par les médecins du corps créé par l'arrêté du 30 juin 1905, il m'a paru nécessaire, afin d'éviter toute hésilation et toute possibilité de conflit, d'établir nettement les attributions de ces fonctionnaires, et de déterminer leurs relations avec les autorités administratives et médicales dont ils relèvent. C'est dans ce but que j'ai préparé les instructions ci-après à la stricte application desquelles j'ai l'honneur de vous prier de veiller.

Conformément à l'article 2 de l'arrêté du 30 juin 1905, les médecins de l'assistance doivent assurer :

1° Les soins médicaux aux fonctionnaires et à leur famille et en tant que de besoin, à la population européenne et indigène ;

2° Le service des établissements hospitaliers entretenus sur les fonds du budget général, des budgets locaux, provinciaux et municipaux ;

3° Le service de la police sanitaire, des épidémies, de l'hygiène et de la santé publique.

Ils peuvent, en outre, être requis par des officiers de justice et de police judiciaire, pour pratiquer des expertises médico-légales ; leurs attributions sont alors déterminées par les décrets des 17 août 1897 et du 12 août 1905 sur l'exercice de la médecine.

I. — Soins médicaux

Fonctionnaires et leurs familles.

Conformément à la circulaire ministérielle du 28 décembre 1903, et à la circulaire du Gouverneur général du 25 mars 1904, les fonctionnaires et leurs familles ont droit à la gratuité des soins médicaux à domicile ; la seule dépense qui leur incombe est celle des médicaments et des objets de pansement.

Toutes les fois que le malade ne peut avoir chez lui le confortable et les soins spéciaux que nécessite son état, le médecin doit conseiller l'hospitalisation et faire des propositions, en conséquence, au chef de service, au chef de famille ou à l'administrateur chef de province, suivant le cas. Si l'hospitalisation n'est pas acceptée, il continue ses soins, après avoir fait toutes réserves.

Au lieu de résidence du médecin, la demande de visite lui est adressée directement par les intéressés; en dehors de sa résidence, elle lui est transmise par l'intermédiaire du chef de la province qui contrôle l'exactitude du motif et fournit au médecin les moyens de transport nécessaires s'il y a lieu.

Colon et leurs familles. — Chaque jour, à une heure fixée après entente avec le chef de la province et qui est portée à la connaissance de la population européenne, le médecin donne à l'hôpital ou, de préférence, à son domicile, une consultation gratuite à laquelle sont admis tous les européens et assimilés qui ont peu de ressources.

Les européens de la même catégorie, non transportables, peuvent, en outre, demander l'assistance du médecin à leur domicile, par l'intermédiaire du chef de la province. Les soins sont alors gratuits et les moyens de transports sont fournis, dans les mêmes conditions que lorsqu'il s'agit de fonctionnaires.

Dans les autres cas (soins donnés en dehors de la consultation gratuite, ou à domicile sans intervention administrative) les médecins peuvent réclamer des honoraires qui doivent toujours être modérés.

Indigènes. — Les indigènes sans distinction sont soignés gratuitement.

Les mandarins et fonctionnaires de cette catégorie sont soignés à leur domicile, dans les mêmes conditions que les fonctionnaires français.

Les autres indigènes sont soignés à la consultation donnée chaque jour au dispensaire ou à l'hôpital indigène. Ils reçoivent gratuitement les soins et les médicaments.

Autant que possible, une fois par semaine, à jour fixe, a lieu une séance de vaccination. En outre, les médecins de l'assistance font, dans l'intérieur de la province, selon les besoins et d'après les instructions des administrateurs chefs de province, des tournées d'hygiène et de vaccination dans le cours desquelles ils donnent des consultations, des conseils d'hygiène, particulièrement en ce qui concerne les soins à donner aux enfants, et pratiquent des inoculations.

Établissements publics. — Le service médical des divers établissements publics, écoles, prisons, etc..., est assuré, suivant les indications de l'autorité administrative, soit à la consultation des indigènes, soit à heure fixe dans une salle de ces établissements.

II. — SERVICE DES ÉTABLISSEMENTS HOSPITALIERS.

Les médecins de l'assistance assurent le service médical des hôpitaux, maternités, dispensaires, léproseries et autres établissements ressortissant à l'assistance.

Ils ont la direction et la responsabilité du service sous l'autorité du chef de la province, et sous le contrôle technique du directeur général de la santé, directeur de l'assistance.

III. — POLICE SANITAIRE, HYGIÈNE, SANTÉ PUBLIQUE.

Les médecins de l'assistance concourent aux divers services publics relatifs à la police sanitaire maritime ou terrestre et à la protection de la santé publique.

Conformément aux dispositions en vigueur, ils constatent les décès, font aux autorités les déclarations obligatoires des maladies épidémiques, contrôlent les denrées des marchés, éventuellement les viandes des abattoirs, et proposent toutes les mesures de désinfection, d'isolement et de prophylaxie, qu'ils croient utiles.

Pour tout ce qui concerne la police sanitaire et la protection de la santé publique, ils sont placés sous le contrôle immédiat du directeur général de la santé et des directeurs locaux auxquels ils doivent rendre compte sans retard et par les voies les plus rapides, des maladies transmissibles observées, de la marche des épidémies et de tous les faits intéressant l'hygiène et la santé publique.

IV. — RELATIONS DE SERVICE.

Les médecins de l'assistance relèvent, dans les mêmes conditions que les autres fonctionnaires, de l'autorité administrative à la disposition de laquelle ils ont été placés. Au point de vue technique, ils sont soumis au contrôle d'un médecin de l'assistance ou du directeur local de la santé remplissant dans l'un et dans l'autre cas, les fonctions de « chef du service local de l'assistance », et qui relève lui-même de la haute autorité du directeur général de la santé directeur de l'assistance.

Ils doivent fournir :

1° Au directeur général de la santé, par l'intermédiaire du chef local du service de l'assistance, un rapport mensuel et un rapport annuel, établis conformément aux instructions de la circulaire n° 51 du 9 août 1906 ;

2° Eventuellement, au directeur local de la santé de leur ressort, à défaut du directeur général de la santé, tous renseignements, propositions et rapports, se référant à la police sanitaire et à la marche des épidémies et à la protection de la santé publique.

Ces instructions générales doivent permettre d'établir l'uniformité du service dans les provinces et faciliteront sa centralisation entre les mains du « chef du service local de l'assistance », aussi bien que son contrôle par le directeur général de la santé. Elles serviront de guide aux médecins ainsi qu'aux administrateurs chefs de province, dans l'organisation du nouveau service et préviendront, je l'espère, toute difficulté dans l'exercice, parfois délicat, de la clientèle payante.

Le personnel de l'assistance s'y conformera dans la mesure du possible, mais il devra surtout s'inspirer des grands principes d'humanité, de dévouement, et de bonté qui, de tout temps, ont été en honneur dans le corps médical et sans l'observation desquels l'œuvre humanitaire que le gouvernement général a confiée au nouveau corps médical civil de l'Indochine, ne saurait être réalisée.

Signé : BRONI.

Instructions *concernant l'établissement des rapports annuels pour les services d'assistance et d'hygiène.*

J'ai l'honneur de vous rappeler les instructions que j'ai déjà données au sujet de l'établissement des rapports annuels d'assistance et d'hygiène relatifs à l'année 1907.

Ces documents devront me parvenir le 1er mars prochain. Ils comprendront :

1° Le rapport d'ensemble de la direction locale ;

2° Les rapports originaux des postes d'assistance ;

3° Les rapports originaux des services extérieurs.

A. — *Rapports des postes.*

Les rapports des postes de l'assistance et ceux des services extérieurs seront reçus suivant un plan uniforme inspiré des dispositions générales de la circulaire n° 51 du 9 août 1906 et des instructions ultérieures que je vous ai données au sujet du développement des mesures relatives à l'hygiène et à la protection de la santé publique.

Ils seront divisés en trois parties :

I. — Assistance médicale ;

II. — Hygiène ;

III. — Nosologie, épidémiologie et seront accompagnés d'une statistique.

I. — *Assistance médicale.* — La partie consacrée à l'assistance médicale devra traiter du fonctionnement de ce service et des résultats obtenus dans les hôpitaux, dans les consultations, dans les tournées. Des courbes comparatives avec les années précédentes feront ressortir les progrès réalisés (chiffres des consultants, des hospitalisés, des opérés, etc...). Les questions administratives relatives aux bâtiments, aux crédits, au personnel, seront exposées à la suite, les chiffres des prévisions budgétaires seront indiqués respectivement pour le personnel et pour le matériel.

II. — *Hygiène.* — La deuxième partie sera réservée à l'hygiène et recevra tout le développement possible.

Elle fera connaître successivement l'hygiène des groupes et des localités, les mesures prises pour combattre les maladies épidémiques et empêcher leur propagation (désinfections, isolement, lazaret, etc...), les efforts faits pour vulgariser les notions de prophylaxie et de défense sanitaire (conférences aux élèves des écoles et aux populations, affiches, démonstrations pratiques, etc...), les travaux publics d'assainissement effectués, les résultats donnés par les commissions provinciales qu'a instituées la circulaire de M. le Gouverneur Général en date du 31 janvier 1907.

Les questions de géographie médicale et de climatologie seront exposées dans ce chapitre.

III. — *Épidémiologie.* — La troisième partie traitera de la nosologie. Les différentes maladies épidémiques ou contagieuses qui figurent dans la nomenclature sanitaire du 7 janvier 1902 seront successivement passées en revue ainsi que le paludisme, la fièvre récurrente, le béribéri, les oreillons, la tuberculose, les maladies vénériennes, la rage. On devra particulièrement insister sur l'étiologie de ces maladies, sur leur extension et leur prophylaxie ; les différents paragraphes relatifs à la vaccine, à l'isolement des lépreux, aux maladies vénériennes recevront tout le développement possible.

Statistique. — La statistique sera conforme au modèle fixé par la circulaire du 9 août 1906 ; les colonnes réservées aux genres de maladies seront au nombre de 12 correspondant aux 12 sections de la nomenclature jointe. Le détail de ces maladies sera donné sur un état spécial. Ce document devra être établi avec la plus scrupuleuse exactitude de façon à permettre de comparer les résultats obtenus dans les différents postes et de dresser une statistique d'ensemble qui reflète assez fidèlement la situation nosologique de la colonie.

B. — Rapports des directions locales.

Les rapports des directions locales seront rédigés suivant le même plan et divisés également en deux parties. Ils seront accompagnés d'une statistique d'ensemble portant sur tous les postes d'assistance et des services extérieurs sans exception et devront faire ressortir nettement les ressources de l'assistance (crédits, personnel, formations sanitaires...) ainsi que les résultats obtenus.

Le chapitre concernant l'hygiène devra être traité avec un soin tout spécial. Vous pourrez, pour l'établir, vous guider sur le rapport d'ensemble que j'ai adressé à M. le Gouverneur Général et dont je vous ai envoyé une copie à la date du 12 septembre dernier. Les travaux du comité local d'hygiène seront exposés avec détail ainsi que les mesures générales relatives à la pratique des désinfections, à l'isolement des contagieux et à l'hygiène des principaux centres.

Les directions locales de la santé au Tonkin, en Cochinchine et en Annam devront, en outre, dans une quatrième partie, traiter de la police sanitaire maritime dans son organisation, son fonctionnement et les résultats obtenus. Ce chapitre sera complété par un tableau indiquant :

1° Les navires arraisonnés dans les différentes stations ;

2° Les navires ayant motivé des mesures spéciales ;

3° Les passeports sanitaires délivrés ;

4° Les voyageurs isolés au lazaret ;

5° Les injections préventives de sérum antipesteux qui ont été pratiquées.

Vous voudrez bien donner des instructions et prendre toutes les dispositions nécessaires pour que ces documents me parviennent le 1er avril au plus tard.

Signé : Dr CLAVEL.

Arrêté *du Gouverneur Général de l'Indochine rendant exécutoires en Annam les dispositions de l'ordonnance royale, en date du 6 décembre 1907, sur la protection de la santé publique.*

(20 novembre 1908.)

ARTICLE PREMIER. — Sont rendues exécutoires en Annam les dispositions de l'ordonnance royale, du 6 décembre 1907, sur la protection de la santé publique.

ART. 2. — Le Résident supérieur en Annam est chargé de l'exécution du présent arrêté.

PREMIÈRE ANNÉE DE DUY-TAN, ONZIÈME MOIS, DEUXIÈME JOUR

Promulgation d'un rapport au Trône au sujet de la protection de la santé publique en Annam.

Nous, Miên-Linh, Trung-Nhu Cuong, Cao-Xuan-Duc, Vuong-Duy-Trinh, Lê-Trinh, Huyên-Con, Tôn-Thât-Han, Nguyen-Huu-Bai, serviteurs au Conseil de Régence, promulguons la présente observation royale.

Les épidémies proviennent de causes multiples, et sont essentiellement contagieuses, il est tout naturel de combattre la maladie quand elle est déclarée, mais il est bien préférable de prendre des mesures prophylactiques, ainsi que l'ordonnent les règles d'hygiène.

Dernièrement, le Conseil de Régence nous a présenté un rapport, nous rendant compte que le noble Résident supérieur a écrit pour proposer ce qui suit :

Le noble Résident supérieur remarque qu'actuellement, les provinces de l'Annam sont pourvues de médecins de l'assistance publique qui donnent les soins à tout Annamite qui le désire. D'autre part, l'École de Médecine à Hanoï va fournir un certain nombre de médecins indigènes qui collaboreront avec les docteurs français dans la lutte contre les maladies. Le moment lui semble donc venu de réglementer cette importante question pour les treize provinces de l'Annam, en vue de protéger la santé publique et d'indiquer à la population quels sont ses devoirs.

C'est dans ce but qu'il a proposé un projet de réglementation dont les termes et articles nous paraissent parfaitement justes.

Nous approuvons les termes et articles pour les rendre exécutoires, en vue du bien de l'intérêt public.

Respect à ceci.

Article premier. — *Déclarations*. — Les autorités indigènes et les hào-ly de villages sont tenus de signaler immédiatement au résident ou à son délégué tout cas de maladie suspecte qui se produirait dans la circonscription, ainsi que le nom du médecin appelé à donner des soins.

Art. 2. — *Vaccine et vaccination*. — Dans tous les centres pourvus de médecins de l'assistance publique, européens ou indigènes, ou traversés par des médecins vaccinateurs, la vaccination antivariolique est obligatoire au cours de la première année de l'enfance, ainsi que la revaccination au cours de la deuxième année, avec une revaccination à l'âge de 13 ans.

Les parents ou tuteurs sont tenus personnellement responsables de l'exécution de ladite mesure.

Le droit de pratiquer des vaccinations est exclusivement réservé aux médecins européens et indigènes et aux sages-femmes diplômées.

La variolisation est interdite.

Art 3. — *Isolement*. — Tout individu atteint de l'une des maladies, fièvre typhoïde, typhus exanthématique, fièvre récurrente, variole et varioloïde, scarlatine et diphtérie, choléra et maladies cholériformes, peste, fièvre jaune, dysenterie confirmée, infections puerpérales lorsque le secret de la grossesse n'aura pas été réclamé, ophtalmie des nouveau-nés, rougeole, lèpre, sera isolé de telle sorte qu'il ne puisse propager cette maladie par lui-même ou par ceux appelés à le soigner.

L'isolement sera appliqué soit à domicile, soit dans un lazaret, soit dans une formation sanitaire.

Art. 4. — *Désinfection*. — Il est interdit de déverser aucune déjection (crachats, matières fécales, matières vomies, etc...), provenant d'un malade atteint de maladie transmissible, sur les voies publiques ou privées, dans les cours et jardins, ou sur les fumiers.

Ces déjections ou excrétions devront être recueillies dans des vases spéciaux et enterrées profondément après avoir été désinfectées à la chaux vive.

Tous les effets et objets contaminés ou souillés, avant d'être rendus à l'usage courant ou soumis au blanchissage, seront obligatoirement désinfectés. Les linges contaminés, en aucun cas, ne doivent être lavés dans un cours d'eau.

Les locaux occupés par le malade seront désinfectés aussitôt après son transport en dehors de son domicile, sa guérison ou son décès. Si ce sont des paillotes, la destruction peut en être ordonnée, en cas de besoin, par le résident ou son délégué, sur simple avis du médecin.

Le malade guéri devra, avant de sortir, prendre un bain savonneux et se vêtir de linge et d'habits désinfectés.

Art. 5. — *Constatation des décès.* — Tous les décès de maladies suspectes seront constatés par les médecins européens ou indigènes de l'assistance publique dans les centres qui en sont pourvus et, dans les autres localités, par les médecins présents sur les lieux.

Art. 6. — *Inhumations.* — 1º L'inhumation a lieu, en règle générale, vingt-quatre heures après le décès. Dans certaines circonstances, elle pourra être faite plus tôt après avis du médecin.

2º Partout où la nature du terrain ne s'y oppose pas, les inhumations seront faites dans des fosses ayant un minimum de 1 m. 50 de profondeur.

3º Les cadavres des personnes mortes de maladies transmissibles sont, le plus tôt possible, placés dans un cercueil étanche contenant une épaisse couche de sciure de bois. Ils sont inhumés dans une fosse profonde de 2 mètres, dans laquelle est jetée de la chaux vive et qui est creusée en un lieu éloigné de toute habitation, cours d'eau, puits ou fontaine, que désigne le résident ou son délégué, sur l'avis du médecin.

4º Il est défendu d'inhumer près des cours d'eau, canaux, sources, puits et fontaines, publics ou privés. Est également interdite l'exhumation des corps des personnes atteintes et décédées à la suite de l'une des maladies énumérées à l'article 3.

Art. 7. — *Protection des cours d'eau.* — Il est interdit de déverser directement ou indirectement aucune matière excrémentitielle dans les cours d'eau.

Il est de même interdit de jeter les animaux morts dans les arroyos et de les enfouir dans le voisinage des sources, puits, citernes, habitations.

Art. 8. — *Marchés publics.* — Les marchés et leurs alentours sont soigneusement surveillés; ils sont fréquemment lavés et désinfectés.

Tous les produits avariés sont détruits.

Arrêté *du Gouverneur général de l'Indochine, déterminant les mesures d'hygiène à prendre sur les chantiers du chemin de fer en Annam.*

Article premier. — A dater de la promulgation du présent arrêté, la réglementation ci-dessous indiquée entrera en vigueur, en matière d'hygiène prophylactique, sur les chantiers de la voie ferrée en construction dans la circonscription des chemins de fer du sud de l'Annam.

Art. 2. — *Emplacements des habitations d'ouvriers.* — Il ne devra pas être reconstruit de nouvelles habitations de coolies dans les endroits où se trouvaient les habitations contaminées et détruites actuellement par le feu, ni dans leurs environs immédiats, et plus spécialement entre les points kilométriques 110.400 et 111.500.

Art. 3. — *Campements.* — Les campements seront installés dans un endroit surélevé, permettant l'écoulement des eaux et non dans les bas-fonds, les maisons seront placées le plus loin possible des trous d'emprunt ; elles devront correspondre à l'un des deux types suivants :

1° Pour les coolies *moïs* : les habitations pour les Moïs seront sur pilotis, d'un modèle analogue à celles construites dans les villages moïs ; le plancher devra au moins être à 1 m. 50 du sol, le bord de la toiture sera au moins à 1 mètre au-dessus du plancher. Le plancher aura 4 mètres de large et la longueur sera calculée de telle sorte que chaque habitant dispose d'un espace de 2 mètres carrés ; elles ne pourront contenir plus de 10 à 12 habitants. La toiture devra être suffisamment épaisse pour protéger complètement de la pluie et du soleil.

2° Pour les Annamites : les habitations des Annamites seront établies sur un sol battu et parfaitement nettoyé, entouré d'un léger fossé, le sol de la maison devra être suffisamment bombé pour permettre l'arrosage du sol avec des solutions antiseptiques (lait de chaux de préférence ou tout autre antiseptique déterminé par le médecin en tenant compte des ressources locales) et l'écoulement des eaux, le fossé devra pouvoir s'écouler facilement.

Les habitations seront de deux modèles :

1° *Modèle A pour 7 à 12 habitants.* — La toiture ne devra pas descendre à moins de 1 m. 30 du sol, les lits de camp devront être surélevés de 1 mètre au minimum.

2° *Modèle B pour 6 habitants et au-dessous.* — La toiture ne descendra pas à moins de 1 m. 50 ; les lits de camp devront être au moins de 0 m. 70 au-dessus du sol.

Il sera réservé dans toutes ces cases une surface de lit de camp de 1 m. 80 et 0 m. 70 par habitant, à un couloir de 1 m. 30 de large sur toute la longueur du lit de camp ; la toiture devra être suffisamment épaisse pour protéger complètement de la pluie et du soleil. L'intervalle entre les cases sera au moins de 10 mètres pour le modèle A et de 5 mètres pour le modèle B.

Art. 4. — *Mesures de propreté.* — Ces habitations et leur voisinage seront tenus en parfait état de propreté. Les détritus et toutes les eaux et ordures ménagères seront amassés en un dépotoir facile à désinfecter, situé à une distance minima de 100 mètres des cases habitées, et constitué par une fosse de 1 mètre de profondeur. Pour les campements d'une assez longue durée, il sera nécessaire de rendre la fosse imperméable par un revêtement de ciment ou par une couche d'argile plastique de 30 centimètres au moins d'épaisseur et de recouvrir autant que possible les matières et nuisances d'un mélange de chaux et de terre meuble, afin, d'une part, d'empêcher les infiltrations dans le sol et l'infection des eaux, et, d'autre part, d'éviter le transport des germes infectieux par les mouches ; toutes les fois qu'il sera possible, les ordures ménagères seront incinérées.

ART. 5. — *Feuillées.* — Chaque campement temporaire comportera l'installation de feuillées qui seront établies de la façon suivante : elles consisteront en un sillon de 0 m. 40 d'ouverture sur 0 m. 30 à 0 m. 50 de profondeur, sur lequel seront disposés transversalement des rondins en bois convenablement espacés, de manière que les urines et matières fécales tombent directement dans la fosse ; les terres de déblai seront déposées le long du sillon de manière à servir chaque jour à recouvrir les matières.

L'emplacement devra être choisi de façon que le vent dominant n'amène pas les émanations sur le cantonnement, et qu'il soit suffisamment éloigné et en aval des prises d'eau pour empêcher l'infection du voisinage. Les feuillées seront couvertes pour abriter de la pluie et entourées de cloisons pour assurer l'isolement. Un récipient à eau sera placé à proximité de la feuillée pour assurer la propreté. Ne seront considérés comme campements provisoires que ceux sur lesquels les coolies ne devront pas stationner plus de trois semaines. Les autres campements devront être munis de fosses fixes.

ART. 6. — *Isolement des malades.* — Pour éviter la diffusion des maladies épidémiques, les entrepreneurs seront tenus de construire, loin des habitations, une paillote d'isolement, où seront transportés les malades suspects, qui, dans aucun cas, ne devront sortir des limites du campement. En cas de maladie suspecte, l'administrateur-chef de la province, ou son délégué, ainsi que le médecin devront être prévenus immédiatement.

Les paillotes d'isolement seront du type d'habitation défini plus haut pour les Annamites et construites pour deux personnes au plus de façon à pouvoir être brûlées après guérison ou décès. Le nombre de ces paillotes sera augmenté suivant les besoins en cas d'épidémie sur la prescription du médecin qui prendra, en outre, toutes mesures jugées utiles par application des dispositions de l'arrêté sur la protection de la santé publique du 10 août 1907, approuvé par M. le Gouverneur général le 21 juillet 1908

ART. 7. — *Décès.* — *Inhumations.* — Tout décès, de quelque nature qu'il soit, devra être immédiatement signalé par l'entrepreneur à l'administrateur-chef de province ou à son délégué. Si le décès survient rapidement et qu'il paraisse dû à une cause morbide suspecte, il y aura lieu, suivant les indications du médecin, d'arroser le cadavre avec des antiseptiques qu'il aura désignés en tenant compte des ressources locales.

L'inhumation ne pourra avoir lieu qu'après constatation du décès par le médecin, ou en l'absence du médecin, par le délégué de la résidence.

Si le décès est dû à une maladie pestilentielle ou suspecte, les effets du malade, son lit de camp ou le plancher de la maison seront brûlés. Si d'autres décès suspects ou pestilentiels se produisent dans la maison, celle-ci sera brûlée.

Un endroit spécialement choisi à l'avance et éloigné des habitations et des cours d'eau (100 m. environ) sera désigné comme cimetière.

Art. 8. — *Eau d'alimentation.* — L'eau d'alimentation sur les chantiers sera stérilisée par les soins et aux frais de l'entrepreneur; elle peut l'être par ébullition prolongée pendant un quart d'heure au moins, procédé le plus simple, le plus sûr et le plus économique. Tous les chantiers devront être munis de cuves métalliques ou récipients, permettant l'ébullition, et en nombre suffisant pour assurer journellement à chaque travailleur un minimum de cinq litres d'eau.

Cette eau sera emmagasinée dans des tonneaux placés horizontalement sur des lines et munis de robinets ; après ébullition l'eau sera introduite au moyen d'un entonnoir dans les tonneaux qui seront immédiatement fermés. La vidange des tonneaux sera faite chaque jour.

Toutes les fois qu'il sera possible et que le nombre des agglomérations pourra le comporter, l'eau devra être purifiée au moyen d'appareils au choix de l'entrepreneur avec l'agrément et sous la surveillance et le contrôle du médecin. En aucun cas, l'eau des trous d'emprunt ne devra être utilisée pour l'alimentation.

Art. 9. — *Surveillance de l'alimentation.* — Le riz en particulier devra être de bonne qualité et fraîchement décortiqué.

Le service médical aura droit de prélever des échantillons de riz, d'eau potable et, en général, de toutes denrées alimentaires pour les soumettre à l'analyse dans un des laboratoires institués à cet effet en Indochine.

En temps d'épidémie, l'entrepreneur sera tenu de se conformer aux mesures spéciales que prescrira le service de santé.

Art. 10. — *Service médical.* — L'entrepreneur sera tenu d'assurer le service médical et pharmaceutique, sur ses chantiers, par ses soins et à ses frais, avec l'aide de ses employés ou tâcherons européens et indigènes ou d'infirmiers sous la surveillance et le contrôle du service de santé.

L'entrepreneur devra avoir un ou plusieurs dépôts de médicaments constitués suivant une nomenclature fixée par le médecin chargé du service de santé et qui seront placés sous son contrôle pour en assurer leur bonne qualité et leur approvisionnement.

Art. 11. — *Mesures sanitaires concernant les européens.* — L'entrepreneur assurera à ses agents ou tâcherons le service de l'eau potable dans les conditions ci-avant énoncées et à raison de 20 litres au minimum par personne et par jour. En ce qui concerne le logement, il ne devra installer aucune maison d'habitation à moins de 100 mètres des logements des ouvriers et coolies.

Art. 12. — *Mode de ravitaillement en temps d'épidémie.* — En temps d'épidémie, l'approvisionnement se fera par des coolies spécialement désignés à cet effet, qui seront logés dans un local à part pour être surveillés plus étroitement.

Interdiction sera faite aux marchands ambulants d'aller sur les chantiers.

Art. 13. — Toute infraction aux dispositions du présent arrêté sera passible d'une amende de simple police de 1 à 15 francs et d'un emprisonnement de un à cinq jours ou de l'une de ces deux peines seulement.

Art. 14. — Le Résident supérieur en Annam, le directeur général des travaux publics et le directeur général de la santé sont chargés, chacun en ce qui le concerne, de l'exécution du présent arrêté.

Haïphong, le 28 juin 1909.

CHEMIN DE FER DE L'INDOCHINE

Organisation du service médical.

ARTICLE PREMIER. — Les lignes du chemin de fer de Hanoï à la frontière du Quang-Si et de Hanoï à Nam-Dinh et à Vinh sont divisées, au point de vue du service médical, en six sections correspondant chacune à un poste de médecin, savoir :

Première section. — Poste de Lang-Son, de la frontière à la station de Song-Hoa inclusivement.

Deuxième section. — Poste de Phu-Lang-Thuong, de la station de Song-Hoa exclusivement à la station Bac-Ninh inclusivement.

Troisième section. — Poste de Hanoï, de la section de Bac-Ninh exclusivement à la station de Song-Van inclusivement.

Quatrième section. — Poste de Nam-Dinh, de la section de Song-Van exclusivement à la station de Cho-Ganh inclusivement.

Cinquième section. — Poste de Thanh-Hoa, de la station de Cho-Ganh exclusivement à la station de Van-Nhan-Trai inclusivement.

Sixième section. — Poste de Vinh, de la station de Van-Nhan-Trai exclusivement à la station de Ben-Thuy inclusivement.

Art. 2. — Le service médical est assuré par les officiers du corps de santé désignés par le Général commandant supérieur, sur la proposition du directeur de ce service.

Art. 3. — Les médecins affectés à ce service sont chargés de donner des soins gratuits aux employés, aux ouvriers et, lorsqu'il y a lieu, aux voyageurs du chemin de fer. Ils délivrent les bons et certificats nécessaires pour la remise des médicaments, permissions d'absence, etc. En cas d'accident, ils doivent pourvoir immédiatement à toutes les mesures nécessaires.

Ils visitent à domicile les agents dont l'état maladif ne permet pas le déplacement.

Ils sont chargés, en outre, d'examiner les individus qui demandent à être admis parmi les employés de l'exploitation et de constater leur degré d'aptitude corporelle au service.

Art. 4. — Chaque médecin de section a droit à la circulaire gratuite sur le chemin de fer dans toute l'étendue de la circonscription confiée à ses soins.

Art. 5. — Il est alloué à chaque médecin-chef de section médicale une indemnité mensuelle de cinquante piastres.

Art. 6. — La dépense de ces indemnités sera supportée par le budget général, chapitre XVI, article 2, § 3.

Art. 7. — *Dispositions transitoires.* — Pendant la durée des travaux des sections de Ninh-Binh à Vinh et jusqu'à l'ouverture à l'exploitation de ces sections, les indemnités à allouer aux médecins des postes de Thanh-Hoa et Vinh seront imputées au budget de l'emprunt de 200 millions de francs.

Arrêté *relatif à l'organisation du service médical du chemin de fer de Tourane à Hué.*

ARTICLE PREMIER. — Est rapporté l'arrêté du 6 avril 1907 susvisé.

Art. 2. — La ligne du chemin de fer de Tourane, Hué, Quang-Tri, Dong-Hà est divisée, au point de vue du service médical, en deux sections correspondant chacune à un poste de médecin, savoir :

Première section. — *Poste de Tourane,* de la gare de Tourane-Marché à la station de Cau-Hai inclusivement ;

Deuxième section. — *Poste de Hué,* de la station de Cau-Hai (exclusivement) à la station de Dong-Hà (inclusivement).

Le docteur chargé de la première section sera chargé, en outre, du service médical de la ligne de Faïfoo à l'Ilot de l'Observatoire.

Art. 3. — Le service médical est assuré par les officiers du corps de santé désignés par le général commandant supérieur sur la proposition du directeur de ce service.

Art. 4. — Les médecins chargés du service médical sont chargés de donner des soins gratuits aux employés, aux ouvriers, et lorsqu'il y a lieu, aux voyageurs du chemin de fer. Ils délivrent les bons et certificats nécessaires pour la remise des médicaments, permission d'absence, etc... En cas d'accident, ils doivent pourvoir immédiatement à toutes les mesures nécessaires.

Ils visitent à domicile les agents dont l'état maladif ne permet pas le déplacement.

Ils sont chargés, en outre, d'examiner les individus qui demandent à être admis parmi les employés de l'exploitation et de constater leur degré d'aptitude corporelle au service.

Art. 5. — Chaque médecin de section a droit à la circulation gratuite sur le chemin de fer dans toute l'étendue de la circonscription confiée à ses soins.

Art. 6. — Il sera alloué à chaque médecin, chef de section médicale, une indemnité mensuelle qui sera fixée à 50$00 pour le docteur chargé de la première section et à 30$00 pour le docteur chargé de la deuxième section.

ART. 7. — La dépense de ces indemnités sera supportée par le budget général, chapitre XX, article 1er, § 2.

ART. 8. — Le Général commandant supérieur des troupes du groupe de l'Indochine, le directeur général de la santé, le directeur général des finances et de la comptabilité et le directeur général des travaux publics sont chargés, chacun en ce qui le concerne, de l'exécution du présent arrêté.

Hanoï, le 4 décembre 1908.

Signé : A. KLOBUKOWSKI.

Arrêté *du Gouverneur Général de l'Indochine du 4 décembre 1909 interdisant aux lépreux de circuler sur les voies et lieux publics.*

ARTICLE PREMIER. — La circulation des lépreux sur les voies et lieux publics est interdite.

ART. 2. — Nul ne peut pénéter sur le territoire de l'Indochine s'il est lépreux.

ART. 3. — Nul ne peut occuper un emploi public s'il est lépreux.

ART. 4. — Sont interdites aux lépreux :

1° Toute profession dans laquelle le marchand ou l'employé ma-nipule des aliments, des boissons, des drogues, du tabac, etc.... (boulanger, boucher, aubergiste, cuisinier, marchand au détail, etc...),

2° Toute profession dans laquelle le marchand ou l'employé est en contact avec des vêtements destinés au public (blanchisseur, tailleur, fripier, etc...)

3° Toute profession dans laquelle la personne peut prendre contact avec le public (domestique, barbier, écrivain public, nourrice, conducteur de voiture ou de pousse-pousse, etc...)

ART. 5. — Tout lépreux avéré doit être isolé :

1° Exceptionnellement, à domicile, s'il a les moyens d'existence nécessaires et si les garanties d'isolement ont été reconnues suffisantes par le service de santé.

2° Dans tous les autres cas, dans une léproserie.

ART. 6. — Les léproseries sont en nombre variable, suivant les besoins.

Elles sont organisées avec les ressources nécessaires à cette fin en établissements ou en colonie agricole d'assistance et dans la forme administrative la mieux adaptée aux mœurs et aux coutumes locales.

Les léproseries relèvent de l'autorité administrative et sont placées sous le contrôle et l'action techniques du service de santé au même titre que les autres formations sanitaires de l'assistance médicale.

Art. 7. — Nul ne peut être interné dans une léproserie sans un arrêté du chef d'administration locale, pris sur la proposition du directeur local de la santé et après examen clinique et bactériologique détaillé dans un certificat établi par deux médecins à la désignation du directeur local du service de santé. De même, nul ne peut être l'objet d'une des mesures de sécurité publique prises à l'égard des lépreux, telles la répulsion du sol, la défense de circuler sur les voies publiques, l'interdiction de certaines professions ou métiers sans une décision administrative prise au préalable et après constatation par deux médecins à la désignation du directeur local du service de santé de l'état de la maladie dont il est atteint.

Art. 8. — Les léproseries sont visitées au moins deux fois par an par un médecin désigné par le directeur local du service de santé.

Art. 9. — Les villages de lépreux et léproseries, libres ou appartenant soit à l'administration, soit à des particuliers, pourront être autorisés à fonctionner comme par le passé sous la réserve de se conformer aux dispositions du présent arrêté relatives à l'isolement des lépreux, au caractère d'établissement ou de colonie agricole d'assistance donné aux léproseries, à leur surveillance par un médecin à ce désigné par le directeur local du service de santé.

Art. 10. — Le Lieutenant-gouverneur de la Cochinchine, les Résidents supérieurs au Tonkin, en Annam, au Cambodge, au Laos et le médecin inspecteur directeur général de la santé sont chargés, chacun en ce qui le concerne, de l'exécution du présent arrêté.

Saïgon, le 4 décembre 1909.

Arrêté *du Gouverneur Général de l'Indochine créant la léproserie de Cu-Lao-Rong.*

Article premier. — Il est interdit aux individus atteints de la lèpre de circuler sur la voie publique en Cochinchine.

Tout lépreux, trouvé circulant sur la voie publique, sera arrêté pour être dirigé sur la léproserie, dont il est parlé à l'article 2 du présent arrêté.

Tout lépreux arrêté aura le droit d'exiger d'être soumis à une visite médicale.

Seront admis directement à la léproserie tous les individus atteints de la lèpre, qui en feront la demande à l'administration.

Art. 2. — Il est créé dans l'île dite Cu-Lao-Rong, sur le Mékong, province de Mytho, une léproserie de la Cochinchine.

Le règlement intérieur de la léproserie fera l'objet d'une décision ultérieure.

Art. 3. — Les dépenses d'installation et de fonctionnement de la léproserie seront réparties sur les budgets régionaux, au prorata du nombre de lépreux de chaque province qui seront entretenus à la léproserie. En ce qui concerne les lépreux des villes de Saïgon et de Cholon, la part de dépense correspondante sera supportée par le budget local (chapitre de l'assistance publique).

ART. 4. — Le présent arrêté remplace celui du 28 janvier 1903, du Lieutenant-gouverneur de la Cochinchine, qui avait été pris à titre provisoire, en attendant le vote du conseil colonial.

ART. 5. — Le Lieutenant-gouverneur de la Cochinchine et le directeur du service de santé de l'Indochine sont chargés, chacun en ce qui le concerne, de l'exécution du présent arrêté.

Hanoï, le 14 mai 1903.

Arrêté du Lieutenant-Gouverneur de la Cochinchine portant réglementation du fonctionnement de la léproserie de Cu-Lao-Rong.

ARTICLE PREMIER. — L'arrêté du 14 mai 1903, du Gouverneur général, interdisant la circulation des lépreux sur la voie publique et créant dans l'île dite Cu-Lao-Rong, sur le Mékong, province de Mytho, une léproserie de la Cochinchine, entrera en vigueur à compter du 15 décembre prochain.

ART. 2. — Tout indigène atteint de la lèpre sera immédiatement hospitalisé à la léproserie, s'il en fait la demande.

Y sera envoyé d'office tout indigène n'ayant aucun moyen de se soigner chez lui (mendiant, vagabond, etc...) et qui serait reconnu atteint de la lèpre.

L'admission est prononcée par l'administrateur de Mytho sur le vu d'un certificat du médecin chargé de la léproserie.

Avis de l'hospitalisation est donné par les soins de l'administrateur de Mytho au chef de la province de l'hospitalisé. Le chef de la province avise immédiatement le village d'origine de l'hospitalisé.

ART. 3. — Toutes les fois qu'il y a suspicion d'un cas de lèpre dans une maison ou un établissement quelconque, le chef de la famille ou la personne qui occupe cette maison ou cet établissement est tenu d'en faire la déclaration aux notables du village ou au maire, dans les villes de Saïgon et de Cholon.

Cette déclaration sera aussitôt transmise par les notables à l'administrateur chef de province, qui fera inscription du lépreux sur un registre spécial tenu dans chaque province. A Saïgon et à Cholon, ce registre sera tenu par la mairie.

Pour les lépreux qui vivent solitaires, la déclaration sera faite d'office par les notables. A Saïgon et à Cholon, la déclaration sera faite par la police.

ART. 4. — Les professions suivantes sont interdites aux lépreux :

1° Toute profession dans laquelle le marchand ou l'employé manipule des aliments, des boissons, des drogues, du tabac, etc... (boulanger, boucher, aubergiste, cuisinier, marchand au détail, etc.) :

2° Toute profession dans laquelle le marchand ou l'employé est en contact avec des vêtements destinés au public (blanchisseur, tailleur, fripier, etc.) ;

3° Toute profession dans laquelle la personne peut prendre contact avec le public (domestique, barbier, écrivain public, nourrice, conducteur de voiture ou de pousse-pousse, etc.).

ART. 5. — Les lépreux vivant, soit dans leur famille, soit solitaires, sont placés sous la surveillance des notables. Ceux-ci devront signaler de suite à l'administrateur de la province les infractions commises dans leur commune aux prescriptions des articles 1er, 3 et 4.

ART. 6. — Tout lépreux qui se sera rendu coupable d'infraction aux dispositions qui précèdent sera immédiatement conduit à la léproserie de Cu-Lao-Rong pour y être hospitalisé.

Toutefois, l'individu ainsi arrêté ne sera hospitalisé que si l'avis du médecin chargé de la léproserie confirme la nature de l'affection.

L'hospitalisation, dans ces conditions, fera l'objet d'un arrêté du Lieutenant-gouverneur.

ART. 7. — Les détenus atteints de lèpre accompliront leur peine dans un local disciplinaire affecté à cet usage à la léproserie.

ART. 8. — L'entrée en Cochinchine est interdite à tout étranger dûment reconnu lépreux.

Il devra résider à bord du navire qui l'aura amené, sans pouvoir descendre à terre jusqu'au départ dudit navire.

ART. 9. — Les lépreux étrangers, arrivés dans la colonie antérieurement à la promulgation du présent arrêté, sont mis en demeure d'avoir à quitter la colonie dans un délai de trois mois.

Ceux qui n'auront pas déféré à cette mise en demeure seront hospitalisés à Cu-Lao-Rong, dans les conditions du présent arrêté.

ART. 10. — La léproserie pourra être autorisée par le Lieutenant-gouverneur à accepter des dons ou legs en argent, à condition qu'ils aient un objet bien déterminé, tel que : construction de chapelle, pagode, école, etc..., ou des dons ou legs en nature d'objets mobiliers, ou du culte ou d'ornement, etc... pour lesdites chapelle, pagode ou école.

ART. 11. — La composition et les attributions du personnel attaché à la léproserie seront fixées par un arrêté du Lieutenant-gouverneur, portant règlement intérieur de l'établissement.

La solde, les accessoires de solde ou indemnités de toute nature auxquels ce personnel aura droit seront provisoirement fixés par arrêté du Lieutenant-gouverneur, au fur et à mesure des désignations.

ART. 12. — Les dépenses de toute nature de la léproserie de la Cochinchine seront liquidées par l'administrateur de Mytho et mandatées par le secrétariat du gouvernement, sur les crédits inscrits à cet effet au budget local (chapitre de l'assistance publique).

Le remboursement par les budgets régionaux de la partie de ces dépenses leur incombant sera poursuivi dans les conditions prévues à l'article 3 de l'arrêté du 14 mai 1903.

> Saïgon, le 16 septembre 1903.
> Signé : RODIER.

Règlement intérieur de la léproserie de Cu-Lao-Rong

ARTICLE PREMIER. — La léproserie, créée dans l'île dite Cu-Lao-Rong, sur le Mékong, province de Mytho, sera ouverte à compter du 15 décembre prochain.

ART. 2. — Elle est placée sous la direction de l'administrateur de la province de Mytho, qui sera secondé par un agent administratif.

ART. 3. — Les malades seront admis sur le vu d'un billet d'entrée délivré par le médecin chargé de l'établissement et visé par l'administrateur de Mytho ou par l'agent administratif de la léproserie.

Un registre-matricule contiendra leur nom, filiation, âge et lieu de naissance.

Aucun exeat ne peut être prononcé que par le médecin de la léproserie.

Les malades hospitalisés ne doivent jamais sortir de l'établissement.

ART. 4. — Le personnel de la léproserie est composé :

1º D'un agent administratif chargé de la surveillance de l'établissement, de la comptabilité, des détails administratifs et économiques, de la police intérieure, de la propreté, de la surveillance à exercer sur la manutention des vivres, leur cuisson et leur distribution, de la conservation et de l'entretien du matériel et du mobilier et des médicaments.

Il tiendra un inventaire du mobilier et du matériel.

2º De deux religieuses chargées de seconder l'agent administratif dans les détails de police intérieure, de propreté, dans la surveillance à exercer sur la manutention des vivres, leur cuisson, leur distribution, la conservation et la distribution des médicaments.

Elles auront tout particulièrement la charge de l'infirmerie, de la pharmacie, du magasin d'habillement et de la lingerie ;

3º D'infirmiers indigènes ;

4º D'hommes de peine en nombre proportionnel à celui des lépreux hospitalisés ;

5º D'un poste de milice détaché par l'administrateur de Mytho, pour la surveillance des internés et la police de l'établissement, sous les ordres de l'agent administratif.

Cette dépense de milice sera remboursée au budget régional de Mytho par le budget de la léproserie ;

6º D'un secrétaire-interprète.

ART. 5. — Le médecin de l'ambulance de Mytho est chargé de visiter et de soigner les malades. Il donnera son avis sur toutes les questions intéressant l'hygiène de l'établissement et proposera les mesures qui lui paraîtraient nécessaires.

Ses visites auront lieu deux fois par semaine.

En outre, il se transportera à la léproserie chaque fois qu'il y sera appelé pour un cas urgent.

Un local spécial lui est réservé comme cabinet de consultations et d'études.

Les moyens de transport lui seront fournis par les soins de la léproserie.

ART. 6. — Les familles lépreuses, qui désireraient continuer la vie en commun, seront logées dans des cases particulières, sur un terrain qui leur sera assigné par l'agent administratif et concédé en jouissance viagère.

Elles pourront cultiver ce terrain et le mettre en valeur comme bon leur semblera.

Il en sera de même pour tout lépreux, même sans famille, qui en fera la demande.

La construction de la case sur les terrains concédés incombe aux concessionnaires. Cependant, ces derniers pourront être aidés par l'administration de la léproserie.

ART. 7. — Les lépreux vivant dans les cases communes reçoivent une nourriture toute préparée par les soins de l'établissement, ainsi que les effets d'habillement qui leur sont nécessaires.

La ration journalière comporte trois repas qui ont lieu à six heures, à onze heures du matin et à six heures du soir.

Elle est composée de :

Riz blanc, identique au riz d'usine de 2ᵉ qualité. . . 0 kgr. 750
Poisson frais (0 kgr. 250), ou poisson salé (0 kgr. 200),
  ou porc frais. . . . . 0 kgr. 200
Nuoc-mam . . . . 0 kgr. 020
Légumes verts . . . . 0 kgr. 150
Thé annamite . . . . 0 kgr. 003

Les lépreux recevront du poisson frais trois fois par semaine et du porc frais également trois fois par semaine.

ART. 8. — Les familles et les lépreux, habitant des cases particulières, participeront, s'ils en font la demande et s'ils sont reconnus sans ressources suffisantes pour subvenir eux-mêmes à leurs besoins, à une distribution hebdomadaire de riz, de poisson sec, de sel et de nuoc-mam, composée, par personne, de 3 kilogrammes de riz blanc, 600 grammes de poisson salé, 50 grammes de sel et de 70 grammes de nuoc-mam.

Ils pourront également toucher des vêtements.

ART. 9. — Les lépreux hospitalisés pourront se livrer, dans l'intérieur de l'établissement et entre eux seulement, à de petits trafics concernant la vente et l'achat d'objets de consommation journalière, tels que : bétel, fruits, tabac, cotonnades, ustensiles de cuisine, etc..., alcool et boissons fermentées exceptés.

Art. 10. — Les denrées et marchandises qui leur seraient apportées du dehors, soit par des parents, soit par des vendeurs, ne pourront plus ressortir de l'établissement une fois qu'elles y seront entrées.

Elles sont considérées comme ayant été acquises au comptant ou données à titre gratuit.

Les ventes à crédit sont absolument interdites et aucune réclamation ne sera admise.

Art. 11. — Les détenus atteints de lèpre seront internés à la léproserie, où ils subiront leur peine dans un bâtiment spécial.

Ils seront soignés et entretenus sur le même pied que les pensionnaires de la léproserie.

Ces détenus seront admis à la léproserie sur présentation de billets d'entrée délivrés par les administrateurs des provinces ou le directeur de la prison centrale. Pour les prévenus, le visa du procureur de la République du ressort sera, en outre, nécessaire.

Art. 12. — Les ordres de mise en liberté donnés par les parquets seront transmis pour exécution au directeur de la léproserie.

Art. 13. — Les détenus ainsi libérés seront immédiatement transférés dans les locaux des hospitalisés ou rendus à la liberté, s'ils justifient de ressources suffisantes pour leur permettre de vivre dans leur famille.

Art. 14. — Les crimes ou délits commis dans la léproserie seront immédiatement signalés au procureur de la République par les soins de l'agent administratif.

Art. 15. — L'agent administratif est chargé de transmettre toutes les déclarations concernant l'état civil, tant du personnel que des internés de la léproserie, à l'officier de l'état civil intéressé.

Art. 16. — Il sera procédé aux inhumations des détenus et des hospitalisés dans les mêmes conditions que pour les prisonniers décédés dans les prisons. Un terrain spécial sera affecté et aménagé, à cet effet, dans l'île.

Art. 17. — Les hospitalisés pourront, s'ils en manifestent le désir, être employés à des travaux d'utilité publique dans l'île, sur l'avis conforme du médecin de la léproserie.

Les heures de travail sont fixées ainsi qu'il suit :

Le matin, de sept heures à dix heures;

Le soir, de deux heures à cinq heures ;

Les dimanches et jours fériés exceptés.

Ils toucheront un salaire de 3 centimes pour une demi-journée et de 6 centimes pour une journée de travail. Le paiement de ces salaires sera fait toutes les semaines aux intéressés, sur feuilles d'attachement.

Art. 18. — L'accès et la sortie de l'île de Cu-Lao-Rong sont formellement interdits en tout autre point qu'à l'appontement construit sur la partie est de l'île, en face des bâtiments de l'administration.

Art. 19. — Aucune personne non lépreuse : mari, femme, enfant, père ou mère d'un lépreux, ne sera admise à résider dans la léproserie.

Art. 20. — Les visites aux hospitalisés sont soumises à l'autorisation préalable de l'agent administratif, qui pourra refuser cette autorisation sur avis du médecin.

Art. 21. — Les visites à l'établissement sont également soumises à l'autorisation préalable de l'agent administratif.

Les heures et jours de visite seront fixés par l'administrateur de Mytho.

Nul ne pourra être autorisé à séjourner la nuit dans l'île.

Art. 22. — Une surveillance sera exercée à la sortie pour éviter l'emport de tout objet provenant des lépreux.

Les infractions à la présente défense seront constatées par l'agent administratif et, s'il y a lieu, les contrevenants seront poursuivis devant le tribunal de Mytho et passibles des peines de simple police.

Art. 23. — Les pensionnaires de la léproserie doivent respect et obéissance à tout le personnel attaché à l'établissement.

En cas de désobéissance, ils encourent les punitions suivantes, prononcées par l'agent administratif ou le médecin :

1° Suppression des salaires acquis, de un à quatre jours;

2° Suppression d'un quart de la ration journalière ;

3° Cachot de un à quatre jours.

En cas d'évasion, la mise au cachot pourra être prononcée, pour une durée de huit jours, par l'administrateur de Mytho.

Art. 24. — Une commission composée de :

Un inspecteur ou administrateur de 1re classe des services civils, président;

Un magistrat, à la désignation du procureur général, membre ;

Un docteur, à la désignation du chef du service de santé, *idem ;*

Le directeur de l'Institut Pasteur ou son adjoint, *idem;*

Un inspecteur des bâtiments civils, à la désignation du directeur des travaux publics, *idem;*

Un commis des services civils, secrétaire, visitera la léproserie une fois par semaine.

Elle dressera un procès-verbal de chacune de ses visites. Ce procès-verbal mentionnera toutes les observations auxquelles aura donné lieu le fonctionnement de la léproserie et indiquera toutes les réformes ou améliorations que la majorité de la commission serait d'avis de voir apporter dans l'organisation de cet établissement.

Saïgon, le 16 septembre 1903.

Arrêté *du Gouverneur Général de l'Indochine du 4 décembre 1909 créant un service dit de quinine d'État.*

Article premier. — Il est créé en Indochine un service dit de quinine d'Etat.

Art. 2. — L'administration est autorisée à vendre de la quinine sous la forme et dans des conditions qu'il lui appartiendra de fixer au mieux des intérêts de cette œuvre de prophylaxie sociale.

Art. 3. — L'administration se réserve le droit d'acheter directement la quinine et de la faire travailler elle-même ou de recourir à l'industrie privée soit pour l'achat des sels soit pour leur transformation.

Art. 4. — La quinine mise en vente par l'administration correspondra aux données du Codex et devra offrir toute garantie au point de vue de la pureté des produits livrés et de leur conservation.

Art. 5. — Le prix de vente de la quinine d'Etat sera déterminé tous les ans et pour chaque pays de l'Indochine par arrêté du Gouverneur général.

Art. 6. — Dans chaque pays, il sera constitué un dépôt central de quinine d'Etat et, dans chaque province ou circonscription, des dépôts secondaires où s'approvisionneront, pour la vente au public, les intermédiaires agréés par l'administration. Ces dépôts, comme les débits de vente, seront placés sous la surveillance sanitaire du directeur local de la santé et des médecins chargés du service médical dans les provinces.

Art. 7. — Le service de la quinine d'Etat n'ayant de raison d'être que dans les régions malarigènes, l'administration, d'entente avec la direction de la santé, déterminera les territoires ou parties de territoire où les dispositions du présent arrêté seront applicables.

Art. 8. — Dans les territoires déclarés malariques, l'administration délivrera gratuitement la quinine d'Etat à toute personne ayant droit à l'assistance médicale gratuite. La délivrance sera faite à dose médicinale.

Dans les foyers d'endémie où le paludisme sévirait à l'état d'épidémie sévère, la quinine d'Etat pourra, sur décision du chef d'administration locale, et après avis du directeur local de la santé, être distribuée à la population dans un but thérapeutique et préventif.

Art. 9. — Les administrations publiques, services assimilés et entreprises privées qui auront des travaux publics à exécuter dans une zone déclarée paludique seront tenus à l'assistance sanitaire de leurs ouvriers et employés en vue de la prophylaxie du paludisme et de son traitement. La délivrance à titre gratuit sera faite à ce personnel pendant toute la durée des travaux.

Art. 10. — En zones malariques, la quinine d'Etat pourra être concédée, à prix de faveur, à toutes administrations, entreprises privées, sociétés d'exploitation agricole ou minière, ou industrielle, dont le personnel sera soumis au traitement préventif et curatif du paludisme.

Art. 11. — La quinine d'Etat étant tout particulièrement destinée à l'élément autochtone, toutes commodités d'achat et d'usage seront prévues par les chefs d'administration locale, afin que l'habitant puisse, en territoire paludéen, se procurer aisément, sans formalités inutiles ni déplacements excessifs, le remède spécifique.

ART. 12. — Dès la promulgation du présent arrêté, les chefs d'administration locale seront chargés, d'entente avec le directeur de la santé, d'organiser dans leurs pays respectifs le service de la quinine d'État.

Les dépenses occasionnées par ce service seront supportées par les budgets locaux, à charge, le cas échéant, de remboursement par les divers budgets intéressés.

ART. 13. — Le Lieutenant-gouverneur de la Cochinchine, les Résidents supérieurs au Tonkin, en Annam, au Cambodge, au Laos et le médecin inspecteur directeur général de la santé sont chargés, chacun en ce qui le concerne, de l'exécution du présent arrêté.

Saïgon, le 4 décembre 1909.

Instructions *du Commandant supérieur des troupes pour la délivrance, dans les groupes militaires, de la quinine à titre prophylactique.*

« L'usage obligatoire de la quinine pouvant soulever des résistances et se heurter, au moins dans les débuts, à l'indifférence d'un certain nombre d'hommes ignorants des bénéfices qu'ils peuvent retirer de cette thérapeutique, les mesures à prendre pour l'application du principe admis devront être laissées à l'initiative des chefs de corps... »

A. — *En ce qui concerne le Tonkin.*

1° Dans les corps de troupe stationnés dans le delta et dans tous les postes non compris dans la liste ci-dessous, la quinine sera distribuée pendant trois jours consécutifs chaque semaine, à la dose quotidienne de 0 gr. 50, du 1er mars au 1er mai et du 1er septembre au 1er novembre.

2° Dans les localités ci-après et dans les postes qui en dépendent :

Lao-Kay ;	Na-Cham ;
Yen-Bay ;	Dong-Dang ;
Tuyen-Quang ;	Than-Moi ;
Ha-Giang ;	Nha-Nam ;
Bac-Quang ;	Cho-Go ;
Thai-Nguyen ;	Mo-Trang ;
That-Khé ;	Than-Poun.

Les distributions de quinine auront lieu, durant toute l'année, pendant cinq jours sur sept, à raison de 0 gr. 50 les deux premiers jours, et de 0 gr. 25 les trois derniers.

B. — *En ce qui concerne l'Annam.*

Seront applicables aux garnisons de Hué et de Tourane les prescriptions relatives aux troupes stationnées dans le delta.

C. — *En ce qui concerne la Cochinchine et le Cambodge.*

Du 15 octobre au 15 janvier et du 1er avril au 15 juin, les distributions de quinine préventive seront faites dans toutes les garnisons, trois jours par semaine, à la dose journalière de 0 gr. 50.

D. — *Quelle que soit la région.*

Dans toutes les troupes soumises à des déplacements ou à des fatigues anormales, telles que : manœuvres, opérations de guerre, écoles à feu, etc... la quinine sera distribuée préventivement six jours sur sept, à la dose quotidienne de 0 gr. 25.

Dispositions générales.

Les sels de quinine destinés à la prophylaxie du paludisme seront délivrés sous forme de comprimés [1] par les pharmacies principales.

Les différentes unités en seront pourvues gratuitement et à l'aide d'envois mensuels effectués directement pour chaque poste par les établissements ci-dessus.

Pour permettre une première répartition, les chefs de corps devront adresser dès maintenant, respectivement à la direction du service de santé à Hanoï et à la sous-direction à Saïgon, un état numérique déterminant, par poste ou place, les effectifs présents.

Ces situations d'effectifs seront ensuite fournies mensuellement pour les délivrances ultérieures.

Les distributions de quinine préventive auront lieu dans chaque poste, et pour les places, dans chaque compagnie, sous la surveillance d'un officier, ou d'un sous-officier européen spécialement désigné à cet effet.

La quinine préventive sera absorbée au repas du soir.

Arrêté *de promulgation du décret sur*
l'exercice de la médecine en Cochinchine (21 octobre 1905).

ARTICLE PREMIER. — Est promulgué en Indochine le décret du 12 août 1905, portant réglementation de l'exercice de la médecine indigène en Cochinchine.

---

1. L'altération de couleur subie parfois par les comprimés n'entraîne aucune diminution de leurs propriétés thérapeutiques.

Art. 2. — Le Secrétaire général de l'Indochine, le Lieutenant-gouverneur de la Cochinchine et le directeur général de la santé sont chargés, chacun en ce qui le concerne, de l'exécution du présent arrêté.

Hanoï, le 21 octobre 1905.

Signé : Broni.

Décret *sur l'exercice de la médecine en Cochinchine.*

Article premier. — L'exercice de la médecine indigène est autorisé dans la colonie de Cochinchine.

Art. 2. — Il est créé, à cet effet, un service de praticiens spécialement destinés aux populations indigènes ; ces praticiens comprendront des médecins indigènes et des sages-femmes indigènes sortis de l'Ecole de médecine de l'Indochine et de l'Ecole des sages-femmes de Cholon.

Art. 3. — Les circonscriptions sanitaires dans lesquelles ce service est établi, et les conditions de son exécution sont déterminées par le Gouverneur général de l'Indochine sur la proposition du Lieutenant-gouverneur de la Cochinchine et du directeur du service de santé.

Art. 4. — Les praticiens indigènes, médecins et sages-femmes, sont placés sous l'autorité des administrateurs chefs de province, et pour exercice de leur art, sous la surveillance et le contrôle du directeur du service de santé et des docteurs en médecine délégués par lui à cet effet.

Ils relèvent du directeur de l'école de médecine de l'Indochine au point de vue disciplinaire et professionnel.

Art. 5. — Les praticiens indigènes sont tenus de déférer à toutes les réquisitions de l'autorité administrative et de se conformer à la législation en vigueur et sur la déclaration des maladies épidémiques ou contagieuses, et sur la protection de la santé publique.

Art. 6. — Un arrêté du Gouverneur général détermine les obligations professionnelles imposées aux praticiens indigènes (médecins et sages-femmes) et, en général, toutes les prescriptions relatives au bon fonctionnement du service. Il fixe les conditions dans lesquelles s'exercent le contrôle et la surveillance de ces praticiens.

Art. 7. — Les médecins et sages-femmes indigènes doivent gratuitement leurs soins aux indigènes y compris la vaccination.

Art. 8. — Ils peuvent être autorisés à détenir au lieu de leur résidence et à délivrer des médicaments, suivant une nomenclature et dans les conditions qui seront déterminées par un règlement particulier établi par le Gouverneur général.

L'emploi des médicaments non autorisés leur est interdit.

Art. 9. — Sont passibles des peines édictées par les articles 16,

18, 19, 20, 26 et 27 de la loi du 30 novembre 1892, les indigènes qui usurperaient le titre de praticien indigène tel qu'il résulte des dispositions du présent décret.

Ces dispositions ne sont pas applicables aux indigènes non diplômés de l'École de médecine de l'Indochine pratiquant la médecine sino-annamite traditionnelle, qui restent autorisés à exercer dans les conditions actuellement en vigueur.

Sont également passibles des peines prévues par le paragraphe 1er du présent article les praticiens qui contreviendront aux dispositions de la réglementation en vigueur concernant l'exercice de leur art.

ART. 10. — La suspension temporaire ou l'interdiction absolue de l'exercice de la médecine en ce qui concerne les praticiens indigènes (médecins et sages-femmes) peut être prononcée par le Gouverneur général sur la proposition du directeur de l'École de médecine et l'avis conforme du directeur du service de santé, pour manquements professionnels, par mesure administrative.

ART. 11. — Le Ministre des Colonies est chargé de l'exécution du présent décret, qui sera publié aux journaux officiels de la République Française et de la colonie de l'Indochine, et inséré au *Bulletin officiel du ministère des Colonies.*

Fait à La Bégude-de-Mazenc, le 12 août 1905,
Signé : Emile LOUBET.

Par le Président de la République :
Le ministre des Colonies,
Signé : CLEMENTEL.

Décret *sur l'exercice de la médecine au Tonkin, en Annam,*
au Cambodge, au Laos.

ARTICLE PREMIER. — Est promulgué en Indochine le décret du 12 août 1905, portant application au Tonkin, en Annam, au Cambodge et au Laos de la loi du 30 novembre 1892 sur l'exercice de la médecine.

ART. 2. — Le Secrétaire général de l'Indochine et le directeur général de la santé sont chargés, chacun en ce qui le concerne, de l'exécution du présent arrêté.

Hanoï, le 21 octobre 1905.
Signé : BRONI.

ARTICLE PREMIER. — La loi du 30 novembre 1892, sur l'exercice de la médecine est rendue applicable au Tonkin, en Annam, au Cambodge et au Laos, sous réserve des dispositions prévues au présent décret.

CHAPITRE PREMIER

Des conditions dans lesquelles est conféré
le titre d'expert-médecin devant les tribunaux

Art. 2. — Au commencement de chaque année judiciaire et dans le mois qui suit la rentrée, la Cour d'appel de l'Indo-Chine, le procureur général ou son délégué entendu, désignera sur les listes de propositions des tribunaux de première instance du ressort, les docteurs en médecine à qui elle confère le titre d'expert devant les tribunaux des pays susvisés.

Art. 3. — Les propositions du tribunal et les désignations de la Cour ne peuvent porter que sur les docteurs en médecine français demeurant dans le ressort de la Cour d'appel.

Art. 4. — Dans les postes où ne résident pas de docteurs en médecine à poste fixe, les expertises médico-légales sont prescrites par voie de réquisition aux médecins détachés temporairement dans des postes.

Art. 5. — En dehors des cas prévus aux articles 43, 44, 235 et 268 du Code d'instruction criminelle, les opérations d'expertise peuvent être confiées à un docteur en médecine français de leur choix.

Toutefois, la désignation d'un médecin militaire ne peut avoir lieu qu'avec l'approbation de l'autorité militaire dont il dépend.

CHAPITRE II

Des honoraires, vacations, frais de transport et de séjour
des experts-médecins

Art. 6. — Chaque médecin requis par des officiers de justice ou de police judiciaire, ou commis par ordonnance dans les cas prévus par le Code d'instruction criminelle, reçoit à titre d'honoraires :

1° Pour une visite avec premier pansement, 8 francs ;

2° Pour toute opération autre que l'autopsie, 15 francs ;

3° Pour autopsie après inhumation, 35 francs.

Au cas d'autopsie d'un nouveau-né, les honoraires sont de 15 à 25 francs suivant que l'opération a eu lieu avant ou après inhumation.

Tout rapport écrit donne droit au minimum à une vacation de 5 francs.

Art. 7. — Le coût des fournitures reconnues nécessaires pour les opérations est remboursé sur la production des pièces justificatives de la dépense.

Art. 8. — Il n'est rien alloué pour soins et traitements administrés soit après le premier pansement, soit après les visites ordonnés d'office.

ART. 9. — Il est alloué aux médecins, outre les frais de transport, s'il y a lieu, une vacation de 5 francs à raison de leurs dépositions, soit devant un tribunal, soit devant un magistrat instructeur.

Dans les cas de transport hors du lieu de leur résidence, les médecins sont indemnisés de leurs frais de voyage et de séjour suivant les tarifs prescrits par le décret du 3 juillet 1897, fixant les indemdités de route et de séjour des officiers et fonctionnaires coloniaux, modifié par le décret du 6 juillet 1904.

CHAPITRE III

Dispositions prévues par l'article 15 de la loi

ART. 10. — La liste des maladies épidémiques, dont la divulgation n'engage pas le secret professionnel est dressée par arrêté du ministre des Colonies, après avis de l'Académie de médecine et du Comité consultatif d'hygiène publique de France.

Le même arrêté fixe le mode des déclarations desdites maladies; ces déclarations sont obligatoires pour tout médecin civil ou militaire et pour toute sage-femme exerçant dans l'un des pays énumérés à l'article 1er du présent décret.

CHAPITRE IV

Dispositions transitoires

ART. 11. — Le droit d'exercer l'art dentaire dans les conditions prévues par l'article 52 est maintenu à tout dentiste justifiant qu'il est inscrit au rôle des patentes à la date de la promulgation du présent décret.

CHAPITRE V

ART. 12. — Dans les pays énumérés à l'article 1er du présent décret, le Gouverneur de l'Indochine autorise et réglemente par des arrêtés locaux l'exercice de la médecine indigène.

Le recrutement des médecins indigènes sera assuré par l'École de médecine indigène créée par décret du 12 août 1905.

ART. 13. — Sont abrogées toutes dispositions antérieures contraires à celles du présent décret.

Art. 14. — Le Ministre des Colonies et le Garde des Sceaux, Ministre de la Justice, sont chargés, chacun en ce qui le concerne, à l'exécution du présent décret.

Fait à La Bégude-de-Mazenc, le 12 août 1905.

Signé : Émile Loubet.

Décret *sur l'organisation de l'École de Médecine de l'Indochine.*

Titre premier

Dispositions générales.

Article premier. — Sont maintenues les dispositions des arrêtés des 8 janvier 1902 et 25 octobre 1904 créant et réorganisant l'École de médecine de l'Indochine.

Art. 2. — L'École de médecine de l'Indochine est placée sous l'autorité directe du Gouverneur général.

Art. 3. — Elle a pour mission de former des médecins indigènes et des sages-femmes indigènes.

Art. 4. — Le directeur est nommé par décret. Les professeurs de cette école sont nommés par le Gouverneur général, sur la proposition du directeur de l'école et l'avis conforme du directeur du service de santé.

Titre II

Scolarité.

Art. 5. — Les études de médecine comprennent des cours préparatoires et des cours spéciaux.

1° Les premiers comportant l'étude du français, des notions élémentaires d'anatomie et de physiologie et des notions succinctes de zoologie, botanique, minéralogie, chimie, physique sont professés par le personnel du service de l'enseignement dans les établissements qui sont désignés par le Gouverneur général, sur la proposition de l'inspecteur de l'enseignement public et privé de l'Indochine. Le programme en est fixé, d'accord entre ce fonctionnaire et le directeur de l'École de médecine, après approbation du directeur du service de santé.

Aucun élève n'est admis à titre de boursier dans la section de médecine s'il n'a suivi ces cours et satisfait à un examen de fin d'année ;

2° Les cours spéciaux sont professés à l'École de médecine.

La durée du cycle des études dans cet établissement est de quatre ans pour les élèves médecins, de deux ans pour les élèves sages-femmes.

ART. 6. — Le programme approuvé par le directeur du service de santé comprend les matières suivantes :

Section de médecine proprement dite.

Première année. — Anatomie théorique et physiologie, clinique médicale et chirurgicale, dissection.

Deuxième année. — Anatomie théorique et physiologie, pathologie interne et externe, clinique médicale et chirurgicale, pharmacologie, dissection.

Troisième année. — Anatomie théorique et physiologie, pathologie interne et externe, clinique médicale et chirurgicale, hygiène, thérapeutique médicale et notions de pharmacologie, obstétrique, dissection.

Pendant la quatrième année, les élèves sont attachés à un service hospitalier, à une infirmerie, à une léproserie, à un lazaret ou autres établissements sanitaires déterminés par le Gouverneur général sur la proposition du directeur de l'Ecole de médecine, et avec l'assentiment des chefs des services intéressés.

Section des sages-femmes.

Première année. — Conformation des organes génitaux et notions succinctes de leur physiologie, hygiène élémentaire, stage obstétrical, notions sur la vaccine, la vaccination, pratique de la vaccination.

Deuxième année. — Pratique de l'accouchement normal, notions sur la pathologie des suites de couches, hygiène de la femme enceinte, de la femme en couches, du nouveau-né et de l'enfant, stage obstétrical.

Examens

Section de médecine.

ART. 7. — Les élèves de la section de médecine proprement dite subissent, à la fin de chaque année d'études, un examen comprenant des épreuves écrites et des épreuves orales.

Les épreuves à subir à la fin des trois premières années portent sur les matières enseignées pendant l'année scolaire.

L'examen définitif subi à la fin de la quatrième année et donnant droit à la délivrance du diplôme de médecin indigène comprend les matières suivantes :

1° Examen d'un malade ;

2° Application d'un appareil ou d'un pansement ;

3° Préparation et posologie d'un médicament (potion, pilules, solution, poudre).

Section des sages-femmes.

L'examen subi à la fin de chacune des deux années d'études comprend :

1º Une épreuve orale théorique sur la conformation des organes génitaux et sur l'accouchement normal;

2º Une épreuve orale théorique sur la vaccination et l'hygiène ;

3º Une épreuve pratique de vaccination ;

4º Une épreuve pratique sur un sujet d'obstétrique.

Dispositions communes.

ART. 8.— La clinique est faite aux élèves médecins et sages-femmes à l'hôpital et à la maternité indigènes du protectorat à Hanoï, dont les services sont placés sous l'autorité technique du directeur de l'école de médecine.

ART. 9. — Tout élève qui a échoué à un examen doit suivre à nouveau les cours de l'année écoulée.

A la suite d'un deuxième échec pour un même examen, son renvoi de l'école de médecine est prononcé par décision du directeur, approuvée par le Gouverneur général.

ART. 10. — Les diplômes de médecins, de sages-femmes indigènes, écrits en caractères chinois et en caractères latins, sont préparés par le directeur de l'école, signés par le Gouverneur général et contresignés par le directeur du service de santé et par le directeur de l'école de médecine.

En cas de perte du diplôme, l'intéressé peut obtenir un certificat en tenant lieu, délivré par le directeur de l'école.

ART. 11. — Le Gouverneur général déterminera les conditions dans lesquelles s'accomplissent le recrutement de l'école et le stage, ainsi que la composition et le mode de fonctionnement des divers jurys.

Il fixe les voies et moyens financiers nécessaires pour l'exécution du présent décret.

ART. 12. — Le Ministre des Colonies est chargé de l'exécution du présent décret, qui sera publié aux journaux officiels de la République Française et de la colonie de l'Indochine, et inséré au *Bulletin officiel du ministère des Colonies.*

Fait à La Bégude-de-Mazenc, le 12 août 1905.

Signé : EMILE LOUBET.

ARRÊTÉ DU GOUVERNEUR GÉNÉRAL RÉORGANISANT L'ÉCOLE DE MÉDECINE DE HANOÏ

Dispositions générales.

ARTICLE PREMIER. — L'École de médecine de Hanoï, placée sous la haute autorité du Gouverneur général, prend le nom d'École de médecine de l'Indochine.

ART. 2. — Elle a pour mission de former :

1° Des médecins asiatiques appelés, sous la direction de médecins français, à assurer l'assistance médicale indigène et contribuer à l'exécution des mesures sanitaires dans toute l'Indochine ;

2° Des sages-femmes indigènes ;

3° Des vétérinaires indigènes.

ART. 3. — La durée des études, le programme des cours, les époques et conditions d'examen, ainsi que le mode de délivrance des diplômes, sont fixés conformément au règlement annexé au présent arrêté.

TITRE PREMIER

Direction. Administration. Enseignement.

ART. 4. — Le personnel européen de l'École comprend:

1° Un médecin-directeur, nommé par le Gouverneur général de l'Indochine ;

2° Des professeurs nommés par le Gouverneur général sur la proposition du directeur de l'École et choisis parmi les médecins civils ou les médecins des troupes coloniales en service en Indochine;

3° Des médecins chargés de cours et un médecin-secrétaire, choisis sur la proposition du directeur de l'École, parmi les médecins civils ou, après avis conforme du directeur du service de santé, parmi les médecins des troupes coloniales de l'Indochine ;

4° Un économe choisi sur la proposition du directeur de l'École et l'avis du secrétaire général de l'Indochine, parmi les fonctionnaires des services civils de l'Indochine.

Outre ce personnel spécial :

1° Un pharmacien et deux vétérinaires choisis sur la proposition du directeur de l'École et l'avis conforme du chef du service intéressé parmi les pharmaciens du service de santé et parmi les vétérinaires des troupes ou du service des épizooties, professent les cours de leur spécialité ;

2° Une sage-femme européenne assiste le chargé du cours d'obstétrique.

Ces derniers ne font partie qu'à titre auxiliaire du cadre de l'École, ils reçoivent un supplément au compte du budget de cet établissement.

En cas d'absence, le directeur est remplacé intérimairement par un des professeurs qui est désigné par le Gouverneur général sur sa proposition.

ART. 5. — Les soldes, indemnités et le classement du personnel européen, au point de vue des frais de route et de séjour, des passagers et du traitement dans les hôpitaux sont déterminés conformément au tableau ci-après :

GRADE OU EMPLOI	Solde		Supplément de fonctions	Classement correspondant au tableau annexé au décret du 6 juillet 1904	OBSERVATIONS
	d'Europe	coloniale			
	francs	francs	francs		
Directeur..........	10.000	20.000	5.000	1re catég. B.	Reçoit le logement en nature.
Professeur.........	7.500	15.000	»	1re catég. B.	
Médecin chargé de cours............	4.000	8.000	»	2e catégorie.	Ainsi classés lorsqu'ils n'appartiennent pas à un cadre civil ou militaire leur conférant un autre classement.
Médecin secrétaire.	4.000	8.000	1.500	2e catégorie.	
Pharmacien chargé de cours.........	»	»	1.500	2e catégorie	
Vétérinaire chargé de cours.........	»	»	1.500	2e catégorie.	
Sage-femme adj. à un chargé de cours	»	»	1.200	3e catégorie.	
Econome..........	»	»	2.000	2e catégorie.	

TITRE II

Élèves.

CHAPITRE PREMIER

Section de médecine

ART. 6. — Peuvent être admis comme élèves boursiers (section de médecine) les asiatiques âgés de 18 ans au moins et de 25 ans au plus, justifiant de leur identité et de leur moralité et ayant subi avec succès des examens de fin d'études préparatoires dont il est parlé dans le règlement annexé au présent arrêté.

Les élèves diplômés de Cho-Quan (Cochinchine) ou d'écoles analogues régulièrement organisées en Indochine peuvent être admis comme élèves boursiers et entrer de suite dans la troisième année d'études.

ART. 7. — Les élèves boursiers sont logés et nourris à l'école, ils reçoivent en outre pendant leur période de présence à l'école les indemnités mensuelles suivantes :

1re année . . . . 10 piastres
2e année . . . . 12 —
3e année . . . . 15 —
4e année . . . . 18 —

Le chiffre de cette indemnité peut être augmenté pour les élèves de quatrième année, détachés dans un établissement sanitaire situé dans une région où les conditions matérielles de la vie sont particulièrement onéreuses.

Les élèves de la section de médecine sont exempts de l'impôt personnel, du service militaire et des prestations.

ART. 8. — Les élèves ayant subi avec succès les examens de sortie reçoivent un diplôme et peuvent exercer leur art conformément à la législation en vigueur en Indochine.

Ils sont nommés médecins indigènes de 3e classe par arrêté du Gouverneur général sur la proposition du directeur de l'école.

Ils peuvent obtenir dans la suite les grades de médecin indigène de 2e classe et de 1re classe. L'avancement a lieu au choix et après un stage de trois ans au moins dans chaque grade. Il est conféré par arrêté du Gouverneur général sur la proposition du directeur de l'école et sur l'avis conforme du directeur général de la santé.

ART. 9. — Le directeur de l'école tient les dossiers individuels des médecins indigènes ; il conserve les notes qui leur sont données annuellement par les médecins européens sous la direction desquels ils sont placés et par les administrateurs chefs de provinces.

ART. 10. — Les soldes et indemnités des médecins indigènes ainsi que leur classement au point de vue des frais de route et de séjour, des passages et du traitement dans les hôpitaux, sont déterminés conformément au tableau ci-après :

GRADE	SOLDE	INDEMNITÉS	CLASSEMENT	OBSERVATIONS
	piastres			
Médec. indigène de 3e classe	1.100	Des indemnités pourront être accordées par le Gouverneur Général aux médecins dans des postes à déterminer.	2e Catég. A.	
Médec. indigène de 2e classe........	1.300			
Médec. indigène de 1re classe........	1.500			

La solde et les accessoires de solde de ces médecins sont imputables au budget des administrations ou des services auxquels ils sont affectés.

Art. 11. — Les médecins indigènes exerçant la médecine traditionnelle du pays peuvent être autorisés par le directeur à suivre les cours et les travaux pratiques de l'école en qualité d'élèves libres.

CHAPITRE II

Section des sages-femmes

Art. 12. — Peuvent être admises comme élèves boursières (section des sages-femmes) les femmes indigènes âgées de 18 ans au moins et de 25 ans au plus, justifiant de leur identité et de leur moralité ainsi que de la connaissance de la langue française.

Art. 13. — Les élèves boursières sont nourries à l'hôpital où se font les cours de clinique et sont astreintes au service de garde. Elles reçoivent en outre au compte du budget local de chacun des pays intéressés, les indemnités mensuelles suivantes :

          Première année. . . . .   8 piastres,
          Deuxième année . . . . 10 piastres.

Art. 14. — Les élèves ayant subi avec succès les examens de fin d'études reçoivent un diplôme.

Elles sont nommées sages-femmes de 3ᵉ classe par arrêté du chef d'administration locale pris sur la proposition du directeur de l'Ecole.

Elles peuvent obtenir dans la suite, le titre de sages-femmes de 2ᵉ classe et de 1ʳᵉ classe. L'avancement a lieu au choix, et après un stage de trois ans au moins, dans chaque grade. Il est conféré par arrêté du chef de l'administration locale sur la proposition du directeur de l'Ecole et sur l'avis conforme du directeur général de la santé.

Art. 15. — Les sages-femmes diplômées reçoivent au compte des budgets locaux une indemnité annuelle fixée comme suit :

          Sage-femme de 3ᵉ classe . . . .   240 piastres
              —   2ᵉ classe   300   —
              —   1ʳᵉ classe   360   —

Art. 16. — Les matrones indigènes exerçant déjà suivant les traditions locales peuvent être admises par le directeur à suivre les cours de l'Ecole de médecine en qualité d'élèves libres ; à la fin de leurs études, il leur est délivré, s'il y a lieu, un certificat constatant leur aptitude et le degré de leurs connaissances techniques.

CHAPITRE III

Section de médecine vétérinaire

ART. 17. — Peuvent être admis comme élèves boursiers (section de médecine vétérinaire) les asiatiques âgés de 18 ans au moins et de 25 ans au plus, justifiant de leur identité et de leur moralité et ayant subi avec succès les examens de fin d'études préparatoires dont il est parlé dans le règlement annexé au présent arrêté.

ART. 18. — Les élèves boursiers sont logés et nourris à l'école ; ils reçoivent en outre pendant les périodes de présence à l'école et au compte du budget local de chacun des pays intéressés les indemnités mensuelles suivantes :

Première année . . . . 10 piastres,
Deuxième année . . . . 12 piastres.

Ils sont exempts de l'impôt personnel, du service militaire et des prestations.

ART. 19. — Les élèves qui ont subi avec succès l'examen de fin d'études reçoivent un diplôme. Ils sont nommés vétérinaires indigènes de 3ᵉ classe par arrêté du chef d'administration locale pris sur la proposition du directeur de l'école.

Ils peuvent obtenir, dans la suite, les grades de vétérinaire indigène de 2ᵉ et de 1ʳᵉ classe.

L'avancement a lieu au choix, et après trois ans au moins de stage dans chaque grade. Il est conféré par arrêté du chef d'administration locale sur la proposition du directeur de l'école et l'avis conforme du chef du service vétérinaire et des épizooties.

ART. 20. — Les soldes et indemnités des vétérinaires indigènes ainsi que leur classement au point de vue des frais de route et de séjour, des passages et du traitement dans les hôpitaux, sont déterminés conformément au tableau ci-après :

GRADE	SOLDE	INDEMNITÉS	CLASSEMENT	OBSERVATIONS
	piastres			
Vétérin. de 3ᵉ cl...	500	Des indemnités pourront être accordées par le Gouverneur Général aux vétérinaires en service dans des postes à déterminer.	2ᵉ Catég. C.	
— — 2ᵉ cl...	700			
— — 1ʳᵉ cl...	900			

Art. 21. — Les postes et emplois à réserver aux vétérinaires indigènes diplômés de l'école de Hanoï et les conditions d'exercice de leur profession seront déterminés par un arrêté ultérieur.

CHAPITRE IV

Dispositions communes aux trois catégories d'élèves et de praticiens indigènes

Art. 22. — Le nombre des élèves boursiers de chaque catégorie est fixé chaque année par le Gouverneur général sur la proposition du directeur de l'École et d'accord avec les chefs des services intéressés.

Art. 23. — En cas d'inconduite, de mauvaise volonté persistante ou à la suite de deux échecs successifs à un même examen, les élèves sont renvoyés de l'Ecole par décision du Gouverneur général sur la proposition du directeur.

Art. 24. — Les médecins et vétérinaires ayant suivi en qualité d'élèves boursiers les cours de l'École de médecine doivent leurs services à l'Indochine pendant une durée d'au moins de dix ans.

En cas de démission volontaire avant l'accomplissement de cette période, ils devront rembourser au Trésor le montant des frais occasionnés par leurs études.

Art. 25. — Les peines disciplinaires applicables aux médecins, vétérinaires et sages-femmes indigènes sont les suivantes :

Blâme ;

Retenue de solde jusqu'à quinze jours ;

Suspension de l'autorisation d'exercer entraînant la retenue de solde pendant un laps de temps ne pouvant excéder un mois ;

Révocation et retrait du diplôme.

Le blâme et la retenue de solde sont prononcés par le chef d'administration ou de service dont relève l'intéressé.

La suspension et le retrait du diplôme sont prononcés par le Gouverneur général s'il s'agit d'un médecin, par le chef d'administration locale, s'il s'agit d'un vétérinaire ou d'une sage-femme, sur le rapport du directeur de l'École de médecine qui examine les plaintes formulées contre ces praticiens avec l'assistance de deux professeurs ou chargés de cours.

Titre III

Conseil de perfectionnement

Art. 26. — Un conseil de perfectionnement est chargé d'étudier les questions tendant au bon fonctionnement et au développement des services de l'Ecole.

Il est ainsi composé :

Le Secrétaire général de l'Indochine : *président ;*

Le Résident supérieur au Tonkin : *vice-président ;*

Le Directeur général de la santé ;

Le Directeur de l'Ecole de médecine de l'Indochine ;

Un administrateur chef de province à la désignation du Gouverneur général ;

Un haut mandarin indigène ;

L'inspecteur de l'enseignement public et privé de l'Indochine ;

Le chef du service vétérinaire et des épizooties ;

Un professeur de l'Ecole ;

Le médecin secrétaire de l'École, secrétaire.

ART. 27.— Ce conseil qui se réunit sur la convocation de son président est obligatoirement consulté sur le budget de l'École, sur son installation matérielle, sur l'effectif et le mode de recrutement des élèves, sur les programmes d'études et les conditions d'examen. Il peut être appelé à donner son avis sur toutes autres questions intéressant le fonctionnement de l'Ecole.

Arrêté *du Gouverneur Général créant en Cochinchine une École pratique de médecine indigène.*

TITRE PRÉLIMINAIRE

ARTICLE PREMIER. — Il est créé en Cochinchine une « École pratique de médecine indigène », destinée à former des infirmiers indigènes et des ba-mu (accoucheuses).

ART. 2. — L'Ecole fonctionnera sous la surveillance du chef du service de santé de la Cochinchine.

ART. 3. — Elle comprendra :

1º Une section de médecine proprement dite ;

2º Une section d'accouchement.

TITRE PREMIER

Section de médecine

ART. 4.— La section de médecine a son siège à l'hôpital de Choquan ; elle a pour directeur le médecin directeur de l'hôpital de Choquan.

ART. 5. — Le régime de l'École est l'externat.

CHAPITRE PREMIER

Recrutement

Art. 6. — Pourront être admis à l'École tous individus nés en Indochine, les européens exceptés, sachant lire et écrire le quoc-ngu, sachant parler le français, âgés de plus de 20 ans et de moins de 30 ans.

Art. 7. — Ils seront choisis dans chaque arrondissement par l'administrateur, chef de province, qui enverra à l'École un nombre d'élèves proportionné aux besoins de la province, sans toutefois que ce nombre puisse être supérieur à deux par an.

Art. 8. — Tous les élèves seront boursiers; leur entretien incombera à l'arrondissement auquel ils appartiennent.

CHAPITRE II

Durée des études

Art. 9. — La durée des études est fixée à dix-huit mois. Les élèves feront, à l'hôpital de Choquan, trois stages de six mois séparés par des périodes d'égale durée passées dans les provinces.

Art. 10. — Il y aura deux promotions par an : l'une entrera le 1er janvier, l'autre le 1er juillet : le nombre maximum des élèves est fixée à 25 par promotion.

Art. 11. — Après chaque stage à l'hôpital, les élèves auront à subir un examen probatoire. Les élèves qui le passeront avec succès recevront un diplôme provisoire; ceux qui n'auront pu y satisfaire cesseront de faire partie de l'École.

Art. 12. — A la fin de la troisième période, les élèves subiront un examen définitif : ceux qui l'auront passé avec succès recevront un brevet d' « infirmier vaccinateur ».

Art. 13. — Les examens de sortie seront passés devant une commission nommée par le Lieutenant-gouverneur et comprenant :

Le Chef du service de santé . . . . *Président.*
La Directrice de la section d'accouchement. . . .⎫
Le Directeur de la section de médecine . . . .⎬ *Membres.*
Le médecin du service local . . . .⎭
Un administrateur des services civils, membre-secrétaire.

Art. 14. — Les élèves ajournés pourront demander à faire un quatrième stage à l'hôpital : il sera statué sur ces demandes par le

Lieutenant-gouverneur, sur la proposition du chef du service de santé de la colonie, après avis du directeur de la section et du chef de la province à laquelle appartient le boursier.

CHAPITRE III

Programme des études

ART. 15. — Les élèves suivront deux séries de cours : des cours théoriques et des cours pratiques.

ART. 16. — Les cours théoriques comprendront : Notions générales de séméiotique et de pathologie. Notions générales sur l'anatomie du corps humain. Paludisme. Maladies épidémiques et contagieuses et, en particulier : choléra, peste, béribéri, rougeole, etc... Maladies vénériennes: blennorragie, orchite, syphilis, etc... Maladies de la peau : lèpre, gale, herpès. Secours aux noyés, insolation, empoisonnements, généralités sur les plaies. Hémorragies, fractures, entorses, brûlures, affections des yeux. Petite chirurgie (notions d'asepsie et d'antisepsie). Principes d'hygiène (précautions contre les épidémies).

ART. 17. — *Cours pratiques.* — Technique de la vaccine, pansements, bandages, notions de pharmacie, de posologie.

ART. 18. — Les cours théoriques seront faits par le directeur de l'hôpital de Choquan, assisté d'un médecin nommé par le Lieutenant-gouverneur, sur la proposition du chef de service de santé.

ART. 19. — Les cours pratiques seront faits par l'infirmier en chef et le pharmacien indigène de l'hôpital de Choquan, sous la surveillance du médecin directeur.

ART. 20. — Les élèves assureront, concurremment avec les infirmiers, le service de garde à l'hôpital de Choquan.

CHAPITRE IV

Attributions des infirmiers-vaccinateurs

ART. 21. — Les infirmiers diplômés seront mis à la disposition du chef de la province à laquelle ils appartiennent.

Ils seront employés par l'administrateur au mieux de l'intérêt général. Ils seront spécialement chargés des fonctions d'infirmier du poste ; ils veilleront à l'entretien de la pharmacie et à la distribution des médicaments, sous la surveillance de l'administrateur ou du médecin de poste.

ART. 22. — Ils feront périodiquement des tournées de vaccine. En temps d'épidémie, ils s'assureront, par de fréquentes tournées, que les règlements sanitaires sont observés; ils donneront les premiers soins aux malades.

Art. 23. — Les élèves toucheront une indemnité mensuelle de 12 piastres pendant les deux premiers stages à l'hôpital et les deux premiers séjours dans la province. Cette indemnité sera portée à 13 piastres pour les élèves de troisième année.

Art. 24. — Les élèves brevetés seront nommés infirmiers-vaccinateurs auxiliaires, à la solde mensuelle de 15 piastres.

Art. 25. — Le cadre des infirmiers-vaccinateurs comprendra :

1° Des infirmiers-vaccinateurs auxiliaires de 2ᵉ classe, solde mensuelle 14 piastres ;

2° Des infirmiers-vaccinateurs auxiliaires de 1ʳᵉ classe, solde mensuelle 18 piastres ;

3° Des infirmiers-vaccinateurs titulaires de 2ᵉ classe, solde mensuelle 20 piastres ;

4° Des infirmiers-vaccinateurs titulaires de 1ʳᵉ classe, solde mensuelle 22 piastres ;

5° Des infirmiers-vaccinateurs principaux de 2ᵉ classe, solde mensuelle 25 piastres ;

6° Des infirmiers-vaccinateurs principaux de 1ʳᵉ classe, solde mensuelle 30 piastres.

Art. 26. — Aucun agent ne pourra être promu au grade supérieur s'il n'a deux ans de service dans le grade inférieur.

Art. 27. — L'avancement aura lieu au choix : les nominations et promotions seront faites par l'administrateur chef de province.

Art. 28. — Les villages pourront obtenir la création de postes d'infirmiers, à charge par eux de rembourser la solde de l'infirmier au budget régional. Si les ressources d'un village étaient insuffisantes, deux ou plusieurs villages pourront se réunir pour assurer la solde de l'infirmier-vaccinateur qui devra gratuitement ses soins aux habitants des villages intéressés.

TITRE II

Section d'accouchement

Art. 29. — L'école des infirmières-accoucheuses aura son siège à la maternité de Cholon. Elle a pour directrice la sage-femme de la maternité de Cholon.

Art. 30. — Le régime de l'école sera l'internat.

CHAPITRE PREMIER

Recrutement

ART. 31. — Les élèves accoucheuses seront choisies par les soins des administrateurs, chefs de province, elles devront autant que possible comprendre le français.

ART. 32. — Le prix de la pension des élèves sera fixé après entente entre le gouvernement local et le conseil d'administration de la maternité ; il sera supporté par les provinces intéressées.

ART. 33. — Toutes les élèves seront boursières ; une indemnité mensuelle de cinq piastres leur sera allouée sur les fonds des budgets provinciaux, pendant la durée de leur séjour à l'école.

CHAPITRE II

Durée des études

ART. 34. — La durée des études est fixée à six mois (période unique).

ART. 35. — Il y aura deux promotions par an : l'une entrera le 1er janvier, l'autre le 1er juillet, le nombre maximum des élèves est fixé à douze par promotion.

ART. 36. — A la fin de leurs études, les élèves subiront un examen devant la commission prévue à l'article 13 du présent arrêté. Celles qui l'auront passé avec succès recevront un diplôme d' « infirmière-accoucheuse ».

ART. 37. — Les élèves qui se seront signalées par leur bonne conduite et leur progrès pourront être autorisées à accomplir une deuxième période de six mois à l'hôpital. La décision sera prise par le Lieutenant-gouverneur, sur la proposition de la directrice de la section, après avis conforme du chef de la province intéressée.

CHAPITRE III

Programme des études

ART. 38. — Les cours, surtout pratiques, auront lieu, autant que possible, au lit des parturientes ; ils seront faits par la sage-femme de la maternité de Cholon.

ART. 39. — Des notions théoriques sommaires leur seront également enseignées, elles sont condensées dans le Manuel du Dr Angier. Elles comprendront un exposé sommaire des différentes phases de l'accouchement **normal**, en même temps que l'indication des symptômes qui permettent de prévoir les complications.

ART. 40. — Dans les cours **pratiques**, il conviendra surtout d'insister sur la section et le pansement du cordon, et sur les conditions de propreté, d'hygiène et d'asepsie nécessaires pour assurer la réussite de l'opération. Il conviendra aussi de mettre les élèves en garde contre le danger que peuvent présenter certaines pratiques superstitieuses et particulièrement l'usage du feu.

ART. 41. — Les élèves assureront, concurremment avec les infirmières, le service de garde à la maternité de Cholon.

CHAPITRE IV

Attributions

ART. 42. — Les infirmières diplômées seront mises à la disposition du chef de la province à laquelle elles appartiennent.

ART. 43. — Elles seront employées par l'administrateur au mieux de l'intérêt général. Elles devront donner leurs soins gratuitement.

ART. 44. — Il pourra être créé dans les villages des postes d'infirmières-accoucheuses, dans les conditions prévues à l'article 28 du présent arrêté pour les infirmiers-vaccinateurs.

ART. 45. — Les élèves brevetées seront nommées infirmières-accoucheuses auxiliaires à la solde mensuelle de 10 piastres.

ART. 46. — Le cadre des accoucheuses comprendra :

1° Des infirmières-accoucheuses auxiliaires de 2° classe, solde mensuelle 10 piastres ;

2° Des infirmières-accoucheuses auxiliaires de 1re classe, solde mensuelle 12 piastres ;

3° Des infirmières-accoucheuses titulaires de 2° classe, solde mensuelle 14 piastres ;

4° Des infirmières-accoucheuses titulaires de 1re classe, solde mensuelle 16 piastres ;

5° Des infirmières-accoucheuses principales de 2° classe, solde mensuelle 18 piastres ;

6° Des infirmières-accoucheuses principales de 1re classe, solde mensuelle 20 piastres.

ART. 47. — Pour pouvoir être promue au grade supérieur, toute infirmière devra justifier de trois ans de services effectifs dans le grade inférieur.

ART. 48. — L'avancement aura lieu au choix ; les nominations et promotions seront faites par l'administrateur, chef de province.

Dispositions générales.

Art. 49. — Pourra être exclu de l'école, par décision du Lieutenant-gouverneur, tout élève dont la conduite, l'application et l'assiduité laisseraient gravement à désirer.

Art. 50. — Un arrêté ultérieur fixera les peines disciplinaires qui pourront être infligées aux infirmiers et infirmières diplômés.

Soldes des infirmiers-vaccinateurs
et des infirmières-accoucheuses en Cochinchine.

(Arrêté du 2 mai 1907.)

Article premier. — Sont modifiés ainsi qu'il suit les articles 23, 24, 25, 45 et 46 de l'arrêté du 22 août 1903 sus-visé.

Art. 23. — Les élèves toucheront une indemnité mensuelle de 12 \$ pendant les deux premiers stages à l'hôpital et les deux premiers séjours dans la province. Cette indemnité sera portée à 15 \$ pour les élèves de 3º année.

Art. 24. — Les élèves brevetés seront nommés infirmiers-vaccinateurs auxiliaires à la solde mensuelle de 20 \$.

Art. 25. — Le cadre des infirmiers-vaccinateurs comprendra:

1º Des infirmiers-vaccinateurs auxiliaires de 2º classe : solde
mensuelle . . . . 20 \$

2º Des infirmiers-vaccinateurs auxiliaires de 1ᵣᵉ classe: solde
mensuelle . . . . 30 \$

3º Des infirmiers-vaccinateurs titulaires de 2ᵉ classe : solde
mensuelle . . . . 35 \$

4º Des infirmiers-vaccinateurs titulaires de 1ᵣᵉ classe : solde
mensuelle . . . . 40 \$

5º Des infirmiers-vaccinateurs principaux de 2º classe: solde
mensuelle . . . . 45 \$

6º Des infirmiers-vaccinateurs principaux de 1ʳᵉ classe : solde
mensuelle . . . . 50 \$

Art. 45. — Les élèves brevetées seront nommées infirmières-accoucheuses auxiliaires à la solde mensuelle de 12 \$.

Art. 46. — Le cadre des infirmières-accoucheuses comprendra :

1º Des infirmières-accoucheuses auxiliaires de 2ᵉ classe: solde
mensuelle . . . . 12 \$

2º Des infirmières-accoucheuses auxiliaires de 1ʳᵉ classe :
solde mensuelle . . . . 16 \$

3º Des infirmières-accoucheuses titulaires de 2ᵉ classe: solde
mensuelle . . . . 20 \$

4º Des infirmières-accoucheuses titulaires de 1ʳᵉ classe: solde
mensuelle . . . . 24 \$

5º Des infirmières-accoucheuses principales de 2ᵉ classe :
solde mensuelle . . . . 27 \$

6º Des infirmières-accoucheuses principales de 1ʳᵉ classe :
solde mensuelle . . . . 30 $

Art. 2. — Le Lieutenant-gouverneur de la Cochinchine et le directeur général de la santé sont chargés, chacun en ce qui le concerne, de l'exécution du présent arrêté.

Hanoï, le 2 mai 1907.

Signé : Beau.

Circulaire du Gouverneur Général relative au fonctionnement du service de l'assistance médicale.

Hanoï, le 25 mars 1902.

L'arrêté du 20 janvier 1904, instituant, au gouvernement général de l'Indochine, une direction générale de la santé, a posé le principe, dans son article 1ᵉʳ (B), de l'assistance à domicile du personnel des divers services civils, et, éventuellement, celle des malades de toutes catégories.

La circulaire ministérielle du 28 décembre 1903, parvenue dans la colonie postérieurement à la promulgation dudit arrêté en rappelant ce principe, a déterminé les règles générales du fonctionnement de cette partie de l'assistance médicale.

En conséquence, fonctionnaires et militaires ont droit dans des conditions identiques, pour eux et leurs familles : (A), à la gratuité des soins médicaux à domicile (la seule dépense qui leur incombe est celle de l'achat des médicaments et des objets de pansement) ; (B), à l'hospitalisation à titre gracieux.

Les officiers du corps de santé des troupes coloniales et les médecins civils qui ont accepté ou accepteront des allocations fixes au compte du budget général, des budgets locaux, régionaux ou municipaux, doivent : 1º ne donner aucune consultation autrement qu'à titre gratuit, dans les établissements de l'Etat, ou des divers services ; 2º n'exiger que des honoraires modérés, quand il leur est fait appel pour donner des soins à des colons, soit au domicile du médecin, soit à celui des malades.

Toutefois, l'assistance à domicile reste forcément limitée à la possibilité matérielle pour les médecins d'en remplir les obligations ; les premiers soins sont obligatoires, mais quand la maladie se prolonge ou s'aggrave, les soins ne peuvent être continués que sous la double réserve : 1º que le malade puisse trouver chez lui le confortable, les soins médicaux et familiaux qu'exige son état ; 2º que, d'autre part, les occupations normales qui découlent, pour le médecin traitant, des services publics qu'il remplit, ne mettent pas d'empêchement à des visites régulières et suffisamment nombreuses.

En règle, l'hospitalisation s'impose dans toutes les autres circonstances, et elle doit être considérée comme obligatoire ; le médecin traitant le signale au chef d'administration ou de service et il doit être fait droit à cette proposition, à moins de circonstances particulières à déterminer pour chaque cas, d'entente entre le chef administratif et les supérieurs hiérarchiques du médecin traitant.

Par circulaires en date du 30 avril 1893, du 1er octobre de la même année, du 12 août 1896, du 3 février 1902, le Ministre des Colonies a décidé l'admission gracieuse, dans les établissements hospitaliers coloniaux, des familles d'officiers, de fonctionnaires et d'agents des divers services militaires et civils ; le chef de famille n'a à supporter, qu'il s'agisse de sa propre hospitalisation, ou de celle d'un des membres de sa famille, que la retenue prévue, pour lui-même, par les règlements sur la solde. M. le Gouverneur général Rousseau, avec l'approbation du Ministre, a décidé que cette mesure bienveillante s'étendait, sans exception, à la totalité du personnel des divers services civils, et que c'était aux divers budgets dont ils relèvent, à prendre à charge les frais d'hospitalisation, en n'exerçant, vis-à-vis du fonctionnaire ou de l'agent, que la retenue d'hôpital correspondant aux chiffres fixés, d'après l'assimilation, par les tarifs réglementaires.

Cette disposition trouve son application, non seulement dans les établissements du service général, mais également dans ceux des services locaux et municipaux.

En application de ces dispositions, vous aurez, d'entente avec les directeurs locaux de la santé, à organiser et à réglementer le fonctionnement, dans les diverses circonscriptions territoriales et dans les divers services, de ces modes d'assistance.

1º Les agglomérations urbaines seront subdivisées, s'il y a lieu.

Les médecins du service général et les médecins civils rétribués seront appelés à donner l'assistance à domicile aux fonctionnaires et à leurs familles (père et mère, ascendants et descendants directs); les médecins désignés assurent obligatoirement l'assistance à domicile dans les conditions précisées par cette instruction : sur appel des malades, en cas d'urgence ; sur avis du chef de service ou de détail, en dehors des cas d'urgence dans la zone qui leur est attribuée. Ils peuvent, sur la demande des clients et de leur plein gré, visiter les malades placés en dehors de cette zone.

2º En dehors des agglomérations et dans les provinces, arrondissements et cercles, le service sera assuré dans des conditions analogues.

Il y aura lieu de déterminer la sphère d'action de chaque poste médical. Les résidents, les administrateurs et les chefs de service se pénétreront de cette idée que, le plus souvent, il y a intérêt, pour le malade, à se déplacer, pour recevoir les soins du médecin, et à rejoindre la formation hospitalière la plus voisine, particulièrement quand l'état est grave, sans toutefois rendre le transport périlleux.

Les médecins militaires et civils appelés à coopérer à ces services recevront, pour les défrayer des charges qui en résultent, une indemnité à répartir, suivant l'importance du personnel, entre les divers budgets ; la quotité de cette indemnité est fixée par l'autorité administrative locale sur la proposition du directeur local de la santé. En cas de déplacement, ils ont droit aux frais de séjour et de route réglementaires, le médecin civil étant assimilé, pour ces perceptions, à un administrateur de 3ᵉ classe.

J'attache, comme le Ministre des Colonies, la plus grande importance à la prompte organisation et au fonctionnement de l'assistance médicale des fonctionnaires, et dans la mesure indiquée plus haut, des colons et des familles. Je vous prie de tenir la main à la complète exécution des prescriptions de la présente circulaire.

Signé : BEAU.

ORGANISATION DU SERVICE DE L'ASSISTANCE MÉDICALE EN INDOCHINE

Arrêté du 30 juin 1905.

Le projet d'arrêté ci-joint a pour but de donner une consécration légale et un plus grand développement à l'organisation des services de l'assistance médicale. Ces services existent ; ils ont reçu déjà, dans certaines parties de la colonie, une assez vive impulsion, et les résultats réalisés sont importants. Le moment paraît donc venu de fixer les règles de recrutement du personnel et de fonctionnement du service.

Dans un pays aussi vaste que l'Indochine, et en présence des nécessités auxquelles on a à pourvoir, l'administration ne pouvait pas songer à faire table rase de l'œuvre existante pour la reconstituer de toutes pièces, à grands frais et peut-être à l'aventure. La prudence commandait de tirer parti des éléments actuels sauf à les mettre en harmonie avec les besoins constatés. C'est d'après ces considérations que, tout en posant en principe que le personnel de l'assistance doit être exclusivement civil, le projet d'arrêté prévoit qu'il sera fait appel, à titre supplétif et pendant la période de première formation, au concours des médecins des troupes coloniales hors cadres et aux médecins du service général de la colonie. Il est difficile d'indiquer, dès aujourd'hui, la durée exacte de cette période transitoire, durée qui dépendra non seulement des résultats du recrutement des médecins civils, mais aussi des possibilités de la réintégration progressive dans les cadres des officiers du corps de santé colonial qui concourent aujourd'hui aux services d'assistance.

La situation des médecins civils est réglée par les articles 4, 5, 6, 7, 8, 9, 10. Les avantages faits à ces praticiens sont sensiblement équivalents à ceux dont bénéficie le personnel des autres services de la colonie, il n'est exigé d'eux aucun engagement. Mais, exception faite pour les médecins qui se trouvent dans un des cas prévus par l'article 7, les deux premières années de séjour dans la colonie constitueront pour eux une période de stage qui permettra de constater leur aptitude professionnelle, ainsi que leur caractère au point de vue des relations avec les autorités administratives et les indigènes.

Les conditions générales du fonctionnement du service de l'assistance sont définies par les articles 16, 17, 18, 19, 20, aux termes desquels le directeur général de la santé exerce un contrôle technique, parallèle à l'action de l'autorité administrative ou consulaire dont relèvent directement les médecins. Ce haut fonctionnaire est chargé, en outre, de la conservation des dossiers et de la tenue de la matricule du personnel. Toutefois, les propositions d'avancement ou autres sont établies, de concert, par le chef de l'administration sous les ordres duquel les intéressés sont placés, et par le directeur général de la santé.

Tels sont les principes généraux dont je me suis inspiré, en tenant compte des propositions de la commission instituée par l'arrêté du 18 juin 1905, dans toute la mesure compatible avec les instructions du Ministre des Colonies. Il y a lieu d'espérer que leur application aura pour résultat, en diffusant l'assistance médicale dans des régions qui en sont encore à peu près dépourvues, d'y favoriser la pénétration progressive de notre influence bienfaisante et civilisatrice.

Hanoï, le 30 juin 1905.

Le Secrétaire général de l'Indochine,

Signé : BRONI.

—

ARTICLE PREMIER. — Il est institué, en Indochine, un service permanent d'assistance médicale.

ART. 2. — Il a pour but d'assurer :

1º Les soins médicaux aux fonctionnaires et à leur famille, et en tant que de besoin à la population européenne et indigène ;

2º Le service des établissements hospitaliers entretenus sur les fonds du budget général, des budgets locaux, provinciaux et municipaux ;

3º Le service de la police sanitaire, des épidémies, de l'hygiène et de la santé publique dans la colonie ;

4º Le service dans les postes consulaires d'Extrême-Orient où l'assistance médicale est à la charge du budget général de l'Indochine.

TITRE PREMIER

Personnel

ART. 3. — Le service de l'assistance est confié à des médecins civils, nommés par le Gouverneur général, après avis du directeur général de la santé, et, pendant la période de formation, à des médecins des troupes coloniales, placés dans la position d'activité hors cadres ou attachés au service général dans la colonie.

1° Médecins civils.

ART. 4. — Nul ne peut être nommé médecin de l'assistance s'il n'est Français, muni du diplôme de docteur en médecine, délivré par les facultés de l'État, et s'il est âgé de plus de 35 ans.

ART. 5. — Les médecins civils de l'assistance sont soumis, avant d'être titularisés, à un stage dont la durée est de deux ans et à l'expiration duquel ils sont, suivant le cas, soit titularisés, soit licenciés. Dans ce dernier cas, ils reçoivent une indemnité égale à six mois de leur solde d'Europe.

ART. 6. — La quotité des soldes, les conditions dans lesquelles la solde peut être augmentée et le classement des médecins civils, au point de vue des indemnités de route et de séjour, des passages et du traitement dans les hôpitaux, sont fixés conformément au tableau ci-après :

EMPLOI	Solde		Temps minimum pour la titularisation ou l'avancement en solde	Assimilation pour le classement
	coloniale	d'Europe		
	francs	francs		
Médecins stagiaires.	7.000 »	3.500 »	2 ans	Administrateur de 5ᵉ classe des Services civils.
	9.000 »	4.500 »		Administrateur de 4ᵉ classe des Services civils.
	11.000 »	5.500 »		
Médecins titulaires.	13.000 »	6.500 »	3 ans	Administrateur de 3ᵉ classe des Services civils.
	15.000 »	7.500 »		Administrateur de 2ᵉ classe des Services civils.

ART. 7. — Les internes titulaires des hôpitaux des villes, où il existe une faculté de médecine, ayant accompli la période réglementaire d'internat, et les officiers démissionnaires des corps de santé militaires et du corps de santé maritime, comptant au moins trois années de service à l'État, sont dispensés du stage prévu par l'article 5 ci-dessus, et peuvent être nommés médecins titulaires à la solde de 9.000 francs. La durée de ce stage est réduite à un an pour les docteurs en médecine pourvus du brevet spécial délivré par les instituts de médecine coloniale reconnus par l'État.

Les officiers démissionnaires des corps de santé de la marine comptant au moins dix années de service à l'État, dont quatre en ndochine, peuvent être nommés médecins titulaires à la solde de 1.000 francs.

ART. 8. — Les médecins civils de l'assistance peuvent être admis, sur leur demande et au moment de leur titularisation, au bénéfice des dispositions du décret du 5 mai 1898, portant création, en Indochine, d'une caisse locale de retraite, à la condition toutefois que soit par leur âge, soit par leurs services antérieurs, ils soient en mesure d'obtenir à cinquante-cinq ans une pension pour ancienneté.

ART. 9. — Ils peuvent être licenciés de leur emploi par le Gouverneur général, pour faute ou négligence grave dans le service, après avis d'un Conseil d'enquête, composé comme suit :

Un inspecteur des services civils ou un administrateur de 1re classe,   *Président.*

Un représentant du directeur général de la santé

Un médecin civil à la désignation du Chef de l'administration locale. *Membres.*

ART. 10. — Les médecins attachés à un service d'assistance en Indochine ou agréés pour ce service, à la date de la publication du présent arrêté, pourront être compris dans le nouveau cadre. Leur classement et leur solde seront fixés, pour chacun d'eux, par l'arrêté de nomination. Ceux d'entre eux susceptibles de réunir à cinquante-cinq ans d'âge le temps de service exigé pour obtenir une pension proportionnelle sur la caisse locale de retraite, pourront être admis, sur leur demande et à titre exceptionnel, à effectuer, à la dite caisse, les versements prescrits par le décret du 5 mai 1898.

2° *Médecins des troupes coloniales hors cadres.*

ART. 11. — Les officiers du corps de santé des troupes coloniales affectés pendant la période de formation à des emplois dans les services d'assistance sont mis hors cadres. Ils sont nommés à ces emplois, placés en position de congé et remplacés par arrêté du Gouverneur général, sur la proposition concertée du Général commandant supérieur, du Secrétaire général de l'Indochine et du directeur général de la santé.

ART. 12. — Dans cette position, leur solde coloniale, leur solde de congé et de traversée, les frais de leur transport à l'intérieur et à l'extérieur de la colonie sont à la charge du service auquel ils ont été affectés.

Les congés sont accordés aux intéressés dans les mêmes conditions qu'aux fonctionnaires civils de la colonie.

ART. 13. — En outre de leur solde, les médecins civils et les médecins des troupes coloniales hors cadres, affectés au Service de l'assistance, reçoivent une indemnité annuelle pour frais de service et de tournées, variable suivant les postes et la nature du service d'après les indications du tableau n° I annexé au présent arrêté.

Art. 14. — Les emplois de médecin des consulats, dont il est question au paragraphe 4 de l'article 2 ci-dessus, sont attribués, de préférence et jusqu'à nouvel ordre, aux médecins des troupes coloniales hors cadres. Ces officiers reçoivent, dans cette position, la solde de leur grade et une indemnité déterminée, pour chaque poste, par arrêté du Gouverneur général.

3° *Médecins des troupes coloniales du service général.*

Art. 15. — Les médecins du service général peuvent être chargés du service de l'assistance dans les circonscriptions où ils résident. Ils reçoivent, dans ce cas, une indemnité pour frais de service et de tournées, fixée par l'arrêté du Gouverneur général.

TITRE II

Fonctionnement du Service.

Art. 16. — Le personnel du service de l'assistance est réparti entre les différents pays de l'Indochine et les postes consulaires et mis, par suite, à la disposition du lieutenant-gouverneur de la Cochinchine, des Résidents supérieurs et des Consuls conformément aux indications du budget général et des budgets locaux.

Les désignations aux divers emplois et la mise à la disposition du Lieutenant-gouverneur, des Résidents supérieurs, des Consuls sont faites, après avis de ces hauts fonctionnaires, sur la proposition concertée du secrétaire général et du directeur général de la santé de l'Indochine.

Art. 17. — Dans l'exécution du service, le personnel de l'assistance médicale relève de l'autorité administrative à la disposition de laquelle il est placé et noté par elle.

Il relève, en outre, de l'autorité du directeur général de la santé, dans les conditions déterminées par l'arrêté du 20 janvier 1904, pour tout ce qui concerne la partie technique du service.

Art. 18. — Le directeur général de la santé est dépositaire des dossiers du personnel de l'assistance; il conserve une expédition du bulletin de notes de ce personnel et en reporte les indications sur le calepin individuel des intéressés. Il tient la matricule, établit, d'accord avec le chef d'administration ou de service sous les ordres duquel se trouve placé l'intéressé, les mémoires de proposition pour la titularisation, l'augmentation de solde, la pension de retraite.

Art. 19. — Les soldes des médecins de l'assistance en service dans la colonie, ainsi que les accessoires de solde et toutes les dépenses occasionnées par eux, sont, en principe, imputables aux budgets locaux.

Toutefois, les provinces peuvent être appelées à contribuer aux dépenses qui les concernent, dans une proportion fixée, chaque année, par le Gouverneur général, au moment de la préparation des budgets locaux.

Les dépenses de transports dans l'intérieur des provinces sont, dans tous les cas, à la charge des budgets provinciaux.

ART. 20. — Les services d'assistance médicale relevant directement des municipalités continuent à fonctionner, dans les conditions déterminées par les règlements en vigueur, en tout ce qu n'est pas contraire aux dispositions du présent arrêté.

ART. 21. — Sont et demeurent abrogées toutes les dispositions des arrêtés antérieurs contraires à celles du présent acte.

ART. 22. — Le Secrétaire général de l'Indochine, les chefs d'administrations locales et le directeur général de la santé de l'Indochine sont chargés, chacun en ce qui le concerne, de l'exécution du présent arrêté.

Hanoï, le 30 juin 1905.
Signé : BEAU.

Décret *portant réorganisation du Service de l'Assistance médicale en Indochine.*

(25 octobre 1909.)

Le Président de la République française,

Sur le rapport du Ministre des Colonies ;

Vu la loi du 30 novembre 1892 sur l'exercice de la médecine ;

Vu la loi du 15 février 1902, relative à la protection de la santé publique ;

Vu le décret du 31 mars 1897, portant règlement de police sanitaire maritime dans les colonies et pays de protectorat ;

Vu le décret du 27 août 1897, portant règlement d'administration publique pour l'application aux colonies de la loi du 30 novembre 1892 sur l'exercice de la médecine ;

Vu le décret du 11 juin 1901, portant règlement d'administration publique sur l'administration des troupes coloniales ;

Vu le décret du 4 novembre 1903, relatif au fonctionnement du Service de santé colonial ;

Vu le décret du 13 mai 1905, portant application à l'Indochine de certaines dispositions de la loi du 15 février 1902 sur la protection de la santé publique ;

Vu le décret du 12 août 1905, portant approbation des actes locaux qui ont organisé l'École de médecine en Indochine ;

Vu le décret du 12 août 1905, portant réglementation de l'exercice de la médecine indigène en Cochinchine ;

Vu le décret du 12 août 1905, portant application au Tonkin, en Annam, au Cambodge et au Laos de la loi du 30 novembre 1892 sur l'exercice de la médecine ;

Vu le décret du 21 juin 1905, concernant le Corps de santé des troupes coloniales ;

Vu le décret du 18 mars 1903, supprimant l'École de médecine de l'Indochine ;

Vu l'arrêté du Gouverneur général de l'Indochine, du 8 janvier 1902, créant à Hanoï une école de médecine ;

Vu les arrêtés du Gouverneur général de l'Indochine du 26 décembre 1903, portant réglementation du fonctionnement du Service de santé et organisation des établissements hospitaliers en Indochine ;

Vu les arrêtés du Gouverneur général de l'Indochine du 20 janvier 1904, instituant une direction générale de la santé au gouvernement général de l'Indochine et fixant le personnel du secrétariat de cette direction ;

Vu l'arrêté du Gouverneur général de l'Indochine du 22 février 1904, relatif au fonctionnement du Service médical en Indochine ;

Vu les arrêtés du Gouverneur général de l'Indochine du 25 octobre 1904, portant réorganisation de l'exercice de la médecine indigène au Tonkin, en Annam, au Cambodge et au Laos, et de l'École de médecine de l'Indochine ;

Vu l'arrêté du Gouverneur général de l'Indochine du 30 juin 1905, instituant en Indochine un service permanent d'assistance médicale ;

Vu l'arrêté du Gouverneur de l'Indochine du 19 septembre 1905, portant règlement pour l'application à l'Indochine du décret du 13 mai 1905 sur la protection de la santé publique ;

Après avis du Conseil supérieur de santé des Colonies ;

Décrète :

ARTICLE PREMIER. — Il est institué près du Gouverneur général de l'Indochine et sous son autorité immédiate une inspection des Services sanitaires et médicaux de l'Indochine.

Cette fonction est exercée par le directeur du Service de santé des troupes coloniales.

ART. 2. — Ces services médicaux et sanitaires comprennent, en dehors des établissements hospitaliers du Service général qui continuent à être régis en conformité des prescriptions du décret du 4 novembre 1903 :

La police sanitaire maritime et la protection de la santé publique ;

Les postes médicaux consulaires de la frontière de Chine et du Siam ;

L'assistance médicale, tant à domicile que dans les dispensaires et hôpitaux autres que ceux du Service général ;

Les laboratoires autres que ceux qui relèvent de l'Institut Pasteur de Paris ;

Les écoles de médecine indigènes ;

Le contrôle technique des établissements hospitaliers, asiles, dispensaires, léproseries et autres établissements sanitaires entretenus ou subventionnés par les budgets locaux, régionaux, provinciaux et municipaux.

Art. 3. — Le médecin-inspecteur a l'initiative près du Gouverneur général, de toute proposition qu'il estime utile au bon fonctionnement des services sanitaires et à la prophylaxie des maladies graves, transmissibles ou importables.

Il soumet au Gouverneur général les arrêtés et règlements à intervenir pour la protection sanitaire des frontières de terre et de mer.

Art. 4. — Les postes médicaux consulaires à la charge du budget général de l'Indochine relèvent de l'autorité du Gouverneur général dont l'action, au point de vue technique, s'exerce par l'intermédiaire du médecin-inspecteur. Ces services sont assurés par des médecins des troupes coloniales placés hors cadres à la disposition du Gouverneur général et nommés après entente avec le Ministre des Affaires étrangères.

Art. 5. — Les services d'assistance et les laboratoires autres que ceux de Nhatrang et de Saïgon relèvent, au point de vue de l'administration, de la gestion et de l'exécution du service, du Lieutenant-gouverneur en Cochinchine et des Résidents supérieurs en Annam, au Tonkin, au Cambodge et au Laos.

Art. 6. — Les services d'assistance sont assurés :

1° Par des docteurs en médecine ;

2° Par des officiers du corps de santé des troupes coloniales placés hors cadres dans les conditions déterminées par les articles 1er et 15 du décret du 21 juin 1906 portant règlement d'administration publique sur l'organisation du corps de santé des troupes coloniales.

Le classement et les tarifs de solde des médecins de l'assistance autres que les médecins des troupes coloniales hors cadres sont fixés comme suit :

HIÉRARCHIE	Solde		Temps minimum pour la titularisation ou l'avancement en classe	CLASSEMENT
	coloniale	d'Europe		
	francs	*francs*		
Médecins stagiaires..	7.000	3.500	2 ans	2e catégorie [1]
Médecins titulaires de 4e classe............	9.000	4.500	3 ans	Id. [1]
Médecins titulaires de 3e classe............	11.000	5.500	Id.	Id. [1]
Médecins titulaires de 2e classe............	13.000	6.500	Id.	1re catégorie [1]
Médecins titulaires de 1re classe............	15.000	7.500	Id.	Id. [1]

(1) Les médecins stagiaires et les médecins titulaires de 4e classe et de 3e classe bien que compris dans la 2e catégorie voyagent en 1re classe à bord des paquebots, mais ils ne peuvent prétendre aux autres avantages, tels que ceux relatifs à la domesticité et aux bagages accordés aux officiers supérieurs ou fonctionnaires assimilés.

Les cadres sont fixés par un arrêté du Gouverneur général ; toutes les nominations sont faites au choix par le Gouverneur général sous condition du temps minimum prévu dans le tableau ci-dessus.

Les médecins stagiaires sont, après épreuves probatoires subies à Paris, nommés par le Gouverneur général sur la présentation d'un jury d'examen. La composition du jury, le nombre et la nature des épreuves seront déterminés par un arrêté ministériel.

Les médecins des troupes coloniales et du corps de santé de la Marine peuvent être nommés médecins titulaires de l'assistance, sous réserve de compter au moins dix années de services à l'Etat dont quatre en Indochine ; ils seront nommés dans ce nouveau corps à une classe comportant une solde immédiatement supérieure à celle de leur grade dans l'armée ou dans la Marine.

Toutefois les médecins démissionnaires de l'armée et de la Marine susceptibles d'être admis dans le personnel de l'assistance médicale ne peuvent prétendre, au maximum, qu'au quart des nominations à l'emploi de médecin de 1⁰ classe, et au cinquième des nominations à l'emploi de médecin de 3⁰, 2⁰ ou 1⁰ classe.

La solde des médecins des troupes coloniales placés hors cadres pour les divers services d'assistance est celle du grade dont ils sont titulaires.

ART. 7. — Les services des laboratoires sont confiés :

1° A des docteurs en médecine ;

2° A des officiers du Corps de santé des troupes coloniales hors cadres, dans les conditions déterminées par les articles 1 et 15 du décret du 21 juin 1906 portant règlement d'administration publique sur l'organisation du Corps de santé des troupes coloniales.

ART. 8. — Dans les centres où résident des médecins civils libres ou des médecins libres ou des médecins militaires, les services d'assistance leur sont confiés dans toute la mesure du possible.

ART. 9. — Les directeurs et les professeurs des écoles de médecine indigènes sont nommés par le Gouverneur général sur la présentation du médecin-inspecteur et du Lieutenant-gouverneur en Cochinchine, du médecin-inspecteur et des résidents supérieurs au Tonkin, en Annam et au Cambodge.

ART. 10. — Est confirmé dans celle de ses dispositions qui appelle le directeur du Service de santé à faire partie du Conseil supérieur de l'Indochine, le décret du 19 janvier 1906 portant adjonction de nouveaux membres à ce Conseil.

Sont maintenus dans celles de leurs dispositions qui ne sont pas contraires au présent acte, les arrêtés du Gouverneur général de l'Indochine des 20 janvier, 22 février et 25 octobre 1904, des 30 juin et 19 septembre 1905 et du 28 décembre 1907.

ART. 18. — Le Ministre des Colonies est chargé de l'exécution du présent décret qui sera publié au *Journal officiel de la République française*, au *Journal officiel* de la colonie de l'Indochine et inséré au *Bulletin officiel du Ministère des Colonies*.

Fait à Paris, le 25 octobre 1909.

Arrêté *du Gouverneur Général instituant un personnel d'infirmier indigènes à l'hôpital du protectorat à Hanoï.*

Article premier. — Il est institué, pour le service de l'hôpital indigène du protectorat à Hanoï, un personnel d'infirmiers indigènes comprenant :

    1 infirmier chef ;
    Des infirmiers majors ;
    Des infirmiers ordinaires ;
    Des infirmiers stagiaires ;
    Des infirmières ordinaires ;
    Des infirmières stagiaires.

Art. 2. — Les grades, classes, soldes, conditions d'avancement et classement de ce personnel, au point de vue des indemnités de route et de séjour, des passages et du traitement dans les hôpitaux, sont déterminés par le tableau annexé au présent arrêté.

Art. 3. — Le cadre des infirmiers chef, majors, ordinaires et des infirmières ordinaires et stagiaires, est fixé par le Résident supérieur du Tonkin, qui nomme à tous ces emplois.

Art. 4. — Les candidats aux emplois d'infirmiers ou d'infirmières stagiaires doivent adresser leur demande au médecin directeur, qui la transmet après avoir pris sur les intéressés tous renseignements utiles et s'être assuré de l'aptitude au service.

Ils sont choisis, de préférence, parmi le personnel journalier, recruté par le médecin-directeur de l'hôpital indigène suivant les besoins du service.

Après un an de stage, ils peuvent être nommés infirmiers ou infirmières ordinaires de 3e classe.

Art. 5. — Pour être nommés infirmiers majors de 2e classe, les infirmiers de 1re classe doivent, outre la condition de temps de service, satisfaire à un examen d'aptitude dont le programme est fixé par arrêté du Résident supérieur.

Art. 6. — Les peines disciplinaires pouvant être infligées aux infirmiers chef, majors, ordinaires et stagiaires et aux infirmières ordinaires et stagiaires, sont les suivantes :

1° Consigne dans l'intérieur de l'hôpital (de 1 à 15 jours) ;
2° Le blâme avec inscription au dossier ;
3° La suspension avec privation de traitement ;
4° La rétrogradation ;
5° La révocation.

La consigne et le blâme sont infligés par le médecin-directeur de l'hôpital indigène.

Les autres punitions sont prononcées par le Résident supérieur sur la proposition du médecin-directeur de l'hôpital indigène.

Art. 7. — Le personnel infirmier traité à l'hôpital indigène ne subit aucune retenue sur la solde.

Art. 8. — Le personnel infirmier est placé, au point de vue de la retraite, sous le régime de l'arrêté du 15 septembre 1898.

Les intéressés ayant servi comme infirmiers, antérieurement à la promulgation du présent arrêté, pourront être admis à faire compter ces services pour la retraite dans les conditions de la décision du 2 décembre 1902.

Art. 9. — Les infirmiers et infirmières actuellement en service seront classés dans les nouveaux emplois d'après la solde dont ils sont titulaires.

Art. 10. — Les infirmiers et infirmières des hôpitaux provinciaux seront choisis parmi le personnel de l'hôpital indigène de Hanoï : ils seront soumis aux dispositions du présent arrêté, leur solde étant payée sur le budget de la province où ils seront en service.

Art. 11. — Sont abrogées toutes les dispositions des arrêtés antérieurs contraires à celles du présent arrêté.

Art. 12. — Le Résident supérieur au Tonkin et le directeur général de la santé de l'Indochine sont chargés, chacun en ce qui le concerne, de l'exécution du présent arrêté.

Hanoï, le 2 août 1906.

Par le Gouverneur Général : Signé : Broni.
Le Résident Supérieur au Tonkin,
Signé : Groleau.

Le Directeur Général de la Santé,
Signé : Clavel.

Tableau *des grades, classes, soldes, conditions d'avancement et classement du personnel infirmier au point de vue des indemnités de route et de séjour, des passages et du traitement dans les hôpitaux.*

GRADES	Soldes	Temps exigé pour l'avancement	Classement Tableau annexé à l'arrêté du 22 février 1902	OBSERVATIONS
	piastres			
Infirmier-chef 1re classe....	400	3 ans	3e catégorie	Ce personnel est nourri par l'établissement.
— 2e classe...	360	3 ans		
Infirmier-major 1re classe.	300	3 ans	4e catégorie	
Infirmier-major 2e classe.	240	2 ans		
Infirmier et infirmière ordinaire de 1re classe........	180	2 ans	5e catégorie	
Infirmier et infirmière ordinaire de 2e classe........	144	18 mois		
Infirmier et infirmière ordinaire de 3e classe........	120	18 mois	6e catégorie	
Infirmiers et infirmières stagiaires................	96	1 an		

Vu pour être annexé à l'arrêté du 2 août 1906. N° 7171.

Signé: Broni.

Arrêté *portant création d'un personnel d'infirmiers indigènes
du service de l'assistance médicale au Tonkin.*

ARTICLE PREMIER. — Est annulé l'article 10 de l'arrêté du 2 août
1906, disposant que les infirmiers et infirmières des hôpitaux provinciaux seront choisis parmi le personnel de l'hôpital indigène de Hanoï.

ART. 2. — Il est institué au service de l'assistance médicale du
Tonkin un personnel d'infirmiers indigènes comprenant :

Des infirmiers chefs de 1re classe ;

—   2e   —

Des infirmiers majors de 1re classe ;

2e   —

Des infirmiers et infirmières ordinaires de 1re classe ;

—   —   2e   —

—   —   3e   —

—   —   stagiaires.

La solde des infirmiers en service dans les postes médicaux ou
dans les hôpitaux provinciaux est supportée par le budget de la
province à laquelle ils appartiennent.

ART. 3. — Les grades, classes, soldes, conditions d'avancement
et le classement de ce personnel au point de vue des indemnités de
route et de séjour, des passages et du traitement dans les hôpitaux,
sont déterminés par le tableau annexé au présent arrêté.

ART. 4. — Le cadre de ce personnel est fixé par le Résident supérieur au Tonkin, qui nomme à tous les emplois, sur la proposition
du directeur local de la santé.

ART. 5. — Les candidats aux emplois d'infirmiers ou d'infirmières stagiaires doivent adresser leur demande aux médecins chefs
de postes médicaux qui la transmettent, par l'intermédiaire de l'administrateur résident de la province, au Résident supérieur, après
avoir pris sur les intéressés tous renseignements utiles et s'être assurés de leur aptitude au service.

Après un an de stage, ces infirmiers subissent un examen d'aptitude dont le programme sera fixé par arrêté du Résident supérieur sur la proposition du directeur local de la santé et sont nommés, au fur et à mesure des vacances, au grade d'infirmier ou
d'infirmière ordinaire de troisième classe. En cas d'échec, ils pourront être admis à un nouveau stage ou être licenciés.

Sera dispensé du stage et autorisé à se présenter directement à
l'examen d'aptitude tout candidat pouvant justifier d'un stage de
deux ans dans une formation sanitaire de l'Indochine.

ART. 6. — Les infirmiers et infirmières actuellement en service
seront classés dans le cadre du personnel infirmier de l'assistance
médicale d'après la solde dont ils sont titulaires, après avis des
médecins, chefs de postes médicaux. Au cas où il n'y aurait pas
concordance de soldes, ils seront classés à la classe immédiatement
inférieure, et la différence en sus leur restera acquise jusqu'à leur
promotion au grade supérieur.

Art. 7. — Pour être nommés infirmiers chefs de deuxième classe, les infirmiers majors qui réuniront les conditions d'ancienneté exigées devront satisfaire à un examen d'aptitude dont le programme sera fixé par arrêté du Résident supérieur sur la proposition du directeur local de la santé.

Art. 8. — Les peines disciplinaires applicables à tout le personnel infirmier de l'assistance médicale sont les suivantes :

1° Le blâme simple, entraînant la consigne dans l'intérieur de l'hôpital (1 à 15 jours) ;

2° Blâme sévère, avec inscription au dossier ;

3° La suspension avec privation de traitement, pendant un mois au plus ;

4° La rétrogradation ;

5° La révocation.

Le blâme simple avec consigne est infligé par le médecin chef de poste.

Les autres punitions sont prononcées par le Résident supérieur sur la proposition du médecin, chef de poste, transmise par l'administrateur, chef de la province.

Art. 9. — Des congés peuvent être accordés au personnel infirmier dans les conditions suivantes :

I. — *Congés administratifs.* — Un congé administratif de six mois à demi-solde pourra être accordé dans les conditions établies par le décret du 4 mai 1881 et la décision du 7 novembre 1899, aux infirmiers chefs, infirmiers majors ou ordinaires ayant accompli au moins six années consécutives de services ininterrompus.

Les voyages ou traversées d'aller et retour ne sont pas compris dans la durée des congés.

Toute prolongation de congé entraîne suppression de solde.

II. — *Congés de convalescence.* — Des congés de convalescence de six mois à demi-solde, avec prolongation de six mois à quart de solde, pourront être accordés au personnel infirmier comptant au moins deux ans de services effectifs, sur la production d'un certificat délivré par le directeur local de la santé.

La durée maximum des congés de convalescence et de leurs prolongations ne pourra dépasser une année.

III. — *Congés pour affaires personnelles.* — Des congés sans solde pour affaires personnelles, d'une durée maxima d'une année, peuvent être accordés au personnel infirmier indigène.

Les infirmiers en congé sans solde devront effectuer les versements prescrits par la décision du 2 décembre 1902, s'ils veulent conserver leurs droits à une pension de retraite.

Art. 10. — Les congés sont accordés par le Résident supérieur.

Art. 11. — Le nombre des infirmiers simultanément en congé ne devra pas dépasser 1/10 de l'effectif total de ce personnel.

Art. 12. — Le personnel traité dans les hôpitaux indigènes ne subit aucune retenue sur la solde.

Art. 13. — Le personnel infirmier est placé, au point de vue de la retraite, sous le régime de l'arrêté du 15 septembre 1898.

Les agents qui auront servi comme infirmiers, antérieurement au présent arrêté, pourront être admis à faire compter leurs services pour la retraite dans les conditions de la décision du 2 décembre 1902.

Art. 14. — Sont abrogées toutes les dispositions des arrêtés antérieurs contraires à celles du présent acte.

Art. 15. — Le Résident supérieur au Tonkin et le directeur général de la santé publique de l'Indochine sont chargés, chacun en ce qui le concerne, de l'exécution du présent arrêté.

Hanoï, le 27 avril 1907.
Signé: Beau.

Arrêté *du Gouverneur Général instituant un personnel d'infirmiers de l'assistance en Annam.*

Article premier. — Il est institué pour le service de l'assistance médicale en Annam un personnel d'infirmiers indigènes comprenant :

> Des infirmiers principaux ;
> Des infirmiers majors ;
> Des infirmiers ordinaires ;
> Des infirmiers stagiaires ;
> Des infirmières ordinaires ;
> Des infirmières stagiaires.

Art. 2. — Les grades, classes, soldes, conditions d'avancement et de classement de ce personnel, au point de vue des indemnités de route et de séjour, des passages et du traitement dans les hôpitaux, sont déterminés par le tableau annexé au présent arrêté.

Art. 3. — Le cadre de ce personnel est fixé par le Résident supérieur en Annam qui nomme à tous les emplois sur la proposition du directeur local de la santé.

Art. 4. — Les candidats aux emplois d'infirmiers ou d'infirmières stagiaires doivent adresser leur demande aux médecins chefs des postes médicaux qui la transmettent, par l'intermédiaire du résident de la province, au résident supérieur après avoir pris tous renseignements utiles et s'être assurés de l'aptitude au service.

Après un an de stage, ils subissent un examen d'aptitude dont le programme est fixé par arrêté du Résident supérieur sur la proposition du directeur local de la santé et sont nommés infirmiers ordinaires de troisième classe.

En cas d'insuccès, ils peuvent être licenciés ou admis à faire un nouveau stage.

Art. 5. — Les infirmiers et infirmières actuellement en service dans les hôpitaux et les postes médicaux de l'Annam conserveront la solde dont ils sont titulaires.

Un an après la promulgation du présent arrêté, ils seront tenus de subir l'examen d'aptitude et pourront être nommés dans le grade correspondant à leur solde.

En cas d'insuffisance, ils pourront être licenciés ou admis à faire un nouveau stage.

Toutefois pourront être nommés, sans examen et au grade correspondant à leur solde actuelle, les infirmiers de l'ancienne formation qui se seront fait remarquer par leur zèle, leur intelligence et leurs aptitudes et qui auront une ancienneté de service suffisante.

Art. 6. — Pour être nommés infirmiers-majors de deuxième classe les infirmiers ordinaires de première classe, doivent, outre la condition de temps de service, satisfaire à un examen d'aptitude dont le programme sera fixé par arrêté du Résident supérieur sur la proposition du directeur local de la santé.

Art. 7. — Les peines disciplinaires pouvant être infligées aux infirmiers et aux infirmières indigènes sont les suivantes :

1° La garde supplémentaire sans indemnité (de 1 à 8 jours) ;

2° La suppression de solde ;

3° La rétrogradation ;

4° La révocation.

La garde supplémentaire est infligée par les médecins chefs des postes.

Les autres punitions sont prononcées par le Résident supérieur sur la proposition des résidents et l'avis du directeur local de la santé.

Art. 8. — Le personnel infirmier traité dans les hôpitaux ou ambulances de l'assistance médicale en Annam ne subit aucune retenue sur la solde.

Art. 9. — Ce personnel est placé au point de vue de la retraite sous le régime de l'arrêté du 15 septembre 1898.

Ceux qui auront servi comme infirmiers antérieurement à la promulgation du présent arrêté, pourront être admis à faire compter ces services pour la retraite dans les conditions de la décision du 2 décembre 1902.

Art. 10. — Sont abrogées toutes les dispositions des arrêtés antérieurs contraires à celles du présent arrêté.

Art. 11. — Le Résident supérieur en Annam et le directeur général de la santé de l'Indochine sont chargés, chacun en ce qui le concerne, de l'exécution du présent arrêté.

Hanoï, le 20 décembre 1906.
Signé : Broni.

Par le Gouverneur Général :

Le Résident Supérieur en Annam	Le Directeur Général de la Santé,
Signé : Levècque.	Signé : Clavel.

Tableau *des grades, classes, soldes, conditions d'avancement et classement du personnel infirmiers au point de vue des indemnités de route et de séjour, des passages et du traitement dans les hôpitaux.*

GRADES	Solde	Temps exigé pour l'avancement	Classement. Tableau annexé à l'arrêté du 22 fév. 1902	OBSERVATIONS
	piastres			
Infirmier principal de 1ʳᵉ classe..	300	18 mois	3ᵉ catég.	Le personnel compris au présent tableau est toujours nourri par l'établissement dans lequel il sert.
— 2ᵉ classe..	270	18 mois	»	
Infirmier major de 1ʳᵉ classe.....	240	2 ans	4ᵉ catég.	
— 2ᵉ classe.....	216	18 mois	»	
Infirmier ordinaire de 1ʳᵉ classe..	180	2 ans	5ᵉ catég.	
— 2ᵉ classe..	144	18 mois	»	
— 3ᵉ classe..	120	18 mois	»	
Infirmier stagiaire...............	96	1 an	6ᵉ catég.	
Infirmière ordinaire 1ʳᵉ classe....	120	2 ans	5ᵉ catég.	
— 2ᵉ classe....	108	2 ans	»	
— 3ᵉ classe....	96	18 mois	6ᵉ catég.	
Infirmières stagiaires...........	84	1 an	»	

Vu pour être annexé à l'arrêté du 20 décembre 1906.

Le Gouverneur Général par intérim de l'Indochine,

Signé : BRONI.

Arrêté *du Gouverneur Général constituant un personnel d'infirmiers de l'assistance au Laos.*

I. — DISPOSITIONS GÉNÉRALES.

ARTICLE PREMIER. — Il est institué pour le service des ambulances et autres établissements sanitaires du Laos un personnel d'infirmiers indigènes comprenant :

Des infirmiers majors ;

Des infirmiers ordinaires ;

Des infirmiers stagiaires.

Ces agents sont toujours subordonnés aux infirmiers européens, quelle que soit leur assimilation respective, et leur doivent obéissance dans toutes les circonstances du service.

ART. 2. — Les grades, classes, soldes, conditions d'avancement et classement de ce personnel au point de vue des indemnités de route et de séjour, des passages et du traitement dans les hôpitaux, sont déterminés par le tableau annexé au présent arrêté.

Les infirmiers indigènes auront droit à l'indemnité de cherté de vivres allouée par arrêté du 20 juillet 1905 à tous les employés e agents indigènes non Laotiens commissionnés du service local du Laos.

II. — Recrutement et avancement.

ART. 3. — Le cadre du personnel des infirmiers est fixé par le Résident supérieur au Laos qui nomme à tous les emplois sur la proposition du médecin chef du service de la santé au Laos.

ART. 4. — Les candidats à l'emploi d'infirmier stagiaire doivent adresser leur demande au médecin chef qui la transmet au Résident supérieur après avoir pris sur les intéressés tous renseignements utiles et s'être assuré de l'aptitude au service de l'infirmier.

Après un an de stage, ils peuvent être nommés infirmiers ordinaires de cinquième classe.

ART. 5. — Pour être nommés infirmiers majors de troisième classe les infirmiers ordinaires de première classe doivent, outre la condition de temps de service, satisfaire à un examen d'aptitude dont le programme est fixé par arrêté du Résident supérieur.

III. — Discipline.

ART. 6. — Les peines disciplinaires pouvant être infligées aux infirmiers indigènes sont les suivantes :

1° Consigne dans l'intérieur de l'ambulance (de 1 à 15 jours) ;
2° Le blâme avec inscription au dossier ;
3° La suspension avec privation de traitement ;
4° La rétrogradation ;
5° La révocation.

La consigne et le blâme sont infligés par le médecin chef de l'établissement où l'intéressé est en service.

Les autres punitions sont prononcées par le Résident supérieur sur la proposition du médecin chef du service de la santé.

IV. — Solde. Congés. Permissions.

ART. 7. — Les infirmiers indigènes ont droit, du jour de leur nomination, à la solde de présence qui comprend les positions suivantes:

En service effectif ;
En cours de voyage commandé ;
En permission ;
A l'hôpital.

Ont droit à la solde d'absence, fixée à la moitié de la solde de présence, les infirmiers qui se trouvent dans les dispositions suivantes :

En congé administratif ;

En congé de convalescence ;

A l'hôpital, étant en congé.

Toute absence autorisée de trente jours et au-dessus porte le nom de congé.

Les congés sont de trois sortes :

1° Congés administratifs ;

2° Congés de convalescence ;

3° Congés pour affaires personnelles.

I. — *Congés administratifs.* — Les congés administratifs sont accordés conformément aux dispositions de l'article 33 du décret du 4 mai 1881, rendu applicable au personnel asiatique des différents services de l'Indochine, par décision du 4 novembre 1899.

II. — *Congés de convalescence.* — Des congés de convalescence donnant droit à la solde d'absence pour une durée maximum de six mois peuvent être accordés aux infirmiers indigènes sur le vu du certificat délivré par le médecin chef de la santé au Laos.

III. — *Congés pour affaires personnelles.* — Des congés sans solde pour affaires personnelles, d'une durée maxima de deux ans, accordés et renouvelables par périodes semestrielles, sont accordés sur leur demande aux infirmiers indigènes du Laos.

Ces congés sont comptés comme services effectifs pour le décompte des pensions de retraite sous réserve du paiement par l'intéressé de la retenue de 3 °/₀ afférente à la solde de présence.

Les congés sont accordés par décision du Résident supérieur au Laos.

V. — DISPOSITIONS SPÉCIALES ET MESURES TRANSITOIRES.

ART. 8. — Les infirmiers traités dans les ambulances du Laos ne subissent aucune retenue sur leur solde.

ART. 9. — Les infirmiers indigènes sont placés, au point de vue de la retraite, sous le régime de l'arrêté du 15 septembre 1898.

Les intéressés ayant servi au Laos comme infirmiers antérieurement à la promulgation du présent arrêté pourront être admis à faire compter ces services pour la retraite dans les conditions de la décision du 2 décembre 1902.

ART. 10. — Les infirmiers, garçons de salle, etc., actuellement en service, seront classés dans les nouveaux emplois d'après la solde dont ils sont titulaires, en cas de non concordance de solde d'après la solde immédiatement inférieure. Mais dans ce cas, ils recevront à titre transitoire, un supplément personnel égal à la différence.

ART. 11. — Sont abrogées toutes les dispositions des arrêtés antérieurs contraires à celles du présent arrêté.

Art. 12. — Le Résident supérieur au Laos est chargé de l'exécution du présent arrêté.

Hanoï, le 15 août 1906.
Signé : Broni.

Par le Gouverneur Général :

Le Résident Supérieur
par intérim au Laos,
Signé : Laffont.

Le Médecin-Inspecteur,
Directeur Général de la Santé,
Signé : Clavel.

ANNEXE

Tableau des soldes.

GRADES	Solde	Temps exigé pour l'avancement	Classement
	piastres		
Infirmier major 1re classe........	420	»	3e catégorie
— 2e classe........	360	2 ans	
— 3e classe........	300	2 ans	
Infirmier ordin. 1re classe........	240	2 ans	4e catégorie
— 2e classe........	216	18 mois	
— 3e classe........	180	1 an	
— 4e classe........	144	1 an	
— 5e classe........	120	1 an	
Infirmier stagiaire..............	100	1 an	5e catégorie

Vu pour être annexé à l'arrêté en date du 15 août 1906.

Le Gouverneur Général par intérim,
Signé : Broni.